全国中医药行业高等教育"十三五"创新教材

实验推拿学

（供中医、针灸推拿等专业用）

主　编　王金贵（天津中医药大学）
　　　　唐成林（重庆医科大学）

中国中医药出版社
·北京·

图书在版编目（CIP）数据

实验推拿学／王金贵，唐成林主编．—北京：中国中医药出版社，2017.9

全国中医药行业高等教育"十三五"创新教材

ISBN 978-7-5132-4318-6

Ⅰ. ①实…　Ⅱ. ①王…②唐…　Ⅲ. ①推拿-中医药院校-教材

Ⅳ. ①R244.1

中国版本图书馆 CIP 数据核字（2017）第 152636 号

中国中医药出版社出版

北京市朝阳区北三环东路 28 号易亨大厦 16 层

邮政编码　100013

传真　010 64405750

赵县文教彩印厂印刷

各地新华书店经销

开本 787×1092　1/16　印张 11.5　字数 259 千字

2017 年 9 月第 1 版　2017 年 9 月第 1 次印刷

书号　ISBN 978-7-5132-4318-6

定价　28.00 元

网址　www.cptcm.com

社 长 热 线　**010-64405720**

购 书 热 线　**010-89535836**

维 权 打 假　**010-64405753**

微信服务号　**zgzyycbs**

微商城网址　**https://kdt.im/LIdUGr**

官 方 微 博　**http://e.weibo.com/cptcm**

天猫旗舰店网址　**https://zgzyycbs.tmall.com**

如有印装质量问题请与本社出版部联系（010-64405510）

全国中医药行业高等教育"十三五"创新教材

《实验推拿学》编委会

编写说明

推拿学历史悠久、内涵丰富，在数千年的发展中几经兴衰，却依然保持着旺盛的生命力。随着中医药国际化的发展，推拿也越来越受到国内外学者的关注。推拿学要走出国门，必须掌握现代科学技术及方法，通过科学的实验获得线索、证据，推动学科发展。实验推拿学是应用现代科学技术和实验方法，研究推拿基本理论、作用规律和作用机制的一门学科。

为了推动推拿学科的发展，满足教学改革和中医药高等人才培养的需要，本教材以系统梳理实验推拿学各类科研资料为基础，以培养学生科学素质和创新能力、实践能力为目标，以反映实验推拿学学科前沿与动态为基本宗旨。教材不仅适用于高等中医药院校针灸推拿学、康复学专业本科，同时也可供中医学专业研究生和中医学专业的教师、研究人员及医务人员参考。本教材具有以下特点：

1. 内容深入浅出。通过介绍重要实验的主要思路和实验设计以发散学生思维，扩宽学生思路，培养学生的科研素养。

2. 以实验推拿学的研究内容为主线，以"推拿手法的标准化""推拿调节各系统功能""推拿治疗疾病作用机理"为主要内容，搭建实验推拿学基本学科框架，体现实验推拿学学科的科学性、系统性和完整性。

3. 本教材力求反映推拿学科最新的科研成果和学术发展动态，选择学术界公认的、切实可靠的资料为素材，归纳提炼规律性、结论性的内容，使学生了解实验推拿学研究的最新发展趋势、研究热点，以启发学生的创新思维。

另外，为了体现教材的层次性，部分章节做了深化处理。如推拿治疗疾病的作用机制、实验指导等内容，专业性更强，涉及内容更广。这部分可供本科生自修、选读，研究生必修。

全国22所高等中医药院校长期从事实验推拿学的教授、副教授参加了本教材的编写。本教材采取主编负责制，各副主编协助审校相关章节。具体分工如下：绪论由王金贵、丛德毓编写；第一章由卓越、李永平编写；第二章由李应志编写；第三章由李建华、王继红编写；第四章第一节由陈军编写，第二节由姚长风、冯跃、刘建民、唐成林、刘俊昌、张小卿、杨丽芸、薛卫国、何贤芬编写，第三节由杨硕、赵彬元、吴云川、唐勇、李中正编写，第四节由安光辉编写；第五章由张晶、陈新旺编写；附录由李华南编写；学术秘书赵娜协助主编对本教材进行了统稿、校正及协调。

鉴于编写时间紧，本教材未能广泛征求引用文献原作者的意见，深表歉意，并表示诚挚的感谢！

实验推拿学是一门新兴学科，处于不断完善、发展的阶段。书中如有不当之处，恳请提出宝贵意见，以便再版时修订提高。

《实验推拿学》编委会

2017 年 6 月

目 录

绪论 …………………………………… 1
　一、实验推拿学的基本内容和主要
　　　任务 ………………………………… 1
　二、实验推拿学的发展简史 ……… 3
　三、实验推拿学的学习方法 ……… 4

第一章　实验推拿学的研究方法
　　　　 …………………………………… 5
　第一节　实验推拿学研究的基本程序
　　　　 …………………………………… 5
　　一、选题 …………………………… 5
　　二、文献检索 …………………… 7
　　三、建立假说 …………………… 8
　　四、实验设计与实施 …………… 9
　　五、撰写论文 ………………… 12
　第二节　实验推拿学研究的基本类型
　　　　 ………………………………… 13
　　一、文献研究 ………………… 13
　　二、实验研究 ………………… 15
　　三、临床研究 ………………… 16

第二章　推拿作用的基本特点及
　　　　 影响因素 ………………… 18
　第一节　推拿作用的基本特点 …… 18
　　一、整体性 …………………… 18
　　二、双向性 …………………… 19
　第二节　推拿作用的影响因素 …… 20
　　一、手法因素 ………………… 20
　　二、部位因素 ………………… 21

　　三、时间因素 ………………… 22
　　四、个体因素 ………………… 22

第三章　推拿手法标准化研究 … 24
　第一节　推拿手法的生物力学研究
　　　　 ………………………………… 24
　　一、推拿手法与生物力学的关系
　　　　 ………………………………… 24
　　二、推拿手法生物力学研究方法
　　　　 ………………………………… 26
　　三、推拿手法生物力学研究技术
　　　　 ………………………………… 30
　第二节　推拿手法的时效与量效
　　　　 研究 ……………………… 34
　　一、推拿手法的时效与量效关系
　　　　 ………………………………… 34
　　二、推拿手法的时效与量效研究
　　　　 方法 ……………………… 37
　　三、推拿手法的时效与量效研究
　　　　 技术 ……………………… 41

第四章　推拿的生物效应与机制
　　　　 研究 ……………………… 46
　第一节　推拿镇痛效应与机制 …… 46
　　一、推拿镇痛的效应 ………… 46
　　二、推拿镇痛的机制 ………… 51
　第二节　推拿调节各系统功能 …… 55
　　一、推拿调节运动系统 ……… 55
　　二、推拿调节神经系统 ……… 61

三、推拿调节内分泌系统 ……… 68
四、推拿调节免疫系统 ………… 73
五、推拿调节消化系统 ………… 77
六、推拿调节循环系统 ………… 83
七、推拿调节生殖系统 ………… 90
八、推拿调节呼吸系统 ………… 97
九、推拿调节泌尿系统 ………… 101
第三节　推拿治疗疾病的作用机制
……………………………… 108
一、推拿治疗膝关节骨性关节炎
的作用机制 ……………… 108
二、推拿治疗广泛性焦虑症的
作用机制 ………………… 110
三、推拿治疗单纯性肥胖症的
作用机制 ………………… 112
四、推拿治疗慢性疲劳综合征
的作用机制 ……………… 114
五、推拿治疗肠易激综合征的
作用机制 ………………… 117
六、推拿治疗紧张型头痛的
作用机制 ………………… 120
七、推拿治疗原发性痛经的
作用机制 ………………… 122
八、小儿推拿治疗支气管哮喘的
作用机制 ………………… 124
第四节　推拿功法的生物效应及机制
……………………………… 127
一、推拿功法调节运动系统 …… 127
二、推拿功法调节循环系统 …… 129
三、推拿功法调节神经系统 …… 131
四、推拿功法调节免疫系统 …… 133
五、推拿功法调节内分泌系统 … 134

第五章　实验指导 ……………… 136
实验一　观察不同力度拿法对腘动
脉血流量变化的影响 …… 136
实验二　推拿对解除臂肌前群紧张、
缓解酸痛的作用 ………… 137

实验三　推拿对焦虑大鼠模型行为
学影响 …………………… 138
实验四　推拿对更年期综合征大鼠
模型性激素的影响 ……… 139
实验五　推拿对阳虚型大鼠模型 T
淋巴细胞亚群 $CD4^+/CD8^+$ 的
影响 ……………………… 140
实验六　推拿对小鼠胃肠蠕动的调整
作用 ……………………… 141
实验七　推拿对非酒精性脂肪肝大鼠
模型的影响 ……………… 142
实验八　推拿对急性心肌缺血家兔
模型心律的影响 ………… 143
实验九　腹部推拿对家兔膀胱内压的
影响 ……………………… 144

附录 …………………………… 146
附录一　实验推拿学常用技术和方法
……………………………… 146
一、组织学技术和方法 ………… 146
二、生理学技术和方法 ………… 150
三、生物化学技术和方法 ……… 153
四、生物物理学技术和方法 …… 156
五、免疫学技术和方法 ………… 157
六、细胞生物学技术和方法 …… 159
七、分子生物学技术和方法 …… 161
附录二　常用实验动物的生殖和生
理常数 …………………… 164
附录三　常用实验动物穴位 …… 165
一、家兔常用穴位表 …………… 165
二、大鼠常用穴位表 …………… 169
附录四　常用国内外医学文献检索
平台介绍 ………………… 171
一、中文网络资源 ……………… 171
二、英文网络数据库 …………… 172

主要参考书目 ………………… 174

绪　论 ▷▷▷▷

....

学习目的

明确实验推拿学的内涵、学科框架体系、发展历程、学习方法，为各章的深入学习奠定基础。

学习要点

实验推拿学的基本内容和主要任务，实验推拿学的发展简史，实验推拿学的学习方法。

推拿学历史悠久、内涵丰富、疗效确切，以其简、便、验、廉及无毒副作用的特色和优势，在临床各科得到广泛应用，成为中医学中特色浓厚、不可或缺的重要组成部分。近年来，在党和政府的重视下，中医学的各个学科均得到了良好的发展，推拿学也取得了显著成就，并已走出国门，受到国际社会的广泛关注。但是在科技快速发展、医疗市场竞争日益激烈的今天，如何客观评价推拿的临床疗效、如何揭示推拿的作用机制、如何进一步推动推拿学的发展，并使其得到国际社会的认可，是所有推拿工作者共同面临且必须解决的问题。实验推拿学的创立是解决这一问题的关键，也是推拿学发展的客观要求。

实验推拿学是在中医理论指导下，应用现代科学技术和实验方法，研究推拿的基础理论、作用规律和作用机制，指导临床实践的一门学科。实验推拿学是推拿学科新的分支，其承载着丰富推拿学内涵、促进推拿学发展的重任。

一、实验推拿学的基本内容和主要任务

（一）实验推拿学的基本内容

实验推拿学的基本内容主要有推拿手法的标准化研究、推拿的生物效应及机制研究。

1. 推拿手法的标准化研究

标准化是中医药现代化和国际化的基础和先决条件。推拿手法在临床应用中，同一种手法由不同医者操作，会呈现出不同的作用效果；而不同的操作手法、不同的操作力度和不同的操作时间不但直接影响临床疗效，也不利于推拿手法的传承、推拿学科的发

展和国际化。因此对推拿手法的标准化研究是亟待深入开展的。目前推拿手法的标准化研究主要是利用现代研究手段，探索手法生物力学特点及手法作用时间、作用量与推拿疗效之间的关系。一方面揭示推拿手法产生疗效的规律性，更准确的指导临床实践，提高临床治疗水平；另一方面推进推拿手法的标准化研究，能够进一步为推拿学科的教学、科研和临床工作提供科学依据。

2. 推拿的生物效应及机制研究

生物效应是指干预作用于机体后，所致机体的分子、细胞、组织和器官的形态结构及功能的改变。推拿的生物效应既包括推拿手法作用于人体局部产生的生物效应，还包括局部受到推拿手法刺激后人体对这一刺激做出的全身性反应。所以在进行推拿作用机制的相关研究时，应从解剖学、生物力学、生理学、分子生物学等学科的角度，分析推拿手法作用于人体后所产生的生物效应。本书主要是从推拿的镇痛效应和推拿作用于人体各个系统所产生的生物效应进行探讨，力争系统而全面的展现推拿的生物效应及作用机制，并为推拿临床疗效其提供有力的科学证据，同时也有助于进一步拓宽实验推拿学的研究范围和研究思路。

推拿功法是推拿学科重要的组成部分，也是推拿学科的特色之一。推拿功法能够提高推拿临床医生的素质和体质，增强其临床运用手法的功力、耐力和巧力，充分发挥推拿的疗效，并通过自身长期的功法锻炼，以蓄积内力，激发体内潜能；另外，推拿功法还具有强身健体，防病保健，功能康复的作用。医生指导患者进行功法锻炼，既可以提高临床疗效，也有助于患者达到治病防病的目的。

目前，关于推拿功法的生物效应和机制研究相对较少，难以满足推拿学科发展的需要，因此，本书特别加入了推拿功法的生物效应及机制的相关章节，以期为推拿功法的相关研究提供新的思路。

（二） 实验推拿学的主要任务

实验推拿学作为沟通传统推拿学与现代科学技术的桥梁，其主要任务包括以下两个方面：

1. 为推拿学科培养复合型人才

学科的发展依赖于学科人才的培养，因此，培养新一代的复合型推拿人才是实验推拿学的重要任务。新一代的推拿专业人才应该同时掌握传统推拿学和现代科学研究的基本知识，并具备继承、实践和发展创新能力，掌握与之相应的科学方法。通过实验推拿学的学习，可以使学生明确推拿的生物效应，掌握作用机制的现代科学研究方法，初步了解一些推拿相关的经典研究设计和研究成果，从而激发学生的创新思维，提高学生发现问题、分析问题和解决问题的能力；同时还可以加强学生将实验研究与临床实践相联系的能力，并学会以实验研究验证和指导临床，从而培养具有一定创新思维能力和较强临床实践能力的复合型推拿人才。

2. 促进推拿学科的发展

实验推拿学的首要任务是在继承传统推拿学理论的基础上，充分利用现代科学的技术和方法，通过实验活动验证、发现、分析和解决推拿作用理论、作用原理，以及推拿学存在的相关问题，不断充实、发展推拿学。

包括推拿学在内的中医学的各个学科，在发展建设的过程中既要充分传承中医学的特色和精华，也要不断地拓宽研究领域，实现理论创新和技术创新。习近平总书记曾多次强调："创新始终是推动一个国家、一个民族向前发展的重要力量，是引领发展的第一动力，必须把创新摆在国家发展全局的核心位置。"而创新的根源在于长期的探索与实践。实验推拿学就是要在长期的实验研究基础上，寻找推拿学的新问题、提出推拿学的新理论、实现推拿学的新发展。

二、实验推拿学的发展简史

早在两千多年前，推拿学作为中医学的重要组成部分为人类健康而发挥重要作用，但由于历史、社会文化及科学技术水平等多种因素的影响，推拿学的相关研究一直停留在文献理论研究和临床实践探索方面。直至 20 世纪，随着推拿学在 50 年代正式列入国家教育体系，在新中国一系列中医政策指导下，推拿学研究得到了全面的继承与发扬，实验推拿学应运而生。纵观实验推拿学的发展，主要经历了三个重要阶段：

第一阶段是 20 世纪 60 年代至 80 年代，这一时期是实验推拿学的奠基阶段。1956年中国第一所推拿专科学校在上海成立，并为培养和壮大推拿学人才做出了积极地贡献；1986 年，上海中医学院推拿系成立，并招收了全国第一批推拿学硕士研究生，在培养大量的临床推拿医师的同时，初步开始了对推拿历史和文献的发掘与整理工作，并开展了对推拿的生理作用和治疗机理探讨等方面的研究工作，这为实验推拿学的发展奠定了坚实的基础。

第二阶段是 20 世纪 90 年代至 20 世纪末期，这一时期是实验推拿学的拓展阶段。1991 年，上海市中医药研究院推拿研究所成立，它是当时全国唯一一家专业性推拿科研机构，研究所成立后，全面开展了推拿作用机理的现代实验研究。与此同时，以天津、长春为代表的全国各地的推拿专业也相继发展起来，在全国推拿临床规模不断扩大的同时，推拿学实验研究的范围也在不断扩大，从临床疗效观察发展到作用机制研究，从人体试验研究发展到动物实验研究，从文献整理研究发展到应用循证医学的方法开展推拿临床标准化研究等等，都标志着实验推拿学这门学科在全国范围内正在飞速发展。

第三阶段是进入 21 世纪至今，这一时期实验推拿学主要以推拿的生物效应及机制研究，以及推拿手法标准化研究为主。此时实验推拿学已经进入到全面总结、整理和持续发展的阶段。2008 年国家中医药管理局在上海和天津设立了推拿学科的三级实验室，分别为推拿生物力学实验室和推拿手法生物效应实验室。两个实验室的设立促进了推拿学科与分子生物学、细胞生物学、生物化学、生物力学等多学科的交叉研究，为实验推拿学的发展开辟了一个新的领域。

时至今日，基于实验推拿学的不断发展，推拿学科也在不断壮大，并且在全国各级别重大项目中，推拿学科均占有一席之地。上海中医药大学附属岳阳医院的房敏教授，以及长春中医药大学的王之虹教授，分别于 2007 年和 2013 年获得了国家重点基础研究发展计划（973 计划）中医专项立项；2008 年，天津中医药大学第一附属医院推拿科的王金贵教授主持了《"十一五"国家科技支撑计划·腰椎间盘突出症中医综合治疗方案的规范化研究》；在推拿标准化方面，2011 年国家中医药管理局发布了《中医养生保健技术规范·全身推拿》《中医养生保健技术规范·脊柱推拿》《中医养生保健技术规范·少儿推拿》三部推拿相关技术操作规范；2014 年，天津中医药大学第一附属医院推拿科的王金贵教授立项并主持了《国家中医药管理局中医"治未病"标准制修订项目·脏腑推拿技术操作规范制定》工作。基于全国推拿学科在推拿标准化研究方面的突出表现，2016 年，世界卫生组织（World Health Organization，WHO）邀请长春中医药大学、天津中医药大学、上海中医药大学、南京中医药大学四家单位联合制定《WHO 推拿实践操作规范》，这充分证明了在实验推拿学相关研究成果的大力支撑下，我国的推拿学科已经引领世界，并得到了世界医学界的重视。

三、实验推拿学的学习方法

实验推拿学的学习主要体现培养学生的科学素质和创新能力、实践能力，要掌握这门学科的知识，就必须要努力掌握创造性的科学思维方法，并尽可能地解决实际问题。实验推拿学的学习通过理论与实验两部分内容来完成，理论教学是实验推拿学的基础，通过研究方法、推拿作用的基本特点及影响因素、推拿手法的标准化研究、推拿的生物效应及机制研究等几个方面开展学习。

实验推拿学是理论教学进一步深化的过程，是理论联系临床实践的重要手段。临床实践是传统推拿发生发展的源泉，因此指导临床是实验推拿学的根本目的，这就要求学生们在学习实验推拿学时始终坚持理论联系实际，结合临床实践发现问题，运用科学实验解决问题，在学习中不但可以提高分析问题、解决问题的能力，还可以进一步认识推拿的作用规律和作用原理。

在学习的过程中，学生还应了解如何应用现代科学技术及实验手段去研究、探索推拿对机体调节作用及作用途径、规律与作用机制；用继承和发展的理念提炼推拿学的学术内涵；通过实验验证推拿方法的作用，提高临床疗效，这同时也是理论联系实际的另一种体现。在学习的过程中，要注重严谨的科学态度，树立勇于探索、坚持创新的精神，并在理论与方法上不断深入探讨。

第一章 实验推拿学的研究方法 ▷▷▷▷

学习目的

明确实验推拿学的基本研究方法和程序，熟悉实验推拿学科研设计的原则，了解实验推拿学科研设计的流程及实施方法，为今后开展推拿实验研究提供方法学支撑。

学习要点

实验推拿学研究的基本程序，实验设计的基本要素和基本原则，实验推拿学研究的基本类型。

科学研究简称科研，是指利用科研方法、技术和设备，为认识客观事物的内在本质和运动规律而进行的调查、研究、实验、试制等一系列的活动，是用正确反映客观世界和规律的系统知识去寻求问题解决的过程。科研的基本任务就是利用已知的科学知识，去寻找、提出和解决科学问题。

第一节 实验推拿学研究的基本程序

实验推拿学的科学研究与其他学科一样，是运用现代科学实验的方法发现问题、分析问题和解决问题的过程，要确保实验研究得到可靠的科学证据，就必须按照科学研究的基本程序进行。一般科学研究过程应遵循以下程序模式：选题——文献检索——建立假说——实验设计与实施——撰写论文。

一、选题

科学研究过程就是提出问题和解决问题的过程，而选题就是提出问题。科学研究关键性的第一步是确定研究题目，明确要认识或要解决的科学问题。确定一个完整的、严谨的，具有明确目的性、先进性与科学性、可行性的研究课题，需要大量的时间、丰富的知识与充足的文献资料，对国内外研究现状需有较深了解。因此，选题的过程集中反映了研究者的专业知识理论水平、科学思维能力、知识结构等，是科学研究过程中具有战略意义的首要问题和关键环节，在一定程度上决定了科学研究的价值和意义。

（一）　选题的原则

1. 科学性

科学性原则，是指选题要以一定的科学理论和事实材料为依据，并以此为基础，借助文献资料和个人的经验体会，经过归纳、演绎、类比、逻辑推理等科学思维而形成科学假说。一个好的选题，首先必须符合自然科学的基本原理，要有一定的科学理论作为指导。最常见的问题是课题缺乏科学理论或科学假说作为立项依据，无明确目标。

2. 创新性

选题的起点要高，要有所创新。所谓创新可以是全新或具有不同程度的新颖。创新性是科研选题应具备的重要条件，是科研课题得以成功的根本保证和价值所在。盲目重复的研究，完全没有创新的选题是毫无意义的。选题的创新性体现在以下 3 个方面：①填补某个学科相关研究的空白点；②补充、完善、发展、解决前人研究中存在的疑点和争议问题；③已有的理论不能完全解释的自然现象或客观事实。

3. 适用性

科学研究旨在解决理论和实践问题，基础理论研究最终也将应用于生产领域。因此，无论是科研选题还是论文选题都应本着适用性原则。从实际出发，根据实际需要、社会需求及科学发展的需要，选择适当的研究课题。

4. 可行性

选定课题时，必须根据自己现有的理论水平、技术能力、经费情况、研究条件等切实进行，必须考虑自己的管理与调控能力是否能够满足选题的科学研究需求。切忌选题贪大求洋，难以落实。

（二）　选题的种类

科学研究的选题种类很多，根据研究要解决问题的性质，可以分为以下几种：

1. 基础研究

基础研究是以增加科学技术知识、解决未知领域的理论问题为目的，探索在推拿领域中，带有全局性的一般规律的研究。如推拿作用的规律和原理、时效和量效等相关研究。此类研究的特点是不以具体应用为目的，其探索性强、对研究方法要求高。这方面的研究成果可能对整个推拿领域甚至生命科学领域产生深刻的影响。

2. 应用研究

应用研究是以应用为目的，针对推拿实践中的某一具体问题进行研究并提出解决问题的方案、方法的研究。如对推拿防治临床各类疾病的临床方案、疗效评估体系的研究。此类研究的特点是采用基础研究提供的理论和成果，解决具体的问题，因此实用性强，理论和方法比较成熟，风险较小，在课题设计上要求技术路线清晰、方法具体可行、成果具有推广价值。

3. 开发研究

开发研究是以物化研究为目的，运用基础和应用研究的成果，研制出产品或对产品进行技术工艺改进的创造性研究。如对推拿学相关诊疗、教学仪器的研制或改造等。

（三） 选题思路

1. 从实践积累中选题

在临床中要实时观察，并注意积累遇到的临床实际问题，有目的、有计划、有方向的做好记录、归纳总结，经过传统理论认识与现代医学知识不能圆满解释的，以及值得研究的问题，均可以作为研究选题的来源。

2. 从学科交叉的角度选题

通过关注边缘学科及学科交叉领域的知识，寻找科学领域的空白点，从多学科融合中提出新问题。如推拿学与解剖学、生理学、生物力学、运动医学、内科学、妇科学、儿科学等多个学科具有密切的联系，分析总结学科间的交叉点并进行深入研究，就可能产生具有创造性的研究成果。

3. 从学术问题争论中选题

对于同一问题、同一现象，不同的人存在着不同的观点、不同的认识，甚至产生激烈的争论，抓住学术讨论和学术争鸣的关键点，能够为科研选题提供方向和灵感。

4. 从最新科研动态中选题

在进行科研选题前，应首先进行科技查新，了解相关研究领域的最新研究现状及水平，在获得全面而有深度的文献积累后，从中发现、挖掘出新的选题思路，并可将最新的科研动态作为科研选题的立题依据。

二、文献检索

文献检索是根据课题需要，运用科学的查找方法，利用各种检索工具和数据库等文献信息资源，以获取文献信息为目的，从众多的文献中迅速而准确地查出特定的文献、事实、数据的工作过程。无论是提出科学问题还是形成科学假说或解决科学问题，均应在充分研究文献的基础上进行，文献检索可以起到掌握前沿、发现问题、完善假说、避免重复、扩大视野的作用。查阅文献、收集信息贯穿于课题研究的全过程。

（一） 文献检索的基本过程

1. 确定检索方向

要明确研究的方向，确定所需文献的主题范围、时间跨度、地域、载体类型等。研究方向越明确，检索文献的针对性越强，效率越高。

2. 确定检索工具和信息来源

检索文献过程中通常要求研究者根据现有条件，在自己所熟悉的检索工具（书目、期刊指南、索引、文摘等）和自己能把握的信息来源（图书杂志、大众媒体、磁盘、光盘、计算机网络等）中查找文献。检索工具是否恰当直接影响检索的效率，目前运用最多的是计算机检索。

3. 确定检索途径和方法

选择好检索工具后，需进一步确定检索途径和方法，研究者可根据既定的文献标识，如作者名、文献名、主题词、关键词等进行检索。

4. 检索文献的后期处理

检索完成后，应对检索到的文献进行后期处理，即对文献进行分类整理、评价鉴定、筛除重复，以及核对重要文献的出处等。全面、准确、迅速地收集真实可靠的文献，是决定文献研究质量的关键。应尽量使用第一手资料即一次文献，此外，在文献的收集过程中，还需要对文献资料进行评价和分析。通常评价和分析结合进行，若材料来源不真实，就不能采用评价结果；若内容真实，但与研究问题无关，也不能采用。

（二）文献检索的途径

文献检索途径，指由检索工具提供的以各种检索标识编排而成的检索入口，如各种索引和目次。各种检索工具有不同的检索途径。总结起来有以下两类检索途径：

一是反映文献外表特征的途径，如通过篇名检索，通过检索文献名称，如书名、刊名、篇名、特种文献名等，可直接检索出最为相关的文献；还可以通过作者检索，通过检索文献上署名的作者、编译者的姓名或机构团体名称，能够直接追踪学科或专业的知名专家、学者或学术机构的研究方向和研究成果。

二是反映文献内容特征的检索途径，如主题词途径，是通过反映文献资料内容的主题词来检索文献，即利用从文献中抽象出来的，或经过人工规范化的，能够代表文献内容的主题词来检索。再如关键词途径，关键词是直接从文献中抽出来的具有实质性意义的词，其主要特征是未经规范化处理，也不受主题词表控制，又称自由词，用于计算机作为自然语言检索。编制关键词索引速度快，但因未作规范化处理，不能进行选择和控制，故索引质量相对粗糙。

除了以上所述的途径之外，还有分类途径、引文途径、代码途径等等。只有根据科学研究的需要，选用相适应的检索途径，才能更加快捷的获得有用的文献。

三、建立假说

假说是任何科学理论的初始阶段，是人们认识达于科学理论的桥梁。然而，假说又和科学理论有严格的区别，假说是科学理论的雏形，是未经实践证明的理论，而科学理论则是经过实践证实了的假说。

科学假说是人们从个人或前人的实践经验、科学知识的积累中通过分析、综合，对所选课题可能得到的预期结果与解释。假说是基于实践得到的事实或以理论为基础，对于被研究问题的规律性认识的推测。假说的建立需要运用形式逻辑中的归纳、演绎、类比等方法来进行逻辑推理。建立假说要有严谨的科学态度，假说一旦被提出就要据此做出实验设计，通过实验与观察，进一步验证假说的真实性。科学研究工作者就是运用科学假说的方法去探索未知的客观规律，在不断的科学实践中证明并发展科学假说，使之逐步形成理性认识，导出新的研究成果。只有提出假说，才能针对性地设计实验，观察、分析结果，在反复实践中揭示科研对象的客观规律，修正或创立新的科学理论。因此，科学假说必须强调其科学性与推测性，并在科学研究中正确运用。假说是否能够成立是以实验数据、结果为依据，如果证据不足，就要推翻原来的假说，重新论证。

四、实验设计与实施

验证科学假说的真实性，就需要实验设计。实验设计是针对某项科研课题而制订的总体计划、研究方法、技术路线与实施方案等，直接影响到实验的实施、结果，决定实验的成败，是科研中重要的环节。实验设计必须包含三大基本要素：受试对象、处理因素和实验效应。同时，实验设计还必须遵循随机、对照、重复、盲法等统计学基本原则和实验设计技巧。

（一）基本要素

1. 受试对象

受试对象，是指处理因素作用的客体，是接受处理因素的基本单位，亦称实验单位或实验对象。受试对象的选择在实验推拿学研究中十分重要，对实验结果有重要影响。

在推拿科研中，根据研究目的的不同，受试对象可以是人和动物，也可以是某个器官、组织、细胞、亚细胞或血清等生物材料。根据受试对象的不同，实验常分为动物实验（实验对象为动物）和临床试验（受试对象通常为患者）。受试对象对被施加的处理因素应有较高的敏感性，容易显示效应；受试对象对被施加的处理因素应有较强的特异性和稳定性，不易受非处理因素的干扰。作为受试对象的实验动物选择，应尽可能选择对处理因素的反应与人近似的动物，同时还应考虑其可行性和经济性。研究的内容不同，对动物的要求也不同。动物的选择除种类、品系外，动物的年龄、性别、体重、营养状态也应注意。如果受试对象是人，应考虑到人的心理和社会特征。

2. 处理因素

处理因素，是指研究者根据研究目的施加于受试对象，在实验中需要观察并阐明其效应的因素。根据处理因素的多少，实验可分为单因素实验和多因素实验。处理因素只有一个的实验为单因素实验，处理因素不止一个的实验为多因素实验。

处理因素在整个实验过程中应标准化，保持同一性。如何保证处理因素在整个实验过程中始终如一，按一个标准进行，这就需要明确量化标准。在推拿研究中，处理因素可以是推拿的某一手法或一套手法，也可以是推拿功法的某一套功法。但应明确推拿的部位、推拿手法的刺激参数等。对检测方法，应明确其具体操作方法、原理及特点；对检测的仪器，应明确其操作方法、原理及特点；对检测的仪器，应明确其名称、产地、型号、规格、性能和精密度。另外，观察的时间亦应具体一致。

与处理因素同时存在，能使受试对象产生效应的其他因素称非处理因素。实验中，在确定处理因素的同时，还需根据专业知识和实验条件，找出重要的非处理因素，以便进行控制，排除混杂因素的干扰。

3. 实验效应

实验效应，是指处理因素作用于受试对象后，出现的实验反应，是研究结果的最终体现，也是实验的核心内容。实验效应一般用观测指标来表达。指标按其性质可分为计数（含等级）指标和计量指标。观察指标的选择应注意以下几个方面：

首先，确定的观察指标应与实验研究目的有本质的关联性，它能够确切地反映处理因素的效应。研究目的的不同，体现关联性的指标也不同，除了注意所选指标与实验目的之间的关联性，还要注意指标之间的关联性，如指标是并列关系还是上下关系，是效应与机制的关系还是佐证与反证的关系等。

其次，观察指标应具有客观性，避免主观性。指标有主观指标和客观指标之分，主观指标是受试对象的主观感觉、记忆、陈述或实验者的主观判断结果，易受研究者和受试对象心理因素的影响，具有随意性和偶然性。客观指标则是借助测量仪器和检验等手段来反映结果，具有较好的真实性和可靠性。

第三，观察指标应具有特异性和灵敏性。指标的特异性反映该指标鉴别真阴性的能力，特异性高的指标易于揭示事物的本质特点而不易受其他因素的干扰，可减少假阳性率。指标的灵敏性反映该指标检出真阳性的能力，灵敏度高的指标对外界的反应灵敏，能将处理因素的效应更好地显示出来，可减少假阴性率。因此，应尽量选用特异性和灵敏性高的指标。

第四，观察指标要求有较高的精确度和一定的精密度。

此外，对指标的观察或测量应避免偏性，指标的观察或测量若带有偏性，会影响结果的比较和分析。如研究者的心理常偏向于阳性结果，医生常偏向于新疗法组等。为消除或最大限度地减少这种偏性，在设计时建议采用盲法。

（二）基本原则

为了使实验能够较好地控制随机误差，避免系统误差，以较少的实验对象取得较可靠的信息，达到经济高效的目的，实验设计时必须遵循随机、对照、重复、盲法的统计学基本原则和试验设计技巧。

1. 随机

随机又称随机化，是指不受研究者的主观愿望或客观上无意识的影响，使每个受试对象都有完全均等的机会被抽取或分配到对照组或实验组去。随机化是医学研究中一项非常重要的原则，其意义在于使被抽取的观察对象能更好地代表其所来源的总体人群，并使各比较组间具有最大程度的可比性。在医学研究中，随机化包括两方面的内容：随机化抽样和随机化分组。通过随机化选择研究对象，可以得到一个有代表性的样本。当存在未知或不可控制的非处理因素时，随机化分组将研究对象随机分配到实验组和对照组之中，使这些非处理因素在实验组和对照组的分布一致。因此，随机化是实验性研究中保证组间均衡、可比的重要手段。

在实际工作中，随机化分组主要通过随机数来实现，获得随机数的常用方法有两种：随机数字表和计算机随机数发生器。目前普遍采用的方法是计算机随机化，其有使用方便和可重现的优点。实验设计中常用的随机化分组方法有完全随机化和分层随机化。

（1）完全随机化　就是直接对受试对象进行随机化分组，分组后各组受试对象的个数可以相同，亦可以不同。

（2）分层随机化　完全随机化虽然在一定程度上保证了各处理组的均衡性，但并不能保证各处理组间一定达到良好的均衡性。此时，可先按可能影响结果的混杂因素进行分层，然后在每一层内进行完全随机化。

2. 对照

对照是指在调查研究或实验研究的过程中，在确定接受处理因素的实验组时，应同时设立对照组。对照又称"齐同对比"，目的在于控制各种混杂因素、鉴别处理因素与非处理因素之间的差异。即除了被试因素外，实验组与对照组的其他条件尽量相同，以消除和减少实验误差，提高研究结果的真实性和可靠性。常用的对照形式有：

（1）同期对照　是指对照组和实验组在同一时期内平行地进行观察对照，又称平行对照。其可比性强，科研设计中应尽可能进行同期对照。

（2）历史对照　是指以过去的研究结果与本次实验结果进行对照。又称潜在对照。对照组资料来源于医学文献和计算机档案或过去的病案，属于非随机、非同期对照。

（3）空白对照　是在不给任何处理措施的"空白"情况下，进行观察的一种对照方式，对于排除自发倾向的影响和不良反应是必要的。

（4）实验对照　是指采用与实验组相同操作条件的对照，即对照组不施加干预，但施加某种与处理因素有关的实验因素。

（5）标准对照　是以目前公认的、标准的、常规的干预方法作为对照，是临床常用的一种对照方法。

（6）自身对照　是实验与对照在同一受试对象本身进行的一种对照，为目前临床研究常用的对照方法。

（7）配对对照　根据研究目的，设立一定条件（如年龄、性别、病灶、病程等），将条件基本相同的受试对象配成对子，一为实验者，一为对照者，在对子内部进行对照比较。

（8）相互对照　几种处理因素分别施加于不同的实验组，不另设对照，而是各实验组之间互为对照，又称组间对照。如同证异病对照、同病异证对照、同一推拿手法不同刺激量对照、不同推拿手法之间对照、中药和西药及针灸和推拿对照等。此类对照在中医、针灸推拿临床研究应用较多。

（9）交叉对照　在比较处理因素时，采用同一批实验对象进行，其半数实验对象先接受 A 因素而后接受 B 因素，另一半实验对象与之相反。如此进行使 A 因素和 B 因素有同等机会处于两个实验阶段；并能将因素间的差别和时间上的差别分开来分析。这种对照使同一实验对象具有自身前后对照性质，而不同对象同一时间又是相互对照。因此，这种对照方法既节省样本数，又增加可比性。

在临床试验中，根据受试者所接受治疗的类型，还有无治疗平行对照、安慰剂平行对照、量效平行对照、阳性治疗平行对照等类型。

3. 重复

重复是指研究的实验组和对照组应有一定数量的重复观测，即受试对象要达到一定的数量。重复的含义在于避免把个别情况误认为普遍情况，把偶然性或巧合的现象当作必然的规律，以致将实验结果错误地推广到群体；其次，只有在同一实验条件下，对同一观测指标进行多次重复观测，才能根据重复观测结果，估计受试对象的变异情况，描述观测结果的统计分布规律。

4. 盲法

盲法是指研究对象或研究人员与研究对象均不知道试验对象分组情况和试验干预措施的试验方法。其目的是克服偏倚和主观偏见。盲法包括以下几种类型：

（1）单盲　在科研设计和实施中使研究对象不知道自己分组情况，不知道自己采用哪种处理因素，但研究人员知道。

（2）双盲　在研究设计和实施中研究对象和研究人员均不知道病例的分组情况和处理因素。

（3）三盲　研究对象、研究人员和资料分析者都不知道研究对象分组及处理情况，这样可避免资料分析上的偏倚。

五、撰写论文

医学科研论文是医学科学研究工作的书面总结，是交流、传播医学科技信息的基本形式。按论文资料来源，医学科研论文可分为原著、编著两种；按论文写作目的分类，可分为学术论文和学位论文；按医学学科分类，分为基础、临床、预防医学论文三种形式。

医学科研论文的撰写应遵循以下几个要求：

1. 创新性

医学科研论文应有新的发现或发明，而不是一味重复过去的资料和结论。如临床研究应有新方法、新方案，且疗效更好；基础研究应选题新颖、方法先进，有新发现或新观点。

2. 科学性

医学科研论文的内容应为科学实践证明，取得的预期结果或能解决的相关问题，具有可重复性。论文的科学性从课题设计的合理性、研究方法的精确性、资料处理的科学性、实验结论的客观性等方面评价和体现。

3. 逻辑性

医学科研论文是通过实验研究或临床医疗观察材料，经分析、综合、抽象、概括及推理后的总结，具有极强的逻辑性。

4. 规范性

医学科研论文的撰写要遵守一定的规范格式。规范化的格式有利于科研信息的国内、国外交流，也便于文献检索。

5. 实用性

医学是一门应用科学，除少数纯理论研究的论文之外，绝大多数医学论文应结合医疗、预防的工作实际，力求解决临床实际问题。论文的实用价值越大，其指导作用也就越大，越具重要性。

6. 可读性

医学科研论文应结构严谨、层次清楚、图表清晰、语言通顺、表达精练准确，具有良好的可读性。切忌华丽辞藻的修饰，脱离实际的夸张。

第二节　实验推拿学研究的基本类型

实验推拿学研究的三条基本途径包括文献研究、实验研究和临床研究。通过文献研究，对推拿现代实验研究的文献资料进行搜集、整理、分析、总结、提炼出科学规律，为实验研究、临床研究提供参考和依据。通过实验研究，阐明推拿作用机理及规律，更好地服务于临床，扩大临床治疗范围。同时，临床研究不但是实验推拿学的源泉和动力，也是实验推拿学的出发点和归宿。通过临床研究揭示推拿的治疗作用，才能做出科学的评判和令人信服的结论。

一、文献研究

文献研究主要指搜集、鉴别、整理文献，并通过对文献的研究形成对事实的科学认识的方法。文献研究所要解决的主要是如何在浩如烟海的文献资料中选取适用于课题的资料，并对这些资料做出恰当的分析，归纳出有关问题。所以，文献研究不仅仅指资料收集，更重要的是对所收集资料的分析。

（一）文献研究的内容

文献的内容多种多样，按照其性质、内容、加工方式和用途大致可分为零次文献、一次文献、二次文献和三次文献。

1. 零次文献

零次文献是指经历过特别事件或行为的人撰写的目击描述或使用其他方式的实况纪录，是未经发表和有意识处理的最原始的资料，也称第一手文献，包括未发表的书信、手稿、草稿和各种原始记录。

2. 一次文献

一般指直接记录事件经过、研究成果、新知识、新技术的专著、论文、调查报告等文献被称为一次文献，也称原始文献。

3. 二次文献

二次文献是指对一次性文献进行加工整理过的文献，包括文献特征、内容要点，并按照一定方法编排成系统的便于查找的文献，又称检索性文献。

4. 三次文献

三次文献是指在利用二次文献检索的基础上，对一次文献进行系统的整理并概括论述的文献，又称参考性文献。

（二） 文献研究的方法

文献研究的方法一般包括 5 个基本环节，分别是：提出课题或假设、研究设计、搜集文献、整理分析文献和文献综述。

1. 提出课题或假设

提出课题或假设是指依据现有的理论、事实和需要，对有关文献进行分析整理或重新归类研究的构思。

2. 研究设计

首先要建立研究目标，研究目标是指使用可操作的定义方式，将课题或假设的内容设计成具体的、可以操作的、可以重复的文献研究活动，它能解决专门的问题，并具有重要的意义。

3. 搜集文献

搜集文献资料是科技工作必须具备的基本素质。科技工作者为了拓展自己的知识面和知识的深度，不仅要收集本专业的文献，还要收集与本专业相关的文献。计算机检索已成为科研工作者进行文献查阅和收集信息的主要方法，它具有信息更新快，检索速度快及智能化辅助检索等优越性，省时省力，能快速地得到所需的文献资料。研究者应根据需要选择不同的检索系统。为了最大限度地利用文献资料，必须对文献资料要有目的、有计划进行系统的阅读。有目的的阅读，是指针对要解决的疑难问题或科研课题进行选择性阅读；有计划的阅读，是指对阅读的资料分清主次，并制定出阅读计划；有系统的阅读，是指尽可能地从所研究主题的各个方面，按照学科体系、全面的对主题相关文献进行阅读。

4. 整理分析文献

收集到的文献资料应按照不同的目的进行分类。如按研究的领域可分为基础研究类和临床研究类。推拿学的基础研究类资料是指对推拿学基本规律的理论性研究资料，包括用现代科学的方法和手段对推拿临床课题所进行的机制研究；临床研究类资料是指与提高临床疗效和诊治水平有关的论著，包括对推拿临床治疗的新发现、新经验、新疗法、新技术应用等内容的研究报告，它可以直接应用于临床，如某种疗法或技术应用的临床观察、临床实验、临床经验总结，以及医案、医话、病例讨论等均属此类。亦可按研究疾病的系统或疾病的病名分类，通过对收集到的文献资料进行分类、整理、分析，发现或找出规律。

5. 文献综述

实验推拿学的文献研究最常见的成果形式是文献综述。文献综述属于二次性文献，它不是简单的文献资料堆积，而是在围绕所选主题广泛搜集资料的基础上，进一步去粗取精、去伪存真，依主题的内部逻辑关系重新组织撰写成的，具有回顾性、综合性、理解性、传播性、评价性、展望性的学术论文。文献综述有多种类型，如按照综述的方法可分为文摘性综述和分析性综述。文摘性综述是对原始文献资料客观地进行综合性摘述，以提供详尽资料为目的，对文献的内容一般不进行评价；分析性综述是指对原始文献中的内容做出某种分析和评价，以表达综述者的见解和建议，这种综述有回顾又有瞻望，通过对文献的分析能提出新问题、新思路、新概念。如按综述的内容可分为理论研究类、临床研究类、技术方法研究类、医史文献研究类等。

文献综述应具有以下的特点：①综合性：综述是根据作者所选的专题，搜集大量的资料，纵向横向重新组织布局，提炼编辑而成。因其信息量大，又非独家之言，所以具有综合性的特点。②系统性：综述是将汇集的某一专题的大量资料系统化、有序化、逻辑化，既反映专题的历史背景，又反映其科研现状，既有综合归纳，又有分析比较，既有发展脉络，又有前景展望，有助于科研人员从中获得对该专题系统而全面的认识。③前沿性：书写综述的目的是将最新的信息和科研动态及时呈现给读者。因此，综述一般要引用最近 5 年内发表的文献，如强调"新进展"则一般引用近 2 ~ 3 年文献；如着重回顾，以利于读者从发展过程中吸取经验教训，扩展思路，则引用近 5 ~ 10 年的文献。

二、实验研究

实验研究，是由研究者根据研究问题的本质内容设计实验，控制某些环境因素的变化，使得实验环境比现实相对简单，通过对可重复的实验现象的观察，从中发现规律的研究方法。推拿学实验研究的受试对象可以是实验动物，也可以是人。研究目的是揭示推拿对人体的调节作用及其机制，为进一步应用推拿治疗疾病提供理论依据。

动物实验研究是医学研究中最常用的研究方法之一。为了获得有关推拿学的新知识或解决具体问题常选用实验动物进行科学研究。动物实验研究能弥补临床研究的不足，能进行许多在人身上不能进行的研究，获得许多人体研究中无法取得的信息和认识，有助于研究向纵深发展。

推拿学动物实验研究主要是在动物身上复制出人类疾病的模型，从而进行研究分析，以探讨推拿治疗该病的效应与机制。如用冰水灌胃造成家兔肠易激综合征模型，然后行腹部摩法治疗，观察脑及肠组织内某些生化指标或形态学指标的变化，从脑-肠互动角度来研究腹部推拿对肠易激综合征的治疗作用机制。由于动物实验中，受试对象容易被掌控，来源有保证，实验条件和各种对比因素均可按研究要求准确控制，所以能完成许多在自然条件下或临床试验中不能进行的研究。实验研究的深度、广度均超过了临床研究。但是，动物实验不能完全取代临床试验，实验动物和人之间存在一定的差异，因此动物实验结果不能机械的、不经分析的直接推论到人体，需解决转化医学中的诸多问题。实验研究和临床研究常常是相互结合、相互补充的，动物实验应以临床事实为依据进行设计和评价，临床研究也应以动物实验的资料和证据作为参考和启示。

三、临床研究

临床研究是医学研究中最常用、最重要的研究。临床研究的基本目的在于阐明疾病的病因、诊断、治疗、预防、自然病程及其预后等方面的重要问题，从而认识疾病的本质，并进行有效的防治，达到保障人类健康和促进医学科学进步的目的。

临床研究包括选题、临床研究方案的设计、研究的执行与观察，以及总结分析、撰写报告等几个部分。从临床研究的方法划分，可以分为两大类：实验性研究和观察性研究。实验性研究可以人为地控制条件，能随机分组，有目的地设置各种对照组，直接探讨某个被研究因素与疾病或事件之间的联系。常用的实验性研究是临床试验，如随机对照试验、前后对照试验、交叉对照试验、系统病例分析等，如临床观察某一手法、某一推拿处方、推拿补泻手法、新理疗仪器或新疗法等对某种疾病的疗效和效应等。观察性研究则不能人为地控制试验条件，只能在自然情况下，尽量地控制非研究性因素，以得到真实性结果。观察性研究有描述性研究、分析性研究两种。描述性研究又包括横断面研究、病例报告、病例系列分析等；而分析性研究主要包括病例对照研究与队列研究（图1-1）。分析性研究一般要设立对照组进行比较性研究，论证强度要比描述性研究高。

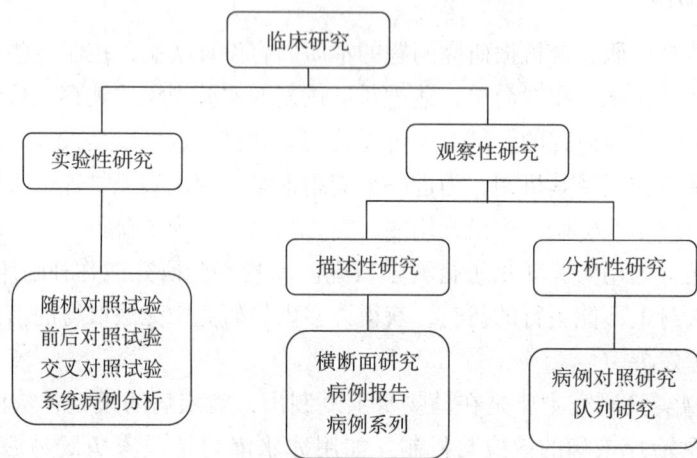

图1-1　临床研究分类

从时相方面可将临床研究划分为：前瞻性研究（如随机对照试验、交叉对照试验、前瞻性队列研究等）、回顾性研究（回顾性系统病例分析、回顾性队列研究等）、描述性研究（横断面研究、个案报告等）。前瞻性临床研究是研究者根据选题和设计的要求而进行的研究，其特点是有明确的研究目的，周密的研究计划，合理的观察指标，并严格按设计要求详细记录临床资料，并通过对这些资料的整理、归纳、统计、分析，得出某一结论。前瞻性临床研究的质量主要取决于事先的选题和设计，以及在临床实施中是否完全按照设计进行，数据资料统计处理是否合理等。前瞻性临床研究常与研究者的研究方法、条件、设备等因素有关。回顾性临床研究是从以往临床工作积累的病例资料中，选择某一时期同类临床资料进行整理、分析，以从中总结经验、找出规律、指导实践的研究。推拿最常见的是用某种手法、某推拿处方治疗某病的临床观察等。回顾性临床研究也属文献研究的范畴，其特点是对已有的临床资料按统一的标准进行整理分析，其质量取决于是否有一定数量的病例数和收集的资料是否翔实、全面，统计方法是否正确等。这种研究前期不需要严格的设计，但研究者应在平时临床工作中有意识、有目的地积累资料，尽量保证资料的完整性，这样，总结出的结论才可能具有科学性。总之，临床研究中，前瞻性研究比回顾性研究要求高，其成果的学术水平更具有领先性。

第二章　推拿作用的基本特点及影响因素 ▷▷▷▷

学习目的

明确推拿作用的基本特点和影响因素，为理解推拿作用规律、指导推拿临床应用提供科学依据。

学习要点

推拿作用的两个基本特点，推拿作用的四个影响因素。

第一节　推拿作用的基本特点

推拿主要是通过一定程度的机械力刺激人体的某些部位，或者与功法训练相结合，激发人体自我修复的能力，防治疾病。推拿作用主要具有以下特点：

一、整体性

推拿作用的整体性，一是指局部的推拿手法可以同时对全身多器官、多系统产生影响；二是指在治疗时从整体考虑，即使是针对某单一器官的功能调节，也通过全身各系统的综合调节而实现。

推拿主要作用于人体的经络系统。经络是人体经脉和络脉的总称，内属脏腑，外络肢节，沟通表里，贯穿上下，网络全身，将人体的脏腑组织器官各部分联系成一个统一协调而稳定的有机整体。它包括经脉、络脉、经筋和皮部，包含了现代解剖学的脏器、肌肉、韧带、血管、神经等结构，有行气血、濡筋骨、利关节的重要作用。因此在运用手法治病时，全身大面积的手法放松，局部穴位的重点刺激，旨在调整经络病变的同时也通过经络之间的相互传导调整人体上下、内外。

从解剖角度看，骨架构成人体的框架，肌肉、韧带等软组织既保护骨架又协助关节完成某些特定运动，内脏则悬挂在脊柱两侧，神经系统指挥和协调肌肉与内脏的工作，各种激素、体液都参与人的生命活动。因此人体这一复杂的生物有机体是多部门协调工作的结果。在疾病的发展中，肌与骨骼的结构变化会引起相应的神经受压，如腰椎间盘突出后压迫马尾神经，会引起膀胱、大肠等功能障碍，出现大便、小便失禁或无法排出等症状。严重的脊柱侧弯会引起脊神经受压迫，导致神经传导功能异常，进而引起内脏疾患，如青少年脊柱侧弯可以造成肺脏、心脏等重要器官被压迫，也可影响肝、胃等位置的正常排列，进一步引起这些器官的功能紊乱。目前，确定和脊柱原因相关的疾病已经有40种。同样，内脏出现疾病，如胃、肠道病变后，在背部相应脊柱节段也可能出现痉挛、压痛等反应点，从而引起脊柱两侧肌肉张力不对称，同样会影响脊柱关节的位置排列。

推拿治病强调整体性，是指把人体各个部位看成是相互联系的动态整体，在诊断和治疗时从解剖角度出发，结合经络理论、藏象学说等，进行辨证施法。如治疗胃病除了在腹部行手法治疗外，还会在背部脾俞、胃俞穴附近寻找压痛点、阳性点进行刺激，另外在T7～T12节段仔细查体，排除脊柱病变，如存在胸椎小关节紊乱就可同时进行纠正治疗。根据经络辨证，足阳明胃经的下合穴足三里也可以治疗胃病，动物实验也表明，针刺足三里穴位可以促进胃肠蠕动，这种治疗思路充分体现了推拿治病的整体观念。此外，推拿还强调对患者进行功能训练，从纠正患者的日常不良坐姿或工作姿势等方面入手，调整人体的结构和肌肉张力，最终纠正人体结构的力学平衡，解除或减轻脊柱周围神经所受的不良刺激，以改善神经的传导功能，从而缓解软组织慢性疼痛及相应的内科病变。

二、双向性

推拿作用的双向性是指推拿的刺激使机体从偏离正常生理状态向正常生理状态转化，使紊乱的功能恢复正常，而这种转化可以是兴奋的也可以是抑制的效应，即功能低下时使其兴奋，功能亢进时使其抑制。

在人类长期与疾病的斗争过程中，利用推拿防治疾病是一种本能的反应。人们在受伤或病痛时，会不由自主地用手去抚摸、拍打伤痛局部及周围，并且发现这种方法能减轻病痛，甚至有治疗作用。人们逐渐总结这种方法，最后形成一种医术。在马王堆汉墓出土的《导引图》当中，有捶背、按压等动作，说明此时的推拿结合导引在养生康复中已被应用，由此可以看出，推拿在人与疾病斗争中被广泛应用，人们很早就认识到推拿疗法对人体起着良性调节作用。在中医历代的医学著作中，都不乏推拿治病的记载，如《周礼注疏》中讲到扁鹊治虢太子，其中提到"子术按摩"，在《汉书·艺文志》中载有《黄帝岐伯按摩经十卷》这本推拿专著，至隋唐时期，又出现了专门的按摩科，说明推拿疗法已经作为一种有益于人体的医疗行为被应用。

现代的推拿学科，仍然沿袭了传统的推拿医学手法，注重对经络系统的调整。现代医学研究认为，针刺穴位可以激发机体固有的调节功能，使失调、紊乱的生理生化过程得到调节，这种良性调节表现在身体各个系统，而不影响身体的正常生理功能。推拿以指代针，刺激穴位同样有酸、麻、胀、痛的反应，而针刺的效应其实质仍是对经络穴位的一种刺激方法，针灸是手指的代替工具，推拿与针灸都对人体有双向调节作用。

推拿和针刺足三里穴进行对比，结果显示二者同样对胃电波有双向调节作用。推拿前胃电波振幅亢进的，推拿后可减弱；推拿前较弱的，推拿后可增强。说明推拿对胃病的治疗有双向调节作用。此外，如在腹部通过适当的推拿，可使肠蠕动亢进者受到抑制而恢复正常蠕动；反之，肠蠕动功能减退者，推拿后可加强其蠕动使之达到正常。推拿疗法可以促使胃肠功能趋向正常，这说明手法的良性诱导，能使机体向正常运转的方向活动。在很多特定穴施术时，推拿操作的方向不同，对人体调节的作用也不同。如小儿推拿特定穴中的七节骨，向上推有止泻的作用，向下推则有通便的作用。再如推大肠，从食指桡侧指尖向虎口推为补，可以涩肠固脱，温中止泻，用于治疗虚寒性腹泻、脱肛等症；从指根推向指尖则为清为泻，可以清利肠腑，除湿热，导积滞，多用以治疗湿热、食积滞留肠道、身热腹痛、痢下赤白、便秘等症。

第二节　推拿作用的影响因素

一、手法因素

1. 手法类型

推拿常用的手法，大体可分为放松类手法和整复类手法。放松类手法主要作用于软组织，常用手法包括按法、摩法、一指禅推法、揉法、滚法等。整复类手法主要作用于骨与关节，常用手法包括扳法、拔伸法、摇法等。手法可以在上述基本手法的基础上衍生出很多种，可谓千变万化、种类繁多，但是目前手法的选择常常是根据医生的偏好或患者的病情需求灵活选择，没有统一的标准和客观的证据证实选择某种手法疗效最佳，所以针对不同刺激手法产生疗效的机制，以及手法对机体所产生的生物效应是实验推拿学所要研究探讨的另一个重点。目前有学者用振腹法、摩腹法、一指禅、擦腰4种手法治疗原发痛经，发现此4种手法对于缓解原发性痛经疼痛症状的疗效确切，且振腹法的镇痛作用最为明显，同时研究还发现，手法发挥镇痛作用的同时，可有效降低血清中前列腺素 $F_{2\alpha}$（$PGF_{2\alpha}$）的含量，$PGF_{2\alpha}$ 的升高恰恰是原发性痛经发病的重要因素。该实验在有效研究了推拿治疗原发性痛经临床疗效及作用机制的同时，还观察总结了不同刺激手法产生疗效的大小，从而为临床治疗原发性痛经的手法选择提供了依据。

2. 手法刺激量

在临床操作中，刺激量是个很难用客观数据来恒定的变量。手法的刺激量即手法用力的轻重程度，有时候轻的刺激效果较好，有些病证则需要较重的刺激才能有效。所以在临床中手法刺激量的选择要根据患者的病变部位，耐受程度和医生的经验综合判定。重手法可抑制机体脏器的生理功能，如胃肠痉挛者，在其背部相应的穴位上用点压手法，并捏拿内、外关穴位做短时间重刺激，就可缓解痉挛。又如牙痛患者取其健侧内关、合谷，用点、拿、拨等重手法短时间刺激，即有镇痛效果。长时间重手法刺激易损伤局部组织，使抑制的状态重新亢奋，因此，重手法刺激应以中痛即止为原则。轻柔手法可兴奋活跃脏腑的生理功能，如脾胃虚弱患者，在其脾俞、胃俞、中脘等穴位上做轻柔、长时间、有节律性的刺激，能取得较好的治疗效果。又如神经衰弱患者，在其头部用揉、推、抹、擦等轻柔手法做较长时间的治疗，可有醒脑明目之效果。

手法的轻重，还需根据患者体质和病证虚实来决定。小儿和年老体弱者需要较轻的力度，时间宜长；体壮者手法可稍重，刺激时间稍短。虚证者手法时间宜长、刺激量轻；实证者手法刺激量可稍重，时间宜短。肌肉薄弱处如头面、手指、脚趾，以及骨骼表浅处用力较小，肌肉丰厚处如腰背部、臀部则用力较大；位置较深处如多裂肌、梨状肌等处用力较大；敏感处如大腿内侧、神经表浅处用力较小，感觉迟钝的病变部位如硬化、条索处的软组织应当增加手法力度。

在临床中，手法的刺激量不是越大疗效越好，所以在实验推拿学研究中，重点探讨的是在治疗不同疾病时，选择多少刺激量才合适、多少刺激量才能达到最佳的治疗效果。有学者对手法刺激量进行了实验研究：其运用不同力度的㨰法作用于健康男性左下肢腓肠肌处，并于手法操作前后运用彩色多普勒检测腘动脉的血流量，结果发现㨰法的操作力量在 3.5 ~ 4.5kg 时腘动脉血流量增益率最为显著，刺激量过大或过小血流量都会有所减慢。

二、部位因素

穴位是人体脏腑经络之气输注于体表的特殊部位，既是疾病的反应点，又是推拿的施术部位。《幼科铁镜》指出推拿忽视经络穴位原理的后果，"凡推拿，古人以之代药，后人竟以推拿为儿戏，并不知推应何经，拿应何脏，所代何药，以致轻症加剧，重予速死""药物既不可误投，推拿又何可乱用"，认为"推拿揉掐，性与药同"。所以说，如同要熟悉不同药物的药性及作用机理，对症下药才能药到病除一样，推拿也要掌握不同穴位的特性，才能有效发挥其功效。

穴位既有共性也有特异性。穴位的共性很多，具有共性的穴位常常具有协同作用，因此在临床治疗疾病时常选取具有共性的穴位施以手法治疗。例如，主治本经病证，临床遇到咳嗽、呼吸急促、气喘、胸部满闷、上臂或前臂内侧前缘疼痛或厥冷等症状时，自然就知道取手太阴肺经中府、列缺、鱼际、尺泽、孔最等穴；近治作用，如治疗眼疾常用眼部周围的睛明、攒竹、瞳子髎等穴，治疗胃痛常用胃脘部周围的中脘、建里、梁门等穴；远治作用，如合谷、内庭治牙疼，百会治脱肛，内关治胸胁痛等。穴位还有其特异性，如"腰背委中求"，"面口合谷收"，百会安神，四缝治小儿疳积，定喘治哮喘，胆囊穴治胆绞痛，人中救昏厥，至阴正胎，大椎退热，十三鬼穴治狂、癫，八风、八邪治瘫痪等。有些穴位对机体的不同状态有着双向的良性调节作用，如三阴交既可活血，又可补血；天枢穴既可止泻，又可通便；推拿足三里可使原来处于迟缓状态的胃蠕动加强，又可使兴奋状态的胃蠕动减弱；推拿内关可使过快的心率减缓，也可以使过慢的心率加快；摩腹用于小儿消化功能紊乱，既治疗腹泻，也可治疗便秘。又如从补泻的效果看，有些穴位偏于补，多产生补虚的作用，如关元、气海、足三里、命门等穴；有些穴位偏于泻，多产生泻实的作用，如大椎、曲池、太冲等。因此，通过实验推拿学研究探讨推拿手法施用于不同穴位所产生的不同效应，从而客观地解释推拿产生疗效的原理是十分必要的。近年来，功能磁共振成像（fMRI）技术为推拿在中枢机制的研究提供了良好平台，有研究发现，推拿某些穴位时可以引发脑区中镇痛、愉悦回路的改变，并影响疼痛传递通路的某些环节，可能是推拿所产生的中枢机制之一。但当前研究尚存在不少缺陷，如穴位刺激对大脑皮层的反应不是一一对应的，而是混合反应，常引起多个脑功能区反应等，这些问题都需要进一步深入的研究。

此外，推拿治病还重视部位治疗，多结合解剖学和生物力学的理论进行诊断和治疗。如在腰椎间盘突出患者中，L4～L5 和 L5～S1 椎间盘是最易发病的节段。从结构上看，后纵韧带在 L4、L5、S1 节段最薄、最窄，此结构的变化一方面增大了腰椎活动灵活性，另一方面降低了结构的坚固性，髓核最易突破此处的韧带；从生物力学上讲，L4～L5 和 L5～S1 是受力最集中的部位，因而此处最易发生损伤和劳损。在治疗腰椎间盘突出时，不能只注重腰椎两侧肌肉的放松，还要充分考虑腰椎的生物力学特点，如果有生理曲度变直、腰椎侧弯等病变，要考虑到腰椎小关节解剖位置的异常变化，因此在治疗时应当筋骨并重，先纠正小关节的紊乱，再放松局部软组织。所以说，结合推拿治疗部位的解剖学和生物力学特点，探讨选择最合适的、最有效的手法种类、施术力度、作用时间，也是实验推拿学的研究重点之一。

三、时间因素

推拿治疗的时间因素包括介入时间、治疗时间的长短、疗程等。

推拿的介入时间根据疾病不同有所区别。有研究已经证实，腰椎间盘突出症的急性期，患者疼痛剧烈，卧床休息并且伴有强迫体位，此时不主张应用运动关节类手法，而是应该利用药物消除神经根周围的炎症。但对于小儿肌性斜颈，则认为越早治疗，效果越好。对于脑卒中的治疗，国内外的康复介入时间存在一定的差异，在我国，普遍认为手法在 2 周左右可以介入，而在美国，被动活动类手法在 24～48 小时内就可以介入。

治疗时间的长短主要根据患者的体质强弱、疾病的不同阶段和种类来决定。一般来说，新病较重，刺激时间应短，以免增加患者治疗时的痛苦。久病、慢病者，治疗时间宜长，以增强疗效。此外，医生的个人经验也会影响单次治疗时间的长短，如三字经流派在治疗小儿疾病时，主张年龄越小、病情越轻、体质越弱，推拿时间越短，反之则越长。

根据患者病情、体质的差别，推拿的疗程也不尽相同。如落枕患者，如果是小关节紊乱所致，复位手法可能一次就能治愈；而如果是由软组织损伤引起，则要一周左右才能治愈。再如，老年腰痛患者往往会因为其素体肝肾亏虚，从而导致症状迁延难愈，治疗疗程应该较长；而青壮年腰痛患者，则因其体质强健，往往恢复较快。

时间因素对于临床推拿的实际应用十分重要，但是目前关于时间因素对于推拿效应的影响还只停留在临床研究阶段，关于其产生影响的内在机制还尚不明确，所以还需进一步进行实验研究，以为其临床应用提供证据支持。

四、个体因素

个体因素在推拿治疗中有着重要的意义，患者个体的差异性直接影响推拿的治疗效果，正如《医学源流论》所说："天下有同此一病，而治此则效，治彼则不效，且不惟无效，而反有大害者，何也？则以病同而人异也。"

　　个体因素主要包含年龄、体质、功能状态等。不同年龄和体质的人，生理功能和病理特点也不同，诊治时应该充分考虑。由于体质和机体功能状态的不同，手法治疗时得气也会有快有慢、有强有弱，经传感或有或无，疗效或好或差。经络较为敏感者，稍轻的刺激手法即可，有些患者会明确指出经络感传的路线，这类患者往往有很好的疗效，对观察治疗效果、研究手法效应有着很大的价值。儿童尚处在经络发育阶段，其经络系统发育不成熟，其治疗往往作用于特定穴位，所用的手法也以轻快柔和的手法为主，有些会起到意想不到的疗效。年轻体壮及机体正气未衰的患者，手法治疗效果一般较好；年老体衰或正气已虚的患者，手法疗效则相对较差。除此之外，推拿的临床疗效还受患者心理因素的影响，现代医学研究表明，患者的心理状态对于治疗结果能够产生直接的影响，良好的心理状态有利于疗效的发挥。在推拿学研究领域，关于个体因素与推拿效应间的关系研究较少。推拿手法作用于不同年龄、不同体质所产生的生物效应有何不同？推拿治疗是否会受到患者心理因素的影响？这些都是实验推拿学关于个体因素方面的研究重点。

第三章　推拿手法标准化研究 ▷▷▷▷

学习目的

掌握推拿手法的生物力学、时效量效与手法标准化的相关性，通过了解相关研究进展，进一步加强推拿手法的标准化研究和应用，为相关临床和基础研究工作提供思路方法。

学习要点

推拿手法生物力学的研究方法，推拿手法的时效关系，推拿手法的量效关系。

推拿手法标准化研究，是通过研究推拿手法生物力学，探究手法与时效、量效的关系，以规范手法操作，便于临床技术推广，加强推拿手法的安全性，减少意外的发生，也有利于推拿各流派名家手法的继承与创新。推拿手法的生物力学研究与时效量效关系研究，为推拿手法标准化提供了新的评价体系，极大地推动了推拿的规范化进程。

第一节　推拿手法的生物力学研究

推拿疗法是人类最古老的一种外治法，主要通过在人体体表运用各种不同手法的外源性刺激，达到预防和治疗疾病的目的。它能促进机体产生生物物理和生物化学等一系列变化。同时手法中要求的"有力"不是单纯的力量，而是一种外来信号刺激。生物力学是应用力学原理和方法对生物体中的力学问题进行定量研究的学科。随着生物力学的引入，推拿手法力量大小、频率快慢、作用时间长短等逐渐规范，推拿的功效也得到大幅提升，并且为推拿的效应机制研究奠定了基础。

一、推拿手法与生物力学的关系

推拿手法是推拿治疗疾病的关键，手法作用力是治疗效果的始动因素，其中不仅有功力，也有巧力，正如《医宗金鉴·正骨心法要旨》手法总论中所言："机触于外，巧生于内，手随心转，法从手出。"推拿以不同手法组合施力于患者体表各部位，通过力的渗透和传递，调节机体的病理、生理状况，以治疗疾病和提高人体健康水平。正确的手法动作是作用力的前提和保证。因此，手法研究是推拿研究的基础。推拿手法的作用和应答过程有三步：①施术者力的发动；②受术者对力的接受；③受术者受力后局部及全身的生物效应。手法的生物力学研究是应答的第一步，研究结果对应答后两步至关重要。

生物力学参数被用来描述各项手法操作的生物力学特征，其由运动学参数和动力学参数两部分组成。运动学的参数包含时间参数、空间参数、时空参数，其中时间参数指时刻、时间、频率；空间参数指路程、位移、角位移；时空参数指速度、速率、角速度、加速度、角加速度。动力学参数则包含力、力矩、动量、动量矩、冲量、冲量矩、功，其中力又包括了大小、方向、作用点3个方面。动力学参数具有独立性、瞬时性、隐含性、生物性4个特征。

手法生物力学研究包括两个部分：一是手法运动学，研究施术者肩、臂、肘、腕和手等在操作过程中随时间变化的复杂动作和姿态变化；二是手法动力学，研究施术者所施力的变化以及施术者自身肩、臂、肘、腕、手内在力的变化。这两部分不是孤立存在的，二者相辅相成，紧密相关。运用生物力学的理论和方法，基于运动学与动力学参数对推拿手法进行规范化研究，对揭示手法操作原理及进一步探讨其治疗机制具有重要意义。

（一）推拿名家手法的生物力学特征

推拿已经有两千多年的历史。在其发展过程中，逐渐形成了一些推拿流派，像一指禅推拿、滚法推拿、内功推拿、脏腑推拿等流派。这些流派有各自的擅长手法，如一指禅推拿之一指推法、滚法推拿之滚法、内功推拿之平推法、脏腑推拿之选揉法等。有学者就各流派主要手法的典型动态曲线图加以整理，初步分析了各名家手法的基本特点。如朱春霆式一指推法特点是用拇指中峰略偏桡侧处着力，悬腕约120°，摆动节奏明快，摆幅适中，指力轻柔而着实。动态曲线图总结其特点为轻、快、平稳、深透、前摆力与回摆力几乎相等。王纪松式一指推法的特点是用拇指中峰着力，悬腕约100°，摆动时拇指关节自然伸屈，摆幅较大，动作稳健，节律均匀，指力圆匀而重实。动态曲线图总结其特点为：稳、圆、重着、柔和、深透。又如丁季峰滚法动态曲线图表明手法周期较一指禅推法为长，频率适中，垂直手法波振幅高，上升支陡峭，上升角大，波峰尖锐，下降支降至前谷水平后，回摆波又明显升起，振幅可高达主波的1/3至1/2，波峰亦锐。轻型滚法之纵向、横向波在基线上呈蠕动形。中、重型滚法的纵向曲线显示前冲力小，横向曲线接近基线。说明滚法的特点是受力面积大，垂直压力强，柔和深透，波形丰富。总之，采集、分析推拿名家手法的生物力学动态曲线图，可以更好地学习和促进各流派名家手法的继承和发扬，并可以为手法的教学工作提供新的思路、方法及量化指标，极大地推动了推拿教学的发展。

（二）推拿手法的生物力学研究类型

1. 推拿手法的运动学研究

手法运动学是手法生物力学的重要部分，是施术者正确施力于受术者从而达到治疗效果的前提。如一指禅推法是以前臂主动运动带动腕部前后摆动，进而带动拇指被动的屈伸、虎口被动的开合。这种开合屈伸动作是由于腕部空间位置不断改变而拇指仍吸附于一点所引起的被动动作,拇指运动肌群本身并不收缩。正确的一指禅推法操作以手臂发力,力量大,能持久操作不易疲劳,不会引起关节肌肉的运动型劳损。再如滚法,有研究表明不同等级、不同层次的施术者的滚法操作轨迹亦不相同,其中最好的操作轨迹是"心型",指的是施术者以第五掌指关节及小鱼际吸定于施治部位,通过前臂主动摆动来带动手背进行反复滚动时所产生的操作轨迹;若施术者腕部摆动的幅度过大,则会出现"葫芦形"轨迹;若施术者来回摆动时力量不足,则会出现"8字形"轨迹;若施术者掌指关节着力滚动,则会出现"棒槌形"轨迹。有学者从频率角度对滚法进行分析,认为滚法的所有分力的主要成分集中在 $2 \sim 15\,\mathrm{Hz}$ 上,保持频率在 $120 \sim 160$ 次/分较为合适。

2. 推拿手法的动力学研究

在生物力学介入以前,依据中医传统理论和初步的力学概念,按模糊的手法作用力度来估计手法可能达到的层次,将手法分为5类:①手法用力很轻,仅达到患者体表或皮毛,能产生放松、柔软、舒适感的,定为轻度手法;②手法用力较轻,可达皮下、血脉组织,有行气活血的作用,能产生酸、麻、胀感的,定为较轻手法;③手法用力适中,可达肌肉组织,可解痉镇痛、清除肌肉组织代谢产物,并能产生可忍受的酸、胀、沉重感的,定为中度手法;④手法用力较大,可达深层组织、筋骨或脏腑组织,能刺激神经、解除粘连、促进内脏活动,并有明显酸、麻、胀、痛感的,定为重度手法;⑤手法用力很大,或使用突然的爆发力,促使骨关节位置发生改变,能产生理筋整复、纠正错位功效的,定为特重手法。这种分类是从基本的力学角度来认识手法,较之取类比象的传统认识已有所进步,属于把手法动力学知识用于推拿临床的初步尝试。

随着科技的进步,推拿动力学的研究也更加深入。有学者采用在体手法测量系统对滚法操作过程中手掌各个着力点所产生力的大小、方向及累计数值进行测量分析,结果显示:大鱼际点在总体中的比重占31.7%,其后依次为小指点30.1%、中指点16.1%、小鱼际13.9%、无名指点8.2%。有学者运用 Ergocheck 压力检测系统对拇指指端、指腹、单掌按压、双掌按压,以及单掌按揉5种推拿手法进行测试,研究结果显示:着力面积最小的拇指指端按法的压力值最大,着力面积较大的双掌按法和单掌按揉法压力值较小。而运用压力监测系统测量按法,结果显示:施术者采用豌豆骨进行胸椎双掌叠按法按压时的作用力较掌根和大、小鱼际的作用力大,并且在呼气末进行按压时的按压力明显大于吸气末。

二、推拿手法生物力学研究方法

中医推拿手法种类很多,主要包括摆动类、摩擦类、振动类、挤压类、叩击类和运动关节类等;按手法施力的方向分为垂直用力、平面用力、旋转用力、对称合力、对抗用力、屈伸运动关节等,其中垂直用力和平面用力是推拿手法中最主要的施力方法。

力的大小与方向决定了在推拿手法操作时,施术者及受术者的身体位置变化情况;施术者与受术者的位置设计,影响手法操作的运动轨迹。这两部分的研究与前面的推拿手法运动学中很多内容有交叉，甚至重复，所以本章主要以其他要素为侧重点，整理和归纳推拿手法的生物力学研究概况。例如手法和频率的关系。不同手法各有其频率范围，从生物力学的基本规律得知，在频率相同的情况下，肌肉收缩速度与肌肉收缩力量存在着一种反比关系。当肌肉用最大力量收缩时，收缩速度趋于零；当一块肌肉以其大速度收缩时，力量最小。手法频率的快慢与肌肉收缩速度呈正比，因此，同一手法在频率较快时，所产生的力量较小；频率较慢时，产生的力量较大。

（一）　摆动类手法的生物力学研究

滚法为摆动类手法的代表手法，也是推拿手法中使用频率较高的手法，一直是手法研究中的热点。为了使手法中各项参数有更确切的量化依据，诸多学者对手法的动力学参数及动力形式做了大量研究。早期研究是根据患者对手法强弱的主观感觉来划分滚法的轻重，这是最早的量化标准。有学者通过计算机三维分析发现，手法操作时上肢关节的运动学特征与滚法合力轨迹的变化存在着密切的关系。当操作者的第 5 掌指关节及小鱼际吸附于治疗部位，前臂主动摆动，带动手臂手背来回滚动时，产生"心形"合力轨迹；当操作者以基本相同的运动方式操作，但腕关节摆动幅度较大，以致在前臂前摆时第 5 掌指关节略提起，则产生"葫芦形"的合力轨迹；若操作者在滚动过程中小鱼际完全吸附于治疗部位，或来回摆动时力量不足，则出现"8 字形"的合力轨迹；而以掌指关节滚动时，则出现"棒槌形"的合力轨迹。141 例滚法合力作用点轨迹按几何特征分析总结，结果显示："心形"的占 30.9%，"葫芦形"占 14.5%，"8 字形"占 23.0%，"棒槌形"占 24.3%，其他形占 7.3%。这一结论，与通过估计手法力度的轻、中、重来分类的方法，有极大地进步。有学者通过彩色多普勒超声仪和推拿手法动态翻录系统对丁氏滚法不同频率、力度和推拿时间对局部血流动力学的影响进行观察分析。从局部血流动力学的改变探讨滚法的临床最佳动力学参数，研究结果显示：频率为 120 次/分的滚法对腘窝局部血流量的影响大于频率为 60 次/分和 180 次/分的滚法，力度为 7kg 的滚法对腘窝局部血流量的影响大于力度为 3kg 和 10kg 的滚法，推拿时间为 5 分钟的滚法对腘窝血流量的影响大于推拿时间为 2.5 分钟的滚法，而与推拿时间为 10 分钟的滚法没有统计学差异。说明滚法推拿最佳频率为 120 次/分左右；最佳力度为 7kg 左右；最佳推拿时间为 5 分钟左右，推拿时间加长并不能增加治疗效果。实验观察中还发现，滚法还可以使对侧腘窝血流量增加，这一结论证实了推拿可以使机体整体血液循环得到改善，验证了推拿能"舒筋通络、活血化瘀"的理论。还有学者认为，如果不考虑振幅、时间、加速度等其他因素，4 ~ 8Hz 的振动是人体最敏感的，而 2Hz 的振动对人体损伤最小，此结论也得到了许多学者的认同。滚法操作除了力的大小、频率之外，其刺激量的大小还与操作时间有关。在规范的动作结构下，大小、频率、时间这三个因素形成了滚法的动力型式。随着电阻应变技术应用于手法研究领域，研制的推拿手法力学信息测录系统对上海、山东等地不少推拿名家的手法进行了测试、描记记录，对滚法等推拿流派的手法作了初步较为客观的分析。这些记录，不但可以提示所测定手法的动力学参数，还可以了解产生这种动力型式的手法动作结构，使手法动力学研究从定性向量化更近一步，随着测量数据的不断积累，形成了我国第一个"推拿手法力学信息数据库"。而后相继有学者以更加完善的手法测定仪，从多方面、多角度测定、分析了各流派医家的𰀁法操作；把手法的测定结合到临床医疗之中，使𰀁法的量学参数从主观感知发展到客观认识，运用 L27（3^{13}）正交表，对𰀁法动力学参数分别施加力量、频率、时间进行三因素三水平的正交实验。研究结果显示，𰀁法操作时施加 4kg 的力量、120 次/分的频率、10 分钟的时间时腘动脉血流量增益率效果显著，提示推拿手法的有效操作并不是施用蛮力暴力，也不是无谓的延长治疗时间。𰀁法的生物力学研究从定性到定量，对推拿手法的标准化起到重要的意义。

（二） 振动类手法的生物力学研究

掌振法是振动类手法的代表手法，历来受到推拿医师的重视。根据动态力波形曲线的不同，掌振法可分为平直型和起伏型两种。而掌振法动作中上肢肌肉的肌电图变化表明，掌振法动作主要参与的肌肉群是前臂屈腕肌群和伸腕肌群，以及三角肌的部分肌群，其中又以屈腕肌群占支配地位，而肱三头肌、肱二头肌在动作中基本上是放松的；掌振法动作是在屈腕肌群和伸腕肌群的交替兴奋和抑制中完成的。掌振法动作一旦开始，则动作的速度、力量、幅度、方向等精细调节的过程会通过建立在椎体外系统中的神经-肌肉传导通路自动地完成。这说明能够产生正确"运动性定型"的、建立在规范动作结构上的技能训练，对掌振法动作的完成相当重要。比较正确的掌振法动作和应用强制性力"硬屏"出来的掌振法的肌电图可以看到，正确的振法动作由于肌肉有节律地收缩而能得到适当的休息、充足的血供和营养，不容易产生疲劳；而错误的手法则不仅费能、耗力，而且整个前臂肌肉神经不能及时获得所需要的血运与营养，不能及时得到休息，因而肌肉容易产生疲劳，动作不易持久。

（三） 运动关节类手法的生物力学研究

从生物力学的角度看，运动关节类手法多用于脊柱的推拿。除此之外，针对肩关节的运动关节类推拿手法也具有代表性。

脊柱损伤类疾病在临床十分常见，随着生物力学的发展，认为大多数的脊柱损伤都与其特殊的生物力学结构有关。所以认识脊柱的特殊生物力学结构，对于改进、发展脊柱损伤类疾病的推拿治疗手法具有极其重要的作用。脊柱损伤，是由于脊柱活动节段承受了超过其生理界定范围而发生的破坏，有学者借助简化的脊柱模型，分析了脊柱损伤的机理，认为椎体的骨折有三种情况：椎体失稳、椎体抗压度降低和椎体蠕变。Triano认为推拿手法的共同特征在于给脊柱和它周围组织施加外部负荷，以影响脊柱及其周围组织。在脊柱推拿手法中，扳法的使用一直颇具争议。扳法临床应用得当，可以起到理筋整复、纠正错位的作用，对骨关节错位的疗效满意。但是由于手法用力程度不易掌握，临床应用时产生医源性损伤的报道时有所见。应用生物力学理论与方法对扳法进行研究，提出一套行之有效的训练方法和临床应用安全范围，对扳法在临床有效、安全使用有很重要的意义。

从生物力学的角度分析颈椎的功能单位，颈椎的动静力失衡理论，椎间盘、椎体、椎间关节、韧带、肌肉、颈椎的生理结构等方面分析颈椎病发病机理，认为椎间盘过度的负荷，甚至是扭转暴力的损伤，椎体、关节、韧带的损伤，异常应力的刺激，肌肉的劳损，无论是动力平衡系统还是静力平衡系统，任何环节的损伤都将导致颈椎的失稳，诱发、促进其他系统的退变，最终引起颈椎病的发生。手法治疗不但可以调整颈椎的静力性平衡，还可调节颈部的动力学平衡，临床上可针对不同病情采用不同的手法，但对脊髓型、椎动脉型颈椎病患者仅宜采用理筋手法。进一步研究发现，旋转手法可使椎间盘产生与椎间盘退变逆向变化的蠕变松弛特性。因此，临床上要掌握适当的手法力度，避免反复手法、重手法，还提出临床上理筋手法时间宜掌握在 15 分钟左右，这些研究对临床手法操作都有很大指导意义。有学者认为临床上若考虑到颈椎髓核内压力的因素，可能仅用颈椎牵引疗法即可获得满意的临床疗效，并提出用 200N 的牵引力向上做垂直牵引后，再旋转 30°，颈椎髓核内压力下降的幅度最大，在此状态下行颈椎旋转手法最安全。对有颈椎间盘突出者，特别是中央型突出的患者，则要避免使用先旋转后牵引的推拿手法，一边牵引一边旋转的颈部推拿对髓核内压力无明显的影响，而先牵引后旋转的颈部推拿手法不易造成髓核的进一步突出，临床使用可能更安全、可靠。

有学者对胸椎按压法的力学特性进行了观察研究，发现胸椎关节是微动关节，是在椎间盘及韧带、肌肉的配合下，维持脊椎的多方向功能运动。由于胸椎关节韧带的不匀称性，以及背部肌肉为适应多方向的运动要求而具有多种功能的复杂性，故其运动机制和生物力学较为复杂。如胸椎过度前屈或前屈位背部遭受外力打击，可使患椎的上关节突关节面前移，下关节突关节面后移；胸椎遭受强大旋转外力或身体过度侧向歪斜，可将椎间小关节向侧方扭开，使其关节面发生侧向错移。由于椎体的轻度移位，也可发生肋椎关节、肋骨横突关节的错移。胸椎按压法可以使受力部位的胸椎小关节、肋横突关节等发生相对位移，使错动嵌压的小关节在手法外力的被动作用下恢复正常位置，解除相应组织、神经的受压或牵拉状态，缓解周围软组织的痉挛等，从而纠正这类微动关节的错缝或微细错位，恢复其正常的生理功能，使各种症状得以消除。胸椎按压法在操作时要求用力快速、短暂，所以用力必须适度。又鉴于胸椎、肋骨参与构成胸廓及肋骨的生物力学特性，人体在俯卧体位时胸椎部位承受的按压力可传之肋骨肋角形成剪切力，如果超出其生理限度则易致骨折。

从生物力学的角度，对运用屈曲和后伸推拿手法时腰椎小关节的运动学变化进行研究，结果表明，施行后伸手法时，后部小关节不仅在前后和上下方向上发生移动，还存在着侧向的少量位移；施行俯卧位后伸手法时，可以造成关节突的重叠，上、下方向上神经根管的容积均有所缩小，如果手法过猛、过重，会导致小关节等组织的损伤，而反复的后伸手法能松解小关节突之间粘连，可以改善局部循环，缓解症状。

斜扳法治疗腰椎间盘突出症取效的原因，近年一直存在"回纳"学说和"髓核与神经根相对位置改变"学说的争论，有学者从生物力学的角度进行了研究分析：用生物力学方法和三维有限元模型，模拟不同腰部推拿手法，比较其腰椎内部结构的变化。将标本固定于生物力学材料实验机（MTS），应用计算机定量控制，同时使用 ABAQUS6.1 有限元软件建立腰椎 L4～L5 有限元模型，分别模拟斜扳手法、坐位旋转和牵扳手法。研究结果显示，斜扳手法和坐位旋转手法髓核内压力明显升高，牵扳手法髓核内压力降低或轻度升高；神经根与椎间盘之间有一位移；腰椎小关节内应力低于关节内骨折的限度。有限元模型模拟手法作用时，椎间盘的髓核内压力在坐位旋转手法时最大，牵扳手法最小且为负值。三种手法作用时，小关节合力均无明显差别。斜扳手法和坐位旋转手法外层纤维环应力最大，牵扳手法内层纤维环应力最大，三种手法均可造成椎间盘的后外侧与神经根之间有一位移。模拟手法作用时椎间盘与相邻神经根之间有一相对位移，这可能是其治疗机制。

采用旋转手法操作力学测量仪对神经根型颈椎病患者进行旋提手法操作测试，结果表明，旋提手法操作者调整手法发力的大小是根据不同体型的患者决定的，而颈围的多少对手法操作影响不大。有学者采用声响采集系统对手法操作时出现的"咔嗒"声响次数进行记录，研究结果发现，采用一定轴向牵引力进行颈椎旋转手法操作时能够减少"咔嗒"声响次数。运用压力检测系统对左右肩部和臀部用斜扳手法操作时出现"咔嗒"声响的推扳力。结果显示，当对左右肩部平均推扳力分别为（12.552±1.715）kg 和（12.748±1.645）kg、左右臀部平均推扳力分别为（13.587±1.631）kg 和（13.274±1.200）kg 时，腰椎斜扳法出现"咔嗒"声响，表明手法操作成功。

三、推拿手法生物力学研究技术

推拿手法生物力学的研究，除了研究推拿手法的动作形式是何力的作用结果外，还要揭示手法动作产生的机制和变化，而要研究手法产生的机制和变化，就必须研究它的"动力型式"。研究动力型式的前提是在规范的动作结构下，手法动作保持相对稳定，作用力的轻、重，施力的角度，操作的频率、节律等各项力学要素均应保持相对稳定，手法动作会在三维空间上形成一个动力型式的"构型"。为了手法动作的动力型式取得被公认的研究结果，实现推拿手法生物力学研究的客观化，为手法研究提供可靠的实验数据，多种新兴技术被应用于本领域。近年来，广泛使用的技术有运动学测试技术、动力学测试技术等。

（一）推拿手法生物力学研究技术

1. 运动学测试技术

运动学测试技术主要是通过摄像装置捕捉术者手法操作时肩、臂、肘、腕关节、手等姿态的变化，以此阐释手法操作过程中的主要运动特点。因此该技术中最基本的测试装置是光学摄像装置。随着光学技术的不断发展，摄像装置的摄像速度和分辨率有了很大的提高。目前各种三维运动分析系统已应用于临床和研究部门，它的基本原理仍基于光学摄像技术。由于多个摄像机从不同角度拍摄人体运动，通过计算机分析可以显示出人的三维立体状态及变化，更准确的刻画出人体的运动。三维运动分析系统在记录、分析人体步态变化，运动员肢体各部位运动状态等方面发挥了重要作用。三维运动分析系统由于标识点装置较大，应用于精细的推拿手法的记录分析，有一定的局限性，有待进一步改进。

推拿手法也可以从生物电子技术角度进行研究。目前应用最多的是肌电图学。由于肌电设备只能记录一些大肌群的肌电信号，用于推拿手法的研究中也有一定的局限性。

2. 动力学测试技术

手法的力度也就是手法力，是推拿治疗的前提。如果没有力的刺激，就没有力的接受和由此引起的生物效应。动力学主要研究力及其变化，因此手法动力学测试装置的核心是手法力的测定。

（1）手法力测定的核心技术装置——力传感器　力传感器是将手法力转换成电信号的关键元件，任何手法测定仪都必须依赖力传感器。常用的有应变电阻传感器、半导体电阻应变传感器等。为了测定手法操作时力的真实数据，目前有指套式力传感器、手套式力传感器，以及可贴于皮肤上的压电薄膜力传感器等等，但这些传感器还存在一些缺陷，并有一定的局限性，有待进一步改进，但有很好的应用前景。

力传感器将手法力转换成电信号后，要进行以下步骤：①信号转换放大；②测试信号显示和记录；③计算机数据采集、转换和处理。最后完成力的分析。

（2）推拿手法测定仪　测定手法操作动态变化的特定仪器称为推拿手法测定仪。20世纪80年代初期，山东中医学院（现山东中医药大学）与山东工学院合作，上海中医学院（现上海中医药大学）推拿系与同济大学合作，相继研制成功推拿手法测定仪。推拿手法测定仪的研制成功为推拿手法动力学研究及手法操作评价提供了一种客观性的现代实验工具，在推拿手法教学中发挥了重要作用。

推拿手法测定仪以测定各种手法动力学为目的，对手法动力学特征（独立性、瞬时性、隐含性、生物性）分别作了客观形象的描记测试，从而准确地揭示了手法运动在时空上的规律。用这一仪器对上海、山东等地不少推拿专家的手法进行了测试、描记记录，对一指禅推法、滚法等推拿流派手法作了初步的较为客观的分析。通过记录分析，不仅可以提示被测手法特定形式的动力学参数，而且可以帮助我们了解产生这种动力形式的手法动作结构，使手法动力学研究从定性向定量化迈进了一大步。例如，对于一指禅推拿流派的代表人物分别用测试仪测定记录，由于实际操作时摆动幅度大小、频率快慢、拇指着力部位、角度、劲力深浅等不同，在记录图上明显可分出各种不同风格的手法动力曲线。如朱春霆式一指禅推法动态曲线图的特点是周期短、频率快，手法垂直波幅值较低，回摆波与前摆波振幅接近，呈双峰型；王纪松式一指禅推法动态曲线图特点是周期较长、频率适中，垂直曲线舒展流畅、起伏势缓，上升角在60°~70°之间，峰顶稍圆，呈40°左右夹角，纵横向曲线在基线上呈蠕动波形；钱福卿式缠法曲线特点是周期短、频率快，垂直曲线上升角大，上升支陡峭，主峰锐，在下支下1/3处有明显回摆波升起，纵向曲线示前冲力与回摆后冲力均稍弱于2/3kg；丁季峰滚法曲线特点显示：手法周期较一指禅推法为长，频率适中，垂直波振幅高，上升支陡峭，上升角大，波峰尖锐，下降支的回摆波振幅可高达主波（前摆波）的1/3~1/2，波峰亦锐。另外，根据大量振法典型动力形式曲线图，可区分为"平直型"和"起伏型"两种振法动态力波型曲线，对正确使用振法及对其作用机理的认识提供了客观指标。通过记录仪，保留了王纪松、朱春霆、王百川、钱福卿、丁季峰等不少推拿专家的手法操作曲线图谱，为推拿界保存了一份珍贵的财产，更为我们深入研究推拿前辈对手法内涵的不同认识提供了较为直接的客观依据。

目前，推拿手法测定仪还被应用于推拿专业的手法教学工作中，通过观察和分析操作者和标准手法曲线之间的差别来达到改正关节运动和肌肉发力方式、掌握手法的正确操作方式、不断提高手法操作技能的目的。

（3）推拿手法测定分析仪　推拿手法测定仪的研制成功，为推拿手法操作提供了一种客观的检测和评价工具，有力地推进了推拿手法动力学研究、推拿手法标准化和手法教学现代化的进程。但推拿手法测定仪只能输出瞬时观察的电信号，该电信号消失迅速，不利于保存。为了进一步研究推拿手法动力学，1987 年开始将计算机技术应用于推拿手法测定仪的数据处理，在 APPELE-II 型微机上实现了实时数据处理，对常用的两种手法—指禅推法和滚法的动力学数据进行了研究。推拿手法测定仪数据处理软件，首先根据不同手法的曲线特征自动地测试数据，进行周期识别，把一连续的手法动力信号划分成各周期，然后应用统计软件对手法各周期的不同数值进行分析。研究证实，推拿手法信号是一种周期性随机振动信号，操作技能的高低可以用峰值变异系数、时间变异系数、冲量变异系数等统计数据精确而客观地反映出来，操作技能较高的专家和教师的手法信号较为稳定，而操作技能较低的学生及实习医师的手法信号随机变化，不稳定。手法动力曲线与其操作方式之间存在着密切的联系，手法操作失误有其特征的曲线变化，手法动力曲线的变化规律可以数学方程描述，并将研究成果应用于计算机辅助教学中。

上海复旦大学与上海中医药大学合作对推拿手法测定仪的结构作了进一步改进，研制成中医推拿手法测力分析仪，将测力分析仪的输出信号输入电脑，并对滚法合力作用点的几何轨迹进行了研究，分析了产生合力几何轨迹不同形态的原因，提出了定量指标。

近年来，应用更新数据采集和分析技术的推拿手法测定分析仪发展迅速，不断有新产品研制成功，有力地促进了推拿手法的研究进程。

（二）推拿手法生物力学研究分析方法

手法生物力学的研究无论是运动学还是动力学，基本上是应用相应的技术手段和仪器设备获取手法操作时的信号，然后研究分析。

1. 图像分析方法

这类分析比较直观，多数是唯象的描述性。如对某些专家录像的手法剖析，以找出其特点。

2. 数值信号分析方法

数值信号分析方法，是通过 A/D 转换等手段将光学信号、电信号、机械信号等转换成数值信号进行分析的方法。

（1）时域分析 数值信号常表现为时间序列或随时间发展的曲线，通常用时间序列分析方法或在曲线上寻找特征点（线）的方法等进行分析。如对严隽陶擦法进行运动学分析，在手上关键点贴了 4 个标记点后录像，数据处理后得到标记点随时间三维运动的轨迹曲线（图 3-1），反映了擦法的运动学特征。也有用手法测力仪得到擦法作用力垂直分量曲线后，应用评价周期信号各周期间相似度的方法对曲线进行相似度分析，给出了描述推拿手法均匀性的定量指标，验证所测手法是否具备均匀性的特点。

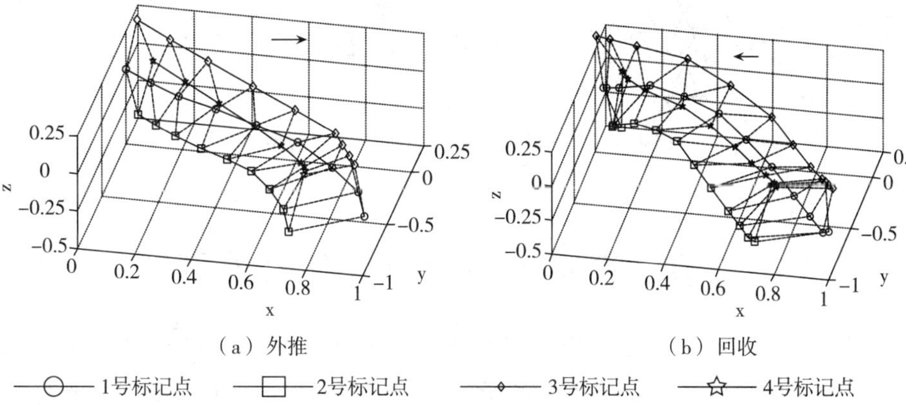

（a）外推   （b）回收

——○—— 1号标记点   ——□—— 2号标记点   ——◇—— 3号标记点   ——☆—— 4号标记点

图 3-1 严隽陶擦法特征标记点三维运动轨迹（一个动作周期）

（2）频域分析（Fourier 频域分析） 推拿手法很多呈现出周期变化的特点，如振法、擦法等，它们的特征时间曲线是周期曲线。周期曲线可以分解成不同频率的谐振曲线，所以对手法曲线进行频域分析可以找到它们在频域上的特点。

（3）小波分析 近年来，小波分析受到了广大研究者的关注，在信号处理领域得到了广泛的应用。推拿作用力信号是一种非平稳信号，相对于 Fourier 频域分析，小波分析更适合用来分析这种非平稳信号。有学者应用小波分析对擦法作用力各频率段的信号进行能量分析，提出相应特征量，并给出这些特征量的参考值及总体评价系数，定量分析了擦法的动力学特点。

（4）非线性分析 生理信号从本质上说是非线性的，利用非线性分析方法对推拿信号进行分析是必然的趋势。已经有学者研究尝试用复杂度这一非线性指标来分析刻画擦法作用力。

3. 生物力学建模分析方法

建模分析有两类：动物模型和计算机生物力学模型。对于推拿手法的研究，动物模型很难实现，主要通过计算机生物力学模型进行。有学者建立一指禅推法计算机生物力学模型（图 3-2），计算了指、腕、肘关节对骨骼的作用力，并在此基础上分析了手法作用于患者体表力的主要来源，以及旋转驱动力与骨骼转速、质量之间的关系，建立了圆柱-杠杆生物力学模型，描述了擦法的部分运动学特性，计算了关键关节点的受力情况，对擦法施力时手关节内受力规律做出了初步探索。

计算机生物力学模型分析在无创分析体内运动学和动力学中起了十分重要的作用，是今后推拿研究的主要方向之一。

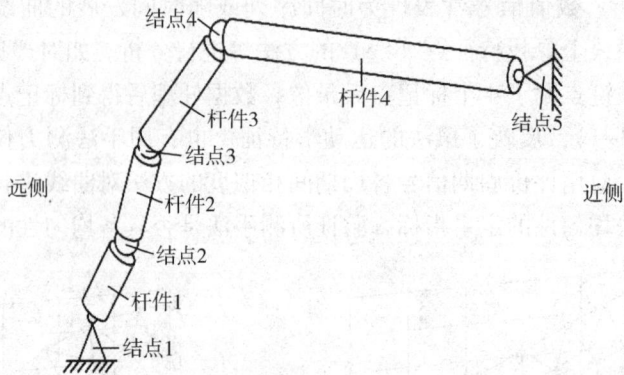

图 3-2　一指禅推法（屈指）力学模型

第二节　推拿手法的时效与量效研究

随着科学技术的不断发展，新的科技成果不断被应用到推拿理论与实践的研究中，推拿手法与时效关系和量效关系的研究，正是将新技术、新方法引用到推拿手法的研究中而产生的新兴领域。通过研究推拿手法与时效关系和量效关系，可以探索手法的作用时间、作用量与推拿疗效之间的关系，揭示推拿疗效的规律性，从而为进一步研究推拿作用的机理提供参考，为提高推拿临床疗效提供指导，为推拿手法的标准化提供依据。

一、推拿手法的时效与量效关系

（一）　推拿手法的时效关系

推拿手法的时效关系，是指时间因素对推拿疗效所产生的影响，以及推拿疗效随着时间变化的规律。时间因素，包括单次治疗时间的长短、两次推拿治疗的时间间隔、治疗次数，以及治疗时间的选择等方面。在临床治疗中，单次的治疗时间、治疗时间切入点和治疗次数是影响推拿疗效的关键因素，治疗时间的决策主要与患者的年龄、性别、体质、职业、生活环境，以及病情、病性、病位和手法等因素有关。

1. 单次治疗时间的长短与疗效

推拿疗效的发生和发展过程，在时间上是呈现特定的起落消长变化的，并不是时间越长，疗效越好。因此，单次治疗时间的长短需考虑以下因素：

（1）病情因素对治疗时间的影响　病情主要指疾病在一段时间内的发展变化的情况和趋势，同一个疾病在不同的发展阶段表现出不同的病理变化，需要的治疗时间也会有所不同。以急性闭合性软组织损伤为例，在伤后的急性炎症阶段（损伤发生即刻至伤后的 48～72 小时内），病理变化以细胞和软组织的破裂、肿胀和血管损伤为主，治疗时以制动、低温疗法为主，可配合轻度、短时的手法治疗，但禁止使用大力度、深层次的手法治疗；在弹性纤维和胶原形成阶段（伤后48小时至6周），以组织结构的重建和再生为主，此时适当增加手法治疗的时间和力度（但对于有可能对组织结构产生影响的运动关节类手法则应慎用），对促进组织修复、减少损伤后遗症具有重要的作用。

（2）病性因素对治疗时间的影响　中医理论认为，病性是病理变化的本质属性，是导致疾病当前证候的本质性原因，也是对疾病当前病理本质的辨识，也可以称之为病因。不同病因所导致的疾病，所需要的推拿治疗时间也不一样，以小儿泄泻病为例，伤食泻所需要的治疗次数较少，一般数次即可痊愈，而脾虚泻则需要较长的时间才能治愈。

（3）病位因素对治疗时间的影响　不同部位易患疾病的种类、性质会有所不同，同一性质的疾病在不同的病变部位治疗时间的长短也不同。如同为软组织受寒邪侵袭引起的"筋寒"类疾病，腰骶部的肌肉比较丰厚，需要长时间的治疗才能取得满意的治疗效果，而颈项部的肌肉相对比较薄、少，使用较短的治疗时间即可。

（4）手法因素对治疗时间的影响　手法因素对治疗时间的影响主要体现在两方面。一方面，取决于手法的性质。例如，在一指禅推法的操作研究中，在压力一定的情况下，手法的热效应在短暂的潜伏期后便急速上升，在2分钟达到最高点，之后热效应保持在一定水平，不再继续上升。在点按法等刺激性强的操作中，长时间的刺激不仅不能提高疗效，还有可能导致局部肌肉的损伤，加重病情。对比而言，放松类的手法需要的时间较长，而整复类的手法则要求瞬间施以巧力寸劲。另一方面，取决于手法的熟练程度。在条件相同的情况下，手法熟练、经验丰富的医生所使用的治疗时间和治疗次数相对要少。

2. 两次推拿治疗时间间隔、治疗次数与疗效

时间间隔和治疗次数主要根据病情的具体情况和疗效的持续时间来决定的。一般来说，急性的病变来势凶猛，症状严重，机体受到的干扰破坏比较严重，这时需要缩短两次治疗的间隔时间。由于急性病变一般病程短，祛除病因后容易恢复，所以治疗次数相对较少。在慢性的持久性病变中，机体受到致病因素的作用时间较长，产生了陈旧性的损伤，这时需要较长时间的治疗来修复损伤，需要适当增加治疗的次数来提高疗效。不同病种、病性、病位的急慢性病，如何确定两次推拿治疗最佳的时间间隔和治疗次数是需要研究的课题。

3. 治疗时间切入点与疗效

急性软组织损伤后48～72小时内一般不宜推拿手法治疗，其实就是治疗时间切入点的问题。就生理而言，人体的阳气在一天之中存在节律性的变化，《素问·生气通天论》云："故阳气者，一日而主外。平旦人气生，日中而阳气隆，日西而阳气已虚，气门乃闭。"因此在治疗时间的选择上，有的学者提出根据疾病的阴阳属性，结合人体阳气变化的规律来确定治疗时间，包括阳盛者阴时推拿，阴盛者阳时推拿，阳虚者阳时补阳，阴虚者阴时补阴，即以疾病的阴阳属性选择最佳的时间进行推拿治疗，以期达到恢复阴阳平衡之目的。

4. 患者个体因素对治疗时间的影响

在临床治疗中，医生需要根据患者的年龄、性别、体质等不同特点，决定治疗时间的长短。如《医学源流论》说："天下有同此一病，而治此则效，治彼则不效，且不惟无效，而反有大害者，何也？则以病同人异也。"

一般而言，小儿生机旺盛、脏腑娇嫩、病情变化较快，治疗时间和治疗次数相对要少，而成人的治疗时间和治疗次数相对要多；男性和女性之间具有生理和病理上的差异，女性在经、孕期间则禁忌腰腹部的推拿治疗；在体质方面，身体强壮的人病后恢复能力较强，治疗时间要短，而身体虚弱的患者恢复能力较差，治疗时间要长。此外，患者的职业、心理状态、既往史等对治疗时间也有一定影响，而像患有严重的皮肤病、传染病、精神病、肿瘤和急性损伤等疾病的患者还属于推拿治疗禁忌的范畴。

（二）推拿手法的量效关系

推拿手法的量效关系，是指手法的刺激量与推拿疗效之间的关系。适宜的刺激量是决定推拿疗效的关键因素。刺激量过小，难以发挥治疗作用；刺激量过大，容易造成副损伤。推拿手法对人体的作用主要是通过力的刺激来实现，在时间固定或确定条件下，手法的动力学和运动学因素决定着刺激量的大小，主要体现在手法作用力的大小、角度、方向、方式（频率、幅度）和受力面积等几个方面：

1. 作用力的大小与刺激量

各种推拿手法都需要一定的力量，推拿手法中的作用力主要包括压力、拉力、扭力、剪切力和摩擦力5个方面。在人体生理可承受的范围之内，手法作用力的大小和作用疗效成正比。影响作用力大小的因素，除了操作者本身的体力和手法技术的熟练程度外，还和有无使用介质、使用何种介质有关。例如擦法，由于擦法与受力面之间形成摩擦力，摩擦力的大小与正压力和摩擦系数成正比，在同等条件下，使用油性介质、酒类介质或膏类介质后，减少了摩擦系数，使擦法不至于因为摩擦力太大而损伤皮肤，但使用的介质不同擦法所产生的刺激量或作用量也不同。

2. 作用力的方向、角度与刺激量

由于手法种类繁多、人体结构复杂，以及疾病的不同，不同的手法有不同的方向操作要求，即使同一种手法的操作，有时根据需要也会采取不同的施力方向和角度。手法的操作方向和角度对推拿的刺激量有不同的影响。例如点按法点按穴位时，在同样的条件下，作用力垂直作用于穴位时，刺激量最大。若作用力与受力面之间的角度不是直角时，则由于穴位周围的组织分担了力的部分作用，刺激量减少；比如推法操作，向心性推和离心性推，顺经脉推和逆经脉推，在推动力、速度等因素恒定的情况下，由于人体组织结构排列所决定的分解外力的水平不同，也决定了推法的刺激量或治疗效应不同。更需要注意的是，对于运动关节类的手法，其力的作用方向对手法操作成败及治疗效果有着决定性的作用。

3. 作用力的频率与刺激量

操作频率也是影响刺激量的一个重要指标。在传统的推拿理论中，频率快的手法，多属于泻法，频率慢的手法，多属于补法；现代推拿也认为频率快的手法具有的刺激量大，对人体的组织器官一般起到抑制作用，频率慢的手法具有的刺激量小，对人体的组织器官起到兴奋作用。

4. 受力面积与刺激量

从物理学的角度来说，相同作用力的情况下，受力面积越大，压强越小，刺激量也越小。例如，相同的条件下，肘按法和肘点法，所起到的刺激量就明显不同。同样大小的力和作用时间，拇指端点法的刺激量明显要大于掌按法的刺激量。

在临床治疗上，推拿手法的刺激量和疗效存在一种复杂的关系，受到多因素影响，因此除了上面描述的影响因素外，推拿手法的量效关系还和患者的基本情况和疾病的不同种类、属性等多种因素相关，患者心理亦是影响因素之一，实际操作时需仔细进行多方面的综合考虑。此外，有学者认为推拿的刺激量可分为物理性刺激量和功能性刺激量两种，物理性刺激量主要指力的刺激，而功能性刺激量是一个模糊的概念，主要与医生的手法功力相关，手法功力较高的医生能够更好地激发经络，调整脏腑功能。

二、推拿手法的时效与量效研究方法

推拿学科发展最重要、最根本的问题是手法与疗效之间的关系问题。其中，切实解决推拿手法与时效、量效之间的关系问题，是科学发展推拿学科的重点。推拿学科的科研中，手法量效关系和时效关系一直是推拿学者研究的热点。清代吴谦在《医宗金鉴》中提到："手法各有所宜，其痊疴之迟速，及遗留残疾与否，皆关乎手法所施得宜。"由此可见临床治病所施手法的频率、力度、幅度、方向和时间等要素在临床中不是一个固定量，不同的病证或同一种病的不同阶段，手法的治疗量都是不同的。针对不同病证，以及不同的病理阶段选取适当的手法才能提高疗效。在科学技术高度发达的今天，手法与疗效之间关系的简单探讨和总结已经不能满足推拿学术发展的需要，推拿手法与时效、量效之间的关系明确与否直接关系到临床疗效的评价和推拿疗法的广泛推广应用。

1. 针对时效方面的研究

有学者对 90 例椎动脉型颈椎病患者，给予不同推拿治疗时间（10 分钟、20 分钟、30 分钟）比较治疗前后所有患者临床疗效、颈椎功能评分，以及经颅多普勒超声检测情况，探讨推拿治疗时间对椎动脉型颈椎病的影响。结论：推拿治疗椎动脉型颈椎病具有时间累积效应，随着推拿时间的延长疗效提高，但是到达一定时间疗效不再增加；推拿治疗时间的选择在 20 分钟左右为最佳。

通过对健康受试者采用红外热像技术，分析确定了掌振法的热效应及操作时间的客观化标准。研究掌振法对局部皮肤温度场红外热像的影响，结果表明：推拿手法有一定的热传导作用，但掌振法产热不仅仅是热传导作用，还有可能激发启动了受试者体内的某种产热机制，从空振实验模块推拿医师手部的温度升高现象分析，振法的持续操作时间至少应该达到 90 秒，最佳操作时间可能在 3 分钟以上。

2. 不同手法对体温影响的研究

观察了 4 种手法对人体皮下 1.0cm 处体温的影响。其中一指禅推法（时间 5 分钟，频率 140~160 次/分）升高体温（0.96±0.25）℃，滚法（时间 5 分钟，频率 140 次/分）升高体温 0.69±0.29℃，擦法（80 次）升高体温（1.25±0.35）℃，按揉（2 分钟）升高体温（0.47±0.25）℃。在研究手法作用时间对局部体温影响方面，观察了一指禅推法作用大肠俞 2 分钟、5 分钟和 10 分钟后，对皮下 1.0cm 处温度的影响，2 分钟组升高（0.55±0.25）℃，5 分钟组升高（0.96±0.25）℃，10 分钟组升高（1.02±0.26）℃，经统计学分析证实：人体体温随手法作用时间的增加而升高，但在手法操作 5 分钟后升高的温度已趋"饱和"，而不再升高。有人研究拇指平推法对体表温度的影响，研究发现，推拿后即刻，受术部位的表面温度均上升，平均上升（2.57±0.156）℃，随后表面温度开始缓慢下降，平均速率为 0.0258℃/min，至推拿 1 小时后仍未恢复到正常水平，其中最快者恢复 80.8%，最慢者恢复 34.4%，平均恢复 60.7%。

3. 时效中手法频率的研究

有学者选择 37 例符合颈性眩晕急性发作患者，探索一指禅推法治疗颈性眩晕的频率与即时镇晕效应的量效规律，随机分为 A 组（频率为 60~100 次/分）和 B 组（频率为 120~160 次/分），采用在手法质量控制下的一指禅推法，观察比较治疗前后眩晕程度积分和临床综合疗效两项指标。结果表明：两组组内治疗前后眩晕程度积分比较差异有统计学意义，两组组间治疗后眩晕程度积分比较差异有统计学意义，两组临床综合疗效之间比较差异有统计学意义。说明一指禅推法的频率不是越快越好，较慢频率的一指禅推法即时镇晕效应更加明显。其他学者通过对比推拿手法治疗中有关手法频率快慢补泻对小儿便秘的治疗效果和传统推拿疗法对小儿便秘的疗效对比，证实了以频率快慢补泻的推拿手法治疗，其疗效要明显好于以往不考虑频率补泻的传统小儿推拿手法。

4. 时效中时间节点的选取研究

有学者选取 300 例腰椎间盘突出症患者，随机分为恢复期应用组、缓解期应用组、传统推拿组和西药组各 75 例，通过观察各组患者静脉血一氧化氮（NO）、白细胞介素 6（IL-6）水平、症状评分、肌骨彩超评分、表面肌电频率值，并于疗程后评价疗效，疗程结束后 6 个月随访并观察复发率。探讨整复手法治疗腰椎间盘突出症的最佳应用时机，并评价其临床疗效。研究结果表明：恢复期应用组有效率高于其他组，复发率低于其他组。结论：整复手法恢复期应用可以作为治疗腰椎间盘突出症的优选方案，且具有较好的临床疗效。

5. 手法与量效关系的研究

对于手法力起效的作用大小、范围、部位，研究人员应用有限元分析软件在颈椎 CT 片基础上逐步重建 C3/4~C6/7 颈椎模型并网格化。将颈椎拔伸旋转手法分解后的各项力学参数代入模型进行计算分析，即时显示手法作用时模型内在应力的变化。结果：拔伸过程中模型应力集中的区域及大小呈由增大减少再增大的趋势，应力主要在 C3/4 关节突关节；拇指向左推 C4 棘突过程中，C4 棘突的左下部、根部、棘突左侧根部与椎弓根结合处先后出现应力集中，最大应力为 9.627kPa；颈椎向右旋转 40°的过程中，C3~C6 双侧关节突关节，C4~C6 的椎弓、棘突根部、二者结合处及椎体侧方等都先后出现应力集中，右侧 C3/4 关节突关节应力最大，为 363.6kPa。颈椎快速返回中立位，模型应力集中的区域及大小均快速减少。结论：颈椎拔伸旋转手法下的颈椎有其独特的应力变化规律。关节突关节在颈椎活动中承受主要应力。右旋 40°时模型所受压力最大，但不会损伤正常颈椎骨性结构。其应用 MTS 机在新鲜颈椎标本上模拟施行颈椎拔伸旋转手法，采用压力传感器系统，观察颈椎拔伸旋转手法作用过程中颈椎 C3/4、C4/5 和 C5/6 节段椎间盘髓核内压力的变化情况。结论：颈椎生理范围内前屈位时髓核内压力相对后伸位为高，从 0.06 秒到 0.16 秒，扳动时间越长髓核内压力越小。其中后伸 20°，扳动时间为 0.16 秒时髓核内压力最低，安全性最高，有优化颈椎推拿实施过程的现实意义。颈椎手法旋转 40°以内不会损伤正常颈椎骨性结构。不同颈椎节段（包括髓核）在手法作用下所发生的位移不同，即使同一髓核内部不同区域的位移也不同。发生位移区域主要集中在 C3/4 和 C4/5 运动节段。

对特效手法量效特点的研究。有人通过实测 5 位专家、5 位熟练者和 5 位初学者的一指禅垂直作用力信号，对推拿一指禅手法垂直作用力的均匀性进行量化研究，寻找能有效描述一指禅手法作用力均匀性的定量指标及其参考值，结果得到了一指禅手法作用力的周期均匀性和波形均匀性，其中各组间的周期均匀性无显著差异，而初学组与专家组或熟练组间的波形均匀性有显著差异。结论：波形均匀性更适合作为评价一指禅手法垂直作用力均匀性的指标，可取 0.927 作为参考值，以评价操作者手法垂直作用力均匀性的优劣。

有学者通过足底压力测量系统和感压纸测量压力分布情况，对踩跷法熟练者与初学者相关力学参数进行比较，并结合受试者的主观感受，探讨踩跷法的最佳力学参数范围，为踩跷法的规范化提供依据。结论：踩跷力学参数合适的基波频率约为 2Hz 在固定时间段内力量保持均匀，力量最大值和最小值基本一致，力量变化周期稳定，其离散度较小。

有学者通过对 120 例椎动脉型颈椎病患者进行不同力量的拔伸（A 组为体重的 1/10、B 组为体重的 1/7、C 组为体重的 1/5、对照 D 组不进行拔伸），以此来研究推拿间歇性拔伸法与椎动脉型颈椎病椎–基底动脉供血的相关性。通过临床疗效和治疗前后 TCD 检测左右椎动脉及基底动脉 Vs、Vd 及 Vm 参数进行对比，经统计学分析后，结论：拔伸力在体重的 1/7 时，临床疗效最好，且椎–基底动脉供血情况改善最明显。

有学者使用 Ergocheck 压力检测系统测量拇指指端、指腹、单手全掌、双掌按法和单掌按揉 5 种手法在操作过程中，术者手掌与患者皮肤间的压力情况。研究结果显示：拇指指端按法压力范围在 244.55~266.90mmHg/dm² 之间，指腹按法为 242.56~266.87mmHg/dm²，单掌按法为 242.53~266.93mmHg/dm²，双掌按法为 242.82~242.94mmHg/dm²，单掌按揉法为 243.02~243.18mmHg/dm²。5 种手法作用时最大压强平均值为：拇指指端按法 264.596mmHg，指腹按法 253.609mmHg，单掌按法 252.676mmHg，双掌按法 242.902mmHg，单掌按揉法 243.11mmHg。研究结果表明：拇指指端按法的刺激量最大，双掌按法和单掌按揉法的刺激量最小，为按法的量效关系研究提供了依据和方法。

此外，有学者对手法应用次数做了对比，其选取了 28 名 24～31 岁的健康受试者，应用三维激光扫描系统研究颈椎定点旋转手法的扳动方向对颈椎旋转角度的影响，研究结果证实：无论是向一侧或两侧进行颈椎扳动手法，均能增大颈椎的主动旋转范围，但向一侧行扳法对提高旋转侧的主动活动要优于向对侧扳动和向两侧扳动，所以在进行颈椎旋转类手法操作时，向主动活动受限的方向只进行一次扳动即可，亦属于手法量效范畴。

对于手法时效与量效复合关系，也有学者做了研究。如有学者选取 54 名健康男性志愿者，采用正交试验方法，通过彩色超声多普勒诊断系统测量腘动脉血流量，对推拿㨰法行气活血效应的动力学参数进行优化，结论：行气活血效应最佳的动力学参数组合模式为施加力量 4kg、频率 120 次/分、时间 10 分钟；同时试验也提示，推拿手法操作并非力量越大、操作时间越长，疗效就越好。另有学者选择 20 名 18～22 岁的健康受试者，采用彩色多普勒超声仪和推拿手法动态信息测录系统，研究丁氏㨰法的不同频率、力度和作用时间对血流动力学影响，研究结果表明：丁氏㨰法以力度约 7kg，频率约 120 次/分，时间约 5 分钟进行操作，操作后局部血流量增加值明显高于其他两组。有专家利用振动训练平台研究不同频率振动刺激的力量训练对人体下肢肌力变化的影响，研究证明：同振幅下，次高频（35～50Hz）振动刺激对肌肉最大力量、快速力量、爆发力，以及肌肉的耐力训练效果显著高于低中频（25～35Hz）振动刺激。该研究虽然利用振动训练平台等进行研究，但研究结果也有效的证明次高频的振动刺激能够获得更好的治疗效果，其研究方法和研究结果都值得推拿学者研究参考借鉴。

还有学者通过总结各家临床经验，认为推拿的补泻与所选用手法的性质、刺激量、频率、操作方向等有关。从手法的性质来看，手法刺激量的大小取决于所选用手法的力度和操作次数（或操作时间），凡刺激量小的手法为补法，刺激量大的手法为泻法；同一个手法作用相同的时间，频率高则刺激量较大，频率低则刺激量较小。摩法的手法性质属"轻柔和缓"，当属补法；但摩法作用于腹部时，刺激量可大可小，急摩、重摩、逆时针摩刺激量相对较大，属"泻"；缓摩、轻摩、顺时针摩时刺激量相对较小，应属"补"的范畴。故《厘正按摩要术》曰："急摩为泻，缓摩为补。"

从上述文献可以看出，国内学者主要应用现代科学实验研究的方法，对推拿手法的时效关系和量效关系进行多角度研究；从研究内容上看，主要是集中在推拿手法对血流改善、局部温度、肌肉力量、生理解剖结构、神经功能评分、血清学检查、关节活动度等临床症状改善情况等方面的研究；从研究的手法种类上，主要集中在摆动类、摩擦类、振动类、运动关节类手法上，研究结果可以概括为以下三点：

第一，时间、力量与频率等是推拿手法的主要治疗特征，但并不是推拿时间越长、力量越大、频率越高手法的疗效就越好，治疗量过度或时间过长的刺激会对机体产生负面影响，进而降低疗效，甚至有害。

第二，每一种手法有其一定的施力范围和频率范围，同一种手法治疗不同疾病或同一疾病的不同症状分期，所采用的推拿时间、力度和频率也是不完全相同的，是受多因素影响的，具体影响因素有待临床进一步研究。手法是否具有持久性、均匀性，以及施力方式是否规范标准也会影响推拿的疗效。

第三，推拿的时效关系与量效关系密切相关、相互影响，当刺激量超过人体的刺激阈限时，手法的有效刺激量不再随刺激时间的增加而增加，甚至会下降。因此，只有把握好特定手法治疗某类疾病的有效刺激量和有效刺激时间，才能更好地发挥推拿手法的治疗作用，提高临床疗效。研究推拿与时效、量效之间的关系，可使临床上手法的操作更加规范、标准，疗效更有保障；在理论上手法的教学和考核也更直观、标准和明确。

推拿手法与时效、量效关系的研究既体现了传统中医的理念和学术思想，又利用了现代科学的思维、方法和技术，深入开展下去将会赋予推拿疗法以新的临床价值和科研意义。

三、推拿手法的时效与量效研究技术

目前，对于推拿手法的时效关系和量效关系的研究，常用的研究技术方法主要有动作捕抓技术、表面肌电图技术、推拿手法测定分析技术、彩色多普勒超声、体温检测技术、肌力测定技术及三维有限元分析技术等。现分述如下：

（一）动作捕抓技术

动作捕抓技术开始于第二次世界大战之后，一开始用于物理治疗及康复训练中脑瘫、伤残患者的运动及行为学分析，主要是作为生物力学研究中的摄影图像分析工具，其实质就是测量、跟踪及记录物体在三维空间中的运动轨迹。近年来随着技术的日渐成熟，该技术已经拓展到教育、训练、运动、电脑动画、电视、电影、视频游戏等领域。典型的运动捕捉设备一般由以下几个部分组成：①传感器，是固定在运动物体特定部位的跟踪装置，向动作捕抓系统提供运动物体运动的位置信息。②信号捕捉设备，负责位置信号的捕捉。③数据传输设备，将大量的运动数据从信号捕捉设备快速准确地传输到计算机系统进行处理。④数据处理设备，修正、处理动作捕抓系统捕捉到的数据，使三维模型真正、自然地运动起来。

动作捕捉系统从技术上区分，有机械式、电磁式、光学式和声学式等不同。

1. 机械式运动捕捉

该系统依靠机械装置来跟踪和测量运动轨迹。它使用连杆装置组成，应用形式是将欲捕捉的运动物体与机械结构相连，物体运动带动机械装置，从而被传感器实时记录下来。该方法的优点是成本低、精确度高、响应时间短，可以测量物体整个身体运动，没有延迟，而且不受声、光、电磁波等外界干扰。缺点是比较笨重，不灵活，而且有惯性。由于机械连接的限制，其工作空间也受到一定的限制，而且工作空间中还有一块中心地带是不能进入的，俗称机械系统死角，导致机械设备不能进入。

2. 电磁式运动捕捉

该捕捉系统是比较常用的运动捕捉设备。一般由发射源、接收传感器和数据处理单元组成，利用磁场的强度进行位置和方位跟踪。该方法的优点是不存在遮挡问题，接收器与发射器之间允许有其他物体，也就允许用户走动。相对于其他运动捕捉设备，它的价格较低、精度适中、采样率高、工作范围大，允许多个磁跟踪器跟踪整个身体运动，并且增加了跟踪运动的范围。缺点是易受电子设备、铁磁场材料的干扰，可能导致磁场变形引起误差。测量距离加大时误差增加，时间延迟较大，有小的抖动，对于比较剧烈的运动和表演则不适用。

3. 光学式运动捕捉

通过对目标上特定光点的监视和跟踪来完成运动捕捉的任务，使用光学感知来确定对象的实时位置和方向。典型的光学式运动捕捉系统通常使用 6~8 个相机环绕排列于表演场地，这些相机的视野重叠区域就是表演者的动作范围。光学式设备主要包括感光设备、光源，以及用于信号处理的控制器。由于光的传播速度很快，因此光学式设备最显著的优点是速度快、具有较高的更新率和较低的延迟，较适合实时性强的场合，在小范围内工作效果好。缺点是系统价格昂贵，它可以捕捉实时运动，但后处理（包括 Marker 的识别、跟踪、空间坐标的计算）的工作量较大。

4. 声学式运动捕捉

常用的装置由发送器、接收器和处理单元组成。发送器是一个固定的超声波发生器，接收器一般由呈三角形排列的三个超声探头组成。通过测量声波从发送器到接收器的时间或者相位差，系统可以计算并确定接收器的位置和方向。

这类装置成本较低，但对运动的捕捉有较大延迟和滞后，实时性较差，精度一般不很高，声源和接收器间不能有大的遮挡物体，受噪声和多次反射等干扰较大。由于空气中声波的速度与气压、湿度、温度有关，所以还必须在算法中做出相应的补偿。

（二）表面肌电图技术

表面肌电图（s-EMG），又称动态肌电图或运动肌电图，是从肌肉表面通过电极引导、记录下来的神经肌肉系统活动时的生物电信号。它与肌肉的活动状态和功能状态之间存在着不同程度的关联性，因而能在一定程度上反映神经肌肉的活动。表面肌电图是一种简单、无创、容易被受试者接受的肌电检测技术，可用于测试较大范围内的肌电信号，并有助于反映运动过程中肌肉生理、生化等方面的改变。不仅可在静止状态测定肌肉活动，而且可在各种运动过程中持续观察肌肉活动的变化；不仅是一种对运动功能有意义的诊断评价方法，而且也是一种较好的生物反馈治疗技术。

表面肌电图技术在推拿中的应用主要用来分析参与手法操作运动的各肌肉之间相互作用的方式和手法动作产生的原因。有学者率先运用表面肌电图技术，测量了𢂷法动作时施术者上肢肌肉运动的时空序列，直观而具体的描述了𢂷法的周期性动作："以小鱼际及手背尺侧为着力面，沉肩、垂肘、立臂、竖掌，首先由肱三头肌发力，使肘略伸，同时前臂旋后肌与肱二头肌协同收缩，使前臂旋后至约 45 度的外摆位，带动腕关节向前折屈，使弓成半圆形的手背沿着其支撑面从小鱼际到尺侧 1/3 ~ 1/2 处，在施术部位上完成向外半周的滚动；接着肱三头肌、肱二头肌与旋后肌群放松，旋前肌群收缩，使前臂向内做旋前转臂，带动腕关节经过中立位再向内摆动至旋前约 15 度，手背的着力面在施术部位上，也从尺侧 1/3 ~ 1/2 处返回至小鱼际。如此通过肘关节与前臂做周期性地屈伸与内、外旋臂摆动，并使弓成半圆形的手背在施术部位上来回滚动。"这段关于滚法施术过程的分析，以客观描记的肌电图资料中各块肌肉的肌电信号在时间轴上的先后分布为依据，反映了肌肉工作的顺序与肌群之间的配合，使滚法研究有了新的标准和量化方法。

（三）　推拿手法测定分析技术

推拿手法测定分析技术主要依靠国内学者研制的推拿手法测定仪实现。该仪器是在 20 世纪 80 年代初由山东中医药大学与山东工学院共同研制而成，率先应用电阻应变技术制作的传感器进行滚法动力学的实验研究，研制开发了推拿手法力学信息测录系统，用于测定、显示并记录推拿手法的力及旋转力矩的大小、频率、动态波形等力学参数，并建立了推拿手法力学信息数据库。推拿手法测定仪主要由测力平台、传感器、转换卡、处理器等部分组成，它可通过三维空间表达推拿手法作用力，并充分展示了力的向量特性。主要用于推拿手法动力学研究和检测，具有三维压力曲线，合力作用力轨迹，轨迹面积比、平均周期、平均周期误、标准误水平等数据的分析处理功能，根据测试结果还可以对施术者的手法运动学特征进行分析和评价。该仪器应用于推拿教学中，可以提高操作者手法操作的正确性和操作水平；应用于手法科研中，可以为推拿手法的运动学和动力学研究提供一种客观的评价方法。

（四）　彩色多普勒超声

彩色多普勒超声，又称 B 超、彩超。适用于全身各部位脏器超声检查，尤其适用于心脏、肢体血管和浅表器官，以及腹部、妇产科等的检查诊断，是在频谱多普勒技术基础上发展起来的，利用多普勒原理进行血流显像的技术。多普勒超声目前可分为脉冲式多普勒、连续式多普勒、高脉冲重复频率式多普勒、多点选通式多普勒，以及彩色多普勒血流显像 5 种。在推拿手法的研究中，运用较广的是彩色多普勒血流显像技术。它把所得的血流信息经相位检测、自相关处理、彩色灰阶编码，把平均血流速度资料以彩色显示，并将其组合、叠加显示在 B 型灰阶图像上。它较直观地显示血流，对血流的性质和流速以及在血管内分布的显示较脉冲多普勒更快、更直观。对左向右分流血流，以及返流血流的显示有独到的优越性。但对血流的定量不如脉冲波和连续波多普勒。

（五）　体温检测技术

推拿过程中由于手法上的直接摩擦与肌肉的被动运动，导致机械能转化成热能，使局部体温升高。这种局部体温的升高具有普遍意义。因此，在推拿的时效和量效研究中，局部体温是一个常用的指标。

目前，体温的测量主要使用温度测量仪。按测量方式，温度测量仪表可分为接触式和非接触式测温法两大类。接触式测温法的特点，是测温元件直接与被测对象相接触，两者之间进行充分的热交换，最后达到热平衡，这时感温元件的某一物理参数的量值就代表了被测对象的温度值。这种测温方法优点是直观可靠，缺点是感温元件影响被测温度场的分布，接触不良等都会带来测量误差。非接触测温法的特点是感温元件不与被测对象相接触，而是通过辐射进行热交换，故可避免接触测温法的缺点，具有较高的测温上限。此外，非接触测温法热惯性小，可达千分之一秒，便于测量运动物体的温度和快速变化的温度。由于受物体的发射率、被测对象到仪表之间的距离，以及烟尘、水汽等其他介质的影响，这种测温方法一般误差较大。

常见的接触式测温仪，简单的是水银温度计，复杂的如热电偶测温仪；常见的非接触式测温仪如光学高温计、辐射温度计和比色温度计。

（六）　肌力测定技术

肌力的测定分为手法测定和器械测定两种方法。由于器械测定能提供客观而精确的定量数据，在推拿手法的研究中更为常用。常用的器械肌力测定技术主要指等速运动技术。

等速运动，是指在整个运动过程中运动速度保持不变的一种肌肉收缩的运动方式。人类肌肉在自然状态下不可能完成这种收缩，需要借助仪器将肌肉的收缩速度控制在一定范围内，以便测定关节的活动度及处于任意关节角度时的肌力（或是肌力矩）。这种仪器就是等速运动仪。等速运动仪运动速度恒定，阻力可变，运动中的速度预先在等速仪器上设定，一旦速度设定，测试者主观的用力只能加大肌肉张力和力矩的输出而无法使运动肢体产生加速度（运动初始和末期的瞬时加速度除外），肢体的运动速度始终不会超过预先的设定值。等速运动中阻力的大小与肌肉输出的张力相匹配，这个阻力称之为顺应性阻力，它反映一组肌群在整个关节活动的任何一瞬间和任意角度肌肉所承受的最大阻力。

等速运动仪器在临床上较多用于肌功能的评定，通过动力仪传感系统将肌肉收缩的过程传递给计算机系统记录，同时等速仪器所提供的是一种顺应性阻力，阻力大小随肌肉收缩张力的大小变化而变化，通过等速仪器记录下来，经计算机处理，得到力矩曲线及多项反映肌肉功能的参数，可作为评定肌肉运动功能的指标。这就正好克服了传统的徒手肌力测定的主观化、不精确、不灵敏的缺点。另外针对不同肌肉-骨骼-关节的运动功能，等速装置还可提供一系列不同的运动速度，令不同的肌群接受不同的力量训练。

（七）　三维有限元分析技术

有限元分析技术，是利用数学近似的方法对真实物理系统进行模拟，用有限数量的未知量去逼近无限未知量的真实系统。有限元法最初被称为矩阵近似方法，应用于航空器的结构强度计算，并由于其方便性、实用性和有效性而引起从事力学研究科学家的浓厚兴趣。1972 年，外国学者率先将有限元分析技术引入到骨科生物力学的研究中。近 30 年来，随着计算机技术及影像技术的飞速发展，国内外学者已经将三维有限元分析技术广泛运用到骨科、运动医学、口腔医学、康复医学等领域，并取得了大量的研究成果。在推拿手法学的研究中，三维有限元分析技术主要应用于 CT 或 MRI 对脊柱、四肢等部位的扫描，通过三维成像技术和有限元分析软件重建该部位的三维有限元分析模型，以此对推拿手法的生物力学作用进行分析。

在推拿的时效和量效关系研究中，由于手法作用人体系统的不同，其研究技术不同，例如免疫系统中对免疫细胞的定性或定量检测等，具体的方法可结合生理学、检验学等学科进行学习。

第四章　推拿的生物效应与机制研究 ▷▷▷▷

学习目的

理解推拿镇痛、推拿功法，以及治疗各系统疾病生物效应和作用机制，通过知悉相关研究进展，提高对推拿临床应用规律的把握，为进行相关临床和基础研究提供知识基础。

学习要点

推拿镇痛的评价方法，推拿调节各系统功能的生物效应及机制，推拿治疗疾病的作用机制，推拿功法的生物效应及机制。

第一节　推拿镇痛效应与机制

推拿镇痛，是指用推拿手法及相关技术防止和治疗疼痛的一种方法。它属于较为温和的物理治疗方法，具有调节机体生理功能从而防治疼痛的效应，对这一方法作用机制的研究，称为推拿镇痛机制研究。

一、推拿镇痛的效应

疼痛是一种复杂的生理心理活动，是临床上最常见的症状之一。它包括两个方面：一方面是伤害性刺激作用于机体所引起的痛感觉；另一方面是个体对伤害性刺激的痛反应，并伴有较强烈的情绪色彩，表现为一系列的躯体运动性反应和植物内脏性反应。组织的损伤无论是由疾病、炎症引起，还是由意外损伤、外科手术或其他治疗措施引起，都会产生一种有害的刺激，引起细胞损伤，使细胞内的化学物质释放出来，兴奋伤害感受器，并通过传入神经将这种刺激转化为神经冲动传入中枢神经而产生疼痛觉和痛反应。

疼痛具有保护机体避免伤害的作用，即痛觉可作为机体被伤害的一种警告，引起机体发生一系列防御性保护反应。但另一方面，疼痛经常伴有组织细胞的损伤，长期的剧烈疼痛，对机体是一种不可忍受的折磨。研究疼痛的国际权威专家 Melzack 和 Wall 曾写道："疼痛是一个没有国界的重大难题，解决这个难题需要全世界范围的共同努力。"因此，如何有效地同疼痛做斗争，克服疼痛带来的不利影响，是临床迫切需要解决的问题。

（一） 推拿镇痛效应的验证

Milton 在《Paradise Lost》中写道："疼痛是极其痛苦的感受，是万种邪恶之最，同时是对人类耐性的极度摧残。"当原始人类由于受到矛、箭的意外性创伤、机体疾病等引起的疼痛时，他们最初是通过摩擦局部或将局部浸于冷的湖水，以及将其暴露于温暖的阳光中来缓解疼痛的。父母们也知道，按揉、抚摸孩子青肿或抓伤部位可使孩子由疼痛哭喊转为平静的微笑。

推拿作为最古老、最广泛地应用于缓解疼痛的方法，在一段时间里，由于很多临床试验研究缺乏严谨的对照组，忽略了对自发痊愈、安慰剂效果等问题的充分认识。因此，对推拿镇痛效应一直存在着质疑。

为了进一步证明推拿镇痛的有效性，Hadler，Curtis 和 Gillings 采用分层设计，对高速低幅推拿手法（整复关节类手法）和活动推拿手法（放松类手法）两种推拿疗法进行了比较，受试者均为急性腰腿痛患者，患者由一位医生做出诊断，而由另一位医生负责治疗，所有患者接受相同的治疗时间和同样的脊柱知识教育；Triano 及其同事对持续7 周以上的腰腿痛患者的治疗效果进行了研究，受试者随机分配到脊柱教育教程组、高速低幅推拿治疗组和假性模仿治疗组，各治疗十个疗程，治疗期间给予患者同样的身体接触、关注、治疗次数和治疗时间，期间由医生一对一地为患者讲解脊柱的解剖与功能及评估，脊柱教育教程组不予推拿操作，假性模仿治疗组实施假治疗，高速低幅推拿治疗组实施高速低幅推拿手法操作。在这两项研究中，各组都显示治疗有效，然而从病证的改善和功能的恢复情况来看，那些接受高速低幅推拿手法治疗的患者表现出了更明显的效果和更快的康复速度。以上结果表明，医生对患者的关注，不论是以何种形式，似乎都有助于缓解患者的腰腿痛，但对于推拿技术而言，至少高速低幅推拿手法具有更明确的治疗作用，将其疗效单纯归结于安慰剂效应是不科学的。

任何治疗的重要特征都包括能否产生持久的疗效和最大限度地减少适应的产生，以免影响疗效。Triano 及其同事在腰痛患者推拿治疗结束4 周后，做了最终的评定，对于接受高速低幅法治疗的患者，疗效依然存在，而对于那些接受假性推拿的患者，疗效已经开始减弱。Boline 及其同事在治疗慢性紧张性头痛中也得出了相似的结果，在停止所有治疗后，曾使用阿米替林药物的患者头痛发作的频率和程度增加了，而使用推拿治疗的患者则没有。Bergquist-cellman 和 Carsson 在运用推拿手法治疗急性无并发症腰背痛的临床研究中得出：推拿比安慰剂更有效。Parker 及其团队对颈源性头痛的治疗进行了临床研究，患者被随机分为阿米替林组、推拿疗法组、安慰剂激光治疗组、冷冻疗法组及观察对照组。结果表明，推拿疗法组明显优于安慰剂激光治疗组。《BMJ Clinical Evidence》中关于脊柱推拿治疗慢性腰背痛的临床实证报告指出，与假性治疗和其他无效或不利的治疗相比，脊柱推拿在缓解疼痛和改善功能上都有显著的疗效。

国内学者研究发现，脊柱推拿手法在调整脊柱空间序列、恢复脊柱力学平衡、减轻对神经根压迫等方面有着积极的作用，能有效地缓解疼痛。运用推拿治疗80 例神经根型颈椎病患者，统计分析患者颈椎椎管 CT 数据，发现推拿治疗前后狭窄的平均前后径分别为 2.16±0.47mm 和 3.09±0.80mm，两者差异具有显著统计学意义，表明推拿可以有效改善病理性脊柱结构，缓解神经压迫性疼痛。应用颈部推拿放松手法、短杠杆微调复位手法和拔伸手法治疗 96 例颈椎间盘突出症患者，康复推拿总有效率达 94.8%，临床治愈患者颈项疼痛等症状和体征消失，颈部活动自如。表明合理的手法可以加宽椎间隙，扩大椎间孔，使突出物回缩，减少对脊神经根的刺激和压迫，使神经根长期受压所致的充血、水肿和炎症逐渐改善，从而达到缓解疼痛，改善症状的目的。同时亦有研究证明，痛经患者伴随腰椎棘突偏歪及压痛时，采用斜扳法或旋转扳法治疗，能有效改善痛经疼痛程度。以上试验结果都进一步验证了推拿镇痛的有效性。

（二） 推拿镇痛的疗效分析

推拿镇痛临床研究的成果比较丰富，临床上推拿疗法可用于腰背痛、颈部疼痛、头痛、非脊柱疼痛、痛经、婴儿肠绞痛等临床疾病。20 世纪 90 年代，Pope 等临床研究发现慢性腰痛患者接受推拿治疗的满意率比用腰围或经皮肌肉刺激治疗的患者满意率高。为了更好地评估急性腰痛推拿治疗的结果，Shekelle 做了一项综合综述，他们分析了推拿治疗所有对照试验，评估了已发表了研究设计的质量评分，数据表明，推拿疗法加快了急性无并发症腰疼的康复。在腰痛患者症状发作的最初几周里，Hadler 对接受了 3 天的高速低幅手法和 1 个疗程的活动手法的患者进行了研究，发现推拿使疼痛减少了 22%，Glover 的研究也取得了和 Hadler 相似的结果。

为了进一步对临床试验数据进行比较研究，功效系数（ES）作为一种工具把不同研究结果的比较进行了量化处理，达到了简化评价的作用。Mathews 等对连续 2 周运用推拿疗法治疗急性坐骨神经痛患者的跟踪观察中发现，患者病情有显著的好转。而采用腰围固定和护理教育以及联合应用透热疗法和生活方式调整的两个组效果均不如推拿疗法。Bronfort 以急性和慢性患者为例研究发现，在 3~6 个月的治疗中，推拿疗法比一般治疗更有优势，且能缩短治疗时间，而物理疗法、佩带腰围、应用镇痛剂和锻炼效果也不如推拿疗法。Van Tulder 及其同事对数据做了更加深入的分析，得出结论，推拿疗法治疗慢性腰腿痛比治疗急性腰腿痛效果更好。

2013 年 WTO 发布的 2000~2011 年的全球疾病负担估算显示，2010 年腰背疼痛和颈痛的流行率分别为 9.2% 和 4.8%。2010 年对全球 281 种疾病的研究发现，引起伤残的原因中，腰背痛位居榜首，而颈痛位居第 4。2012 年 Mario Millan 进行了一项系统文献综述，评价脊柱推拿疗法（spinal manipulative therapy，SMT）的镇痛效果，在 PubMed 共检索出相关文献 1279 篇，并对其中 116 篇文章进行了进一步的分析。评价结果显示，脊柱推拿疗法通过按压等手法镇痛的效果明显并优于透热疗法，但是否具有全身性效应还有待于进一步的研究。2015 年国内学者通过系统评价再评价的方法，评价脊柱推拿用于腰背及颈部相关疼痛的效果和安全性。计算机检索 PubMed、EMbase、The Cochrane Library、CNKI、CBM、WANFANG DATA 和 VIP 数据库，初检出 6033 篇文献，最终纳入 21 篇系统评价。系统评价表明脊柱推拿治疗相对于短波透热疗法、常规治疗、虚假治疗或不治疗、物理治疗、特殊锻炼等干预措施对腰背痛的疗效较好。有证据表明脊柱推拿疗法相对其他疗法能显著改善急慢性非特异性腰背痛患者的疼痛和功能状态，还能显著减轻产后妇女的腰背疼痛，改善功能状态，相对其他主动干预和安慰剂，脊柱推拿能显著改善短期疼痛结局，且不存在严重的副作用。

（三） 推拿镇痛的临床评价方法

临床疼痛研究的对象是处于病痛中的患者，尤其是一些慢性疼痛性疾病，这些患者的情绪和认知能力均因为疼痛出现了明显的变化。所以，生理性的疼痛并不等于病理性的疼痛。对于临床疼痛的评价，除了采用一些实验性疼痛的评价方法外，还不能忽视疼痛的性质、疼痛引起的人体行为、日常生活，以及心理等方面的变化。

1. 疼痛强度的评价

（1）评价量表（rating scales） 这是目前临床使用最多的一类疼痛强度评价方法，包括语言评价量表（VRS）、数字评价量表（NRS）和视觉评价量表（VAS）等。患者可以根据自己的疼痛感受选择相应的方法进行评定。这些方法设计简单且较为实用，各种方法的评价结果具有较高的相关性。其中 VRS 使用最简单，但可靠性相对也稍差。NRS 则主要适用于大多数老年人。VAS 在临床使用最多，被广泛用于评定一些药物和非药物疼痛治疗方法的疗效，结果较可靠。在进行镇痛疗效评定时，最佳的方法是每次进行 VAS 的绝对值评分，即勿让患者用目前的疼痛强度占治疗前的百分比来表示，这样可以减少一些主观的倾向性。

（2）疼痛问卷表（pain questionnaires） 临床疼痛是由生理感觉、情感因素和认知成分等多方面相互作用的个体感受总和，具有多向性。疼痛问卷就是对疼痛进行多向性评价的方法，其中 McGill 疼痛问卷（McGill pain questionnaire，MPQ）最具代表性。其次是 Melzack 等建立的一种说明疼痛性质强度的评价方法。此方法将描述疼痛的 102 个词分成 3 类 16 组，其 3 类分别是：①感觉类：包括疼痛的时间、空间、压力、温度等；②情感类：包括描述与疼痛相关的紧张、自主感受和恐惧；③评价类：包括一组评价疼痛强度的词。检查者根据患者的感受程度，对每一个词的强度按照 1～5 级给予评定。在上述基础上，Melzack 等在 1975 年提出了更完整、系统的 McGill 疼痛问卷。McGill 疼痛问卷包含 4 类 20 组疼痛描述词，每组词按程度递增的顺序排列，其中 1～10 组为感觉类，11～15 组为情感类，16 组为评价类，17～20 组为其他相关类。被测者在每一组词中选一个与自己痛觉程度相同的词。McGill 疼痛问卷评分包括：①疼痛评定指数：根据被测者所选出词在组中的位置，可以得出一个数值，所有这些选出词的数值之和即疼痛评定指数（PRI）。PRI 可以求四类的总和，也可以分类计算。②选择词的总数（NWC）。③现时疼痛强度（PPI）：用 6 分 NRS 评定当时患者全身总的疼痛强度。MPQ 被翻译成多种语言，被多国临床医生用于疼痛评价，结果证实是敏感、可靠的，且适用范围广。

由于 MPQ 包括内容多，检测时间长，Melzack 又提出内容简洁、花时短的简化 McGill 疼痛问卷（short-form of McGill pain questionnaire，SF-MPQ）。SF-MPQ 仅由 11 个感觉类和 4 个情感类对疼痛的描述词，以及 PPI 和 VAS 组成。所有描述词均用 0～3

分别表示"无""轻""重"的不同程度。由此可以分类求出 PRI 或总的 PRI。PPI 仍用 6 分法评定。SF-MPQ 适用于检测时间有限同时又要获得其他疼痛强度信息和 VAS 评分结果时，同典型的 MPQ 一样，SF-MPQ 也同样是一种敏感、可靠的疼痛评价方法。

（3）简单疼痛调查表（brief pain inventory，BPI）　与上述问卷不同，BPI 不仅采用 NRS 表达患者的疼痛强度，还以 NRS 从疼痛对患者的情绪、行走、其他生理功能、工作、社会活动、与他人的关系和睡眠的影响等角度，对疼痛进行多方面的评价，还对疼痛的部位和性质进行全面的描述。所以，BPI 是一个较为全面评价疼痛的方法，尤其对肿瘤疼痛及其他一些慢性疼痛的评价结果显示出其全面性和有效性。

2. 疼痛特点和性质的评价

临床疼痛研究中，对疼痛性质的分析是很必要的。从不同的疼痛性质描述中，可以帮助疾病的诊断，因为不同器官的疼痛，其性质是完全不同的，表现为绞痛、刺痛、胀痛和放射痛等不同形式。从对疼痛部位和性质的不同描述，可以推断出引起疼痛的可能生理机制，以利于准确诊断和对症处理。判断疼痛持续形式的变化和对首次治疗的反应，对于治疗方案的制定和实施具有一定的指导意义。其中 BPI 和 UBA 疼痛行为量表可以提供大量有关这方面的信息。

3. 行为测定

疼痛常对人体的生理和心理造成一定的影响，所以疼痛患者经常表现出一些行为和举止变化，这些行为举止的变化程度可以间接地反映患者当时的疼痛程度。因此行为测定可以为临床疼痛评估提供一些较为客观的辅助依据。

UBA 疼痛行为量表（UBA pain behavior scale）是对疼痛引起的行为变化做定量测定的有效方法。此评分法将 10 种疼痛行为按严重程度和出现时间作三级评分，患者的各项行为指标的总积分即为其疼痛行为得分。UBA 疼痛行为量表是一种使用简单、可靠、结果可信的疼痛间接评价方法，为了提高评价结果的准确性，检测人员需接受一定的培训，以统一其检测标准。

4. 生理学测定

与实验研究相比，生理学测定在临床疼痛评估中较少使用。肌电图是临床疼痛评价中相对采用较多的生理学测定方法。有学者采用肌电图评价慢性腰背痛，研究结果显示，在腰背痛发作期间，肌电图活动可以增强或减弱。此外一些紧张性头痛也可以记录到肌电图的变化。由于肌电图的变化与各种临床疼痛的关系尚不明确，所以目前肌电图只能作为临床疼痛评定的辅助形式。

5. 生化测定

神经、内分泌是两大不可分割的系统，两者之间有着非常密切的联系。所以，临床上疼痛患者常会表现出一些神经内分泌变化，如血浆内皮醇含量、血浆的一些蛋白含量，以及一些神经递质如血浆和脑脊液的 β-内啡肽的变化，虽然临床上已经观察到了这些变化，但是非常特异性的血浆生化指标目前尚不肯定，所以有待于进一步深入研究。

6. 心理评估

心理评估可帮助医生明确导致患者疼痛和失能的心理因素和行为因素，阐明慢性疼痛问题对患者躯体、心理和社会功能造成的影响，并为有效治疗方案的制订和实施提供重要的信息。临床常用的心理评价工具包括：

（1）明尼苏达州多形式个性调查表　常用于慢性疼痛患者个性特征的评价，可帮助医生证实临床印象，推断与患者慢性疼痛有关的个性特征和心理因素。大量研究证实，该调查表与慢性疼痛患者的特定行为特征呈低度到中度的相关性。

（2）抑郁症调查表　临床上最常用的是 Beck 抑郁症调查表和流行病学研究中心的抑郁量表，研究发现，这两种工具均可有效确定慢性疼痛患者是否有严重抑郁症。

（3）活动日志　虽然活动日志所记录信息的准确度问题目前尚未得到解决，但根据实践，活动日志一般足以反映患者的活动水平、用药情况和疼痛强度模式，可帮助临床医师获得宝贵的信息。

疼痛评价方法为临床疼痛的诊断、治疗方案的制定和疗效的判断提供参考依据，但任何一种方法都是从不同角度对疼痛进行主观的或间接的评价，并且多是国外研究人员根据他们的生活习惯所设计的，我国在这方面的研究尚不足，直接使用国外评价方法可能存在不适合我国国情的问题，所以要对临床疼痛做出较为客观统一的评价，还需我们作进一步深入的探索。

二、推拿镇痛的机制

中医学认为，寒气、损伤都可导致经脉受阻，气血流行不通，瘀血停滞进而引起"不通则痛"，久之气血不达病所，经脉失养而引起"不荣则痛"。《素问·至真要大论》篇中载有"诸痛痒疮，皆属于心"一说，这与现代医学的"心因性疼痛"不谋而合。在推拿治疗过程中可具化为"松则通""顺则通""动则通"三个方面。将松、顺、动三者有机地结合起来，紧密配合，相辅相成，达到通则不痛的目的。推拿手法亦可舒筋活络、固卫正气、松解粘连、滑利关节达到濡养筋脉的效果，使得"虚故腰背痛而胫酸"等一类"虚痛"得到改善。

现代医学中疼痛机制学说的演变，其大致经历了特异学说、刺激增强学说、型式学说、疼痛第四学说、心理和行为学说、闸门控制学说。虽然迄今为止尚无任何一种学说能全面合理地解释疼痛发生的机理，但随着新的实验方法和技术开展，疼痛学说日臻完善，现代疼痛机制的研究就是以闸门控制学说为研究基础进行的。

1965 年 Melzack 和 Wall 根据对脊髓背角解剖及生理机能的认识，提出了疼痛闸门控制学说。认为所有来自皮肤的初级传入冲动，无论经由粗纤维或细纤维输入，如果能顺利抵达背角第一级中枢传递细胞，则都能对它施加兴奋性影响，激活 T 细胞，并可进一步引起疼痛。但粗、细两种初级传入纤维同 T 细胞的连结又都在突触前水平被胶质细胞所抑制，而胶质细胞的活动状态又受到初级传入所控制，粗纤维可输入可兴奋胶质细胞，从而加强了粗纤维末梢同 T 细胞突触联系的突触前抑制，使 T 细胞活动减弱；而细纤维的输入则抑制胶质细胞，从而起到了去抑制作用，其结果是使 T 细胞活动加强。由此可见，T 细胞的活动水平取决于粗、细纤维传入冲动的平衡状态。粗纤维传入时，开始易使 T 细胞兴奋，但由于粗纤维具有快适应特性，很快就转入抑制状态，使闸门趋于关闭。反之，细纤维的特性是慢适应，即使静息状态也呈现一些自发活动，一旦受到刺激而进入活动状态，特别在强而持续的刺激作用下，活动不断增强，则使 T 细胞兴奋也越来越强，可见细纤维的紧张性促进闸门开放。同时，外周传入冲动还可以通过背索-内侧丘系快速到达高级神经中枢，选择性地激活脑内机制，进而通过下行控制通路改变闸门机制的敏感性，并影响闸门的调制效应。

1983 年 Melzack 和 Wall 对闸门控制学说进行了三个方面的补充完善：①强调胶质细胞的多样性，应当有两种类型的胶质细胞，即兴奋型和抑制型；②胶质细胞对传入纤维和 T 细胞突触联系的抑制机制，可以是突触前、突触后或二者兼有；③强调大量强有力的脑干抑制系统，此系统接受闸门系统传递的影响，又返回投射到背角，应当把它作为一个单独的输入进入闸门。可见疼痛产生的关键取决于外周刺激的强弱和性质、闸门的滤过、中枢的整合与感应等方面。

疼痛调节机制一般系指任何可以最终影响痛觉性质和程度的各种神经过程。主要通过两条通路来完成：一是由传入性输入产生的外周机制；二是中枢下行系统。这两条通路又都作用于脊髓背角。伤害性信息输入背角神经网络后，经下行控制和节段内控制的易化、抑制、分辨和过滤等不同的处理，最终或被阻断或获得通过，并继续上行传入高级中枢。而推拿镇痛的机制被认为与上述两条通路密切相关。

（一）　推拿镇痛的神经机制研究

1. 推拿镇痛的外周水平调节机制

感受器的作用是把刺激转变为传入纤维上的神经冲动，而神经冲动发生的前提条件是相应刺激必须先引起感受器产生在时间和大小上对应的电变化。所以说，痛的感觉必须受到致痛物质浓度和作用时间的影响。所谓致痛物质是指那些作用于神经末梢，能兴奋痛感受器并使之产生导入冲动的化学物质。目前较为肯定的致痛物质包括缓激肽、乙酰胆碱、H^+、K^+、前列腺素（PGs）、P 物质（SP）、组胺、氧自由基等。推拿直接作用于损伤局部或特定施术部位，通过特有的机械性刺激改善局部血液循环，减少致痛物质堆积。Elkins 和 Wakim 已证实，推拿可增强水肿肢体的淋巴流动，减少水肿从而改善循环，通过促进代谢而加快致痛物质的分解与清除，恢复局部电解质和酸碱平衡，增强机体对致痛物质的抵抗力，降低其对细胞与组织的伤害。相关研究表明，推拿手法可使尿和唾液中单胺类含量升高，而血液中单胺类含量下降，进一步说明手法通过加速血液循环，将积聚在伤痛处的单胺类致痛物质带走，从而减轻疼痛。国内研究报道，推拿可降低腰椎间盘突出症患者外周血浆 SP 含量，且疼痛症状均有缓解，提示推拿可能通过降低外周血浆 SP 含量而发挥其镇痛效果。有实验研究证实，按压手法可抑制外周痛觉感受器，使痛觉感受器上形成的阴阳离子键结构趋于不稳定，使其爆发的神经冲动数减少，强度减弱，促使痛刺激的强度-时间曲线上移，大幅度提高痛阈，达到减轻或消除疼痛的目的。

2. 推拿镇痛的脊髓水平调节机制

脊髓后角的躯体感觉系统对传入兴奋的反应是动态变化的，相同的外来刺激在不同的情况下可产生不同的结果。当伤害性刺激经过传导痛觉的传入纤维将痛信号经脊外侧索传入脊髓后角时，痛活动不但要受到脊髓后角神经元节段的控制，同时还要受到脑的各级水平和不同部位的有效下行控制。脊髓后角成为疼痛传入最重要的整合中枢，也是推拿镇痛机制中最关键的重要环节，而其内的胶质细胞和T细胞更是控制闸门的关键，其中胶质细胞起过滤作用，T细胞起传递作用。临床观察到，直接刺激粗传入纤维能缓解相应区域皮肤的疼痛，闸门控制学说认为上述现象是由于粗纤维的传入冲动激活了脊髓背角的胶质细胞，而出现通往脊髓的入口闸门关闭，从而发挥了镇痛作用，是一种突触前抑制。相关研究表明，推拿在人体经穴产生的各种良性刺激，广泛地激活了皮肤下的各种感受器，它所产生的信号作为非伤害性的感觉沿着粗纤维传入脊髓后角，由于粗纤维的输入可兴奋胶质细胞，从而加强了粗纤维末梢同T细胞突触联系的抑制，使T细胞活动减弱，进而过滤或阻断伤害性的感觉传入中枢，最终起到镇痛的作用。相关的动物实验发现，在脊髓上颈水平横断后，刺激脸部及前肢所引起的抑制效应消失，而刺激对侧后肢和尾部时的抑制效应仍然存在，表明上述的抑制作用是脊髓本身内环路完成的，而无须脊髓以上中枢的参与。

3. 推拿镇痛的脊髓上中枢调节机制

脊髓以上更高级的大脑中枢通过下行纤维释放的多种神经递质对脊髓神经元进行调节，主要神经递质包括去甲肾上腺素（NA）、5-HT、脑啡肽、γ-氨基丁酸等，这些递质可以抑制脊髓神经元的活化，从而减少外周伤害性刺激的传入。同时，下行纤维又可调节初级传入神经元，初级传入神经元的抑制可减少神经递质的释放，进而减少了对脊髓神经元的刺激。推拿手法作用于人体特定部位时，所产生的推拿信号沿脊髓通过脑干上升入脑区，激发多种中枢递质的释放，选择性地激活脑内镇痛机制，进而通过其下行控制通路，影响闸门的控制效应。动物实验表明，机械性压迫体表穴位产生的上行信号到达皮层后，有可能下行抑制束旁核或经尾核的传递，阻碍痛信息的传导。机械刺激皮肤可兴奋脑干中缝核神经元，再循下行5-HT能纤维抑制脊髓后角对痛信号的上传。临床试验表明，刺激华佗夹脊穴可对疼痛感受区束旁核神经元的激活起抑制作用，进而调节脊髓以上痛觉传导通路。近年来，有学者运用静息态脑功能磁共振成像技术研究脊柱推拿治疗腰椎间盘突出症的中枢镇痛效应，结果表明，按揉疼痛处能同时影响疼痛回路和愉悦回路。亦有研究表明，推拿可以通过增强静息态脑功能默认网络对双侧感觉系统和非主侧半球执行功能的连接强度，减轻颈椎病慢性疼痛患者临床症状和疼痛感受。在推拿镇痛机制的研究中发现，内源性阿片肽是推拿镇痛的重要物质基础。有实验研究表明，按压患者一定穴位或痛点，在获得镇痛效应的同时，患者血浆和脑脊液中的内啡肽含量均升高，且其升高幅度与其镇痛效应呈正相关。美国学者选择了27名健康男性青年（平均年龄23岁），将其随机分为对照组、安慰组、手法组，均在手法前5、15分钟及手法后5、15、30分钟抽取静脉血，动态观察β-内啡肽水平，结果显示，手法组β-内啡肽明显高于其他两组，且于手法后5分钟达到峰值，并以此解释为何推拿具有即时镇痛的效应。研究发现，通过对疼痛局部进行推拿治疗，可降低外周血浆中致痛物质5-HT、NA和多巴胺（DA）的含量，促进β-内啡肽的大量释放和促使致痛物质八肽胆囊收缩素（CCK-8）含量向正常水平恢复，同时可以促进血管活性物质NO和调节钙离子水平，从而改善损伤部位血液循环，加速致痛物质的运转代谢，起到镇痛作用。

另外，推拿镇痛机制还与神经递质、调质，以及精神因素密切相关。

（二）推拿镇痛的分子机制研究

推拿是一种外力作用于身体的物理治疗方法。为了缓解疼痛，推拿必须首先解除疼痛的伤害性因素。肌肉的痉挛、关节的弯曲变形是一种生物力学现象，是联系与疼痛相关的临床表现、生物力学及生物化学改变之间的纽带。人体组织以痉挛、弯曲等最直观的形式表现了对负荷自发的局部反应。Wilder首次观察了脊柱单个运动节段内主要运动平面的弯曲现象。随后又对整个腰椎部分进行了类似的观察，处于脊柱生物力学平衡点处的脊柱功能单位，随着正常生理负荷的增加或者负重劳动会产生相邻节段间不正确的移位。多块肌肉附着的复合关节，在一定程度上关节要靠节段间的肌群或韧带维持其功能的完整性，突发的或不充分的肌肉运动会使关节失去保护，发生突然性的局部移位和组织损伤。损伤组织会产生大量多种的炎症介质，例如组胺、5-HT、K^+、缓激肽等致痛物质。在致痛过程中一些炎症介质可使机械性刺激感受器敏化，而另一些则直接激活痛觉感受器。上颈椎手法可以通过颈三叉神经复合体，以及改善肌肉链的紧张产生一种机械性的减痛效应。Nansel及其同事，以及Cassidy团队的研究均表明，通过推拿治疗，可纠正不协调的脊柱活动，增加脊柱活动范围，明显缓解相关肌肉的痉挛，减轻组织的负荷，从而第一时间阻断疼痛传导的通路。国内相关研究表明，推拿手法治疗对腰椎间盘突出症患者腰背伸肌的生物力学特性和颈椎病患者颈部肌群力学性能有一定影响，推拿手法可以改善肌群收缩力量、做功效率，以及协调能力，从而有利于恢复肌群的生物力学性能，因此推拿的生物力学效应应是推拿镇痛调节机制的第一步。

（三）推拿镇痛的心理性机制研究

疼痛不是单一的生理方面的感觉，其产生的原因不仅仅是物理化学因素引起的，心理因素也可以使人产生疼痛，即"心因疼痛"。另一方面，心理因素也可以影响疼痛的程度。国际慢性疼痛综合征研究协会承认有心因性疼痛，认为有些疼痛是由妄想和幻觉引起的，单纯的心因性疼痛约占2%以下。在强调了推拿手法镇痛机制的神经生理过程后，也不能完全排除心理因素的影响。目前认为，推拿手法可在疼痛信号的任何传递环节上通过心理因素给予调控，其中中枢调控效应最为显著。痛信号和推拿信号都可以到达中枢大脑边缘系统的不同脑区，现已证明，边缘系统是与情绪密切相关的脑结构。当人体处于忧郁、悲哀等不良情绪时，可促使脑内分泌的致痛物质含量上升，从而使患者痛阈急剧下降，而当患者处于安静的推拿环境，推拿过程的舒适性和医生通过肢体的安抚性等影响患者的心理活动，降低中枢对痛觉的敏感性，提高其中枢痛阈水平，也是推拿发挥镇痛作用的重要机制。

第二节　推拿调节各系统功能

一、推拿调节运动系统

（一）　推拿调节运动系统的效应

运动系统主要由骨、骨连接和骨骼肌部分组成。骨以不同形式（不动、微动或可动）的骨连接联结在一起，构成骨骼，并为骨骼肌提供了广阔的附着点。骨骼肌是运动系统的主动动力装置，在神经支配下，骨骼肌收缩，牵拉其所附着的骨，以可动的骨连接为枢纽，产生运动。推拿治疗运动系统疾病在临床上早已得到广泛应用，且其治疗作用直接，疗效也最明显。

中医学认为，运动系统疾病多是由于外伤、劳损及风寒湿所致。推拿治疗则是在中医理论的指导下，以病变部位、经络、穴位为主要施术部位，运用各种手法刺激，起到散寒除湿、疏通经络、活血化瘀、消肿止痛、正骨理筋、滑利关节、强筋壮骨、平衡阴阳的功效。常用的推拿手法包括：拿肩井、拿五经、拿承山、点按膀胱经、颈腰胸椎扳法、颈肩腰部滚法等。

1. 治疗的主要运动系统疾病

推拿治疗的运动系统疾病有四十余种。主要包括：颈椎病、落枕、脊柱小关节紊乱、脊柱侧弯、强直性脊柱炎、胸胁迸伤、肩关节周围炎、冈上肌肌腱炎、肱二头肌长头肌腱鞘炎、腰椎管狭窄症、腰肌劳损、急性腰扭伤、第三腰椎横突综合征、肌筋膜炎、肱骨外上髁炎、梨状肌损伤综合征、膝关节骨性关节炎、膝关节炎、髌骨软化症、髌骨软骨病、腱鞘囊肿等。

2. 对运动系统功能的调节

中医理论认为，推拿具有疏通经络、行气活血、理筋整复、滑利关节、调整脏腑功能的作用，对运动系统疾病的调节主要是对局部肌肉、骨骼、筋膜的直接作用。现代医学认为，通过手法的操作，可以解除肌肉的痉挛状态，松解肌腱、筋膜粘连，纠正骨与肌腱等的错位关系。而手法在局部的操作，还可以进一步通过促进血液循环，改善神经功能和局部软组织与关节的营养状态，从而促使损伤的修复。

（1）推拿对肌肉功能状态的调节作用　损伤发生后，出于本能的保护意识，人体骨骼肌将产生强力收缩。痉挛则是过度收缩的一种结果和状态。而过度和长期的痉挛将在局部产生压迫和牵拉，从而产生疼痛。临床中应用摩法、揉法、弹拨等推拿手法则能有效地解除骨骼肌的痉挛，达到镇痛作用。研究表明，在适当的手法刺激作用下，将紧张或痉挛的肌肉通过手法使其牵张拉伸，可以直接解除肌肉的紧张或痉挛，也可以通过减轻或消除疼痛源而间接减除肌痉挛，另外，局部组织的痛阈也会相应提高。如临床中，应用按、揉、牵拉等推拿手法对于改善小儿肌性斜颈患者胸锁乳突肌的痉挛具有较好效果。神经生理学研究亦表明，手法刺激覆盖某已知肌肉表面的皮肤，会使得支配该

肌肉的牵张感受器 γ 传出神经活化，使得这些感受器对生理性肌肉牵拉发生反应，进一步改善原有痉挛状态。

（2）推拿对突出物位置的调节作用　推拿扳法、拔伸等方法对改变突出物位置，主要体现在对关节交锁、嵌顿等方面的改善，但对于改变椎间盘突出物回纳尚有争议。研究表明，拔伸类手法能影响颈椎的盘内压，有使其下降的趋势。对关节内软骨损伤造成关节交锁不能活动者，如半月板损伤、关节内游离体嵌顿等，通过适当的推拿手法，能使嵌顿的软骨板回纳、移位，解除关节交锁。亦有学者通过研究，认为推拿手法可改变椎间盘突出症患者椎间盘突出物与神经根之间的空间关系，从而使疼痛得到消除或减轻。而椎间盘内压的降低，可以进一步促使髓核回纳。

（3）推拿对肌腱、筋膜功能的调节作用　软组织损伤后，瘢痕组织增生，互相粘连，对神经血管束产生卡压，是导致疼痛与运动障碍的重要原因。而运动系统功能的最大特点在于运动。临床中，通过应用弹拨、摇法、按揉等手法可以有效起到滑利关节、理筋整复的作用。而通过推拿手法主动运动与机体被动运动相结合，则可以使机体各部位的粘连在这种主动与被动运动中松解。例如肩关节的每一种运动都是在关节周围的肌肉、肌腱、韧带等软组织共同参与下完成的。维持其正常的功能活动和关节稳定，是一个关节、肌群、韧带等软组织共同参与的复杂的协调过程。肩周炎治疗时，应用手法治疗，同时结合肩关节各方位的被动运动，有利于协调肩关节各运动方向的肌群，解除组织粘连和肌肉痉挛，又有利于冻结的肩关节逐渐加大活动范围，达到分离粘连、滑利关节的目的。一般情况下，运动关节类手法可间接松解粘连，而按、揉、弹、拨等则可直接分离筋膜，促使肌腱、韧带放松，起到松动关节的作用。

（4）推拿对"筋出槽、骨错缝"的调节作用　中医学认为，运动系统疾病的发生多与筋骨相关，属于"筋出槽、骨错缝"的范畴。筋都有其相对固定的解剖位置，由于损伤或体位改变原因，筋的位置发生改变，并出现相应的局部症状，甚至影响到全身功能活动的协调，称之为筋出槽。骨与骨之间靠臼或缝隙相连，通过软组织的维系而稳定有序，由于外力损伤或体位改变、肌肉强烈收缩、持续劳损等原因，使骨缝发生错乱、交杂，从而出现功能异常者称为骨错缝。临床常见的一过性髋关节滑膜炎、胸部岔气、骶髂关节扭挫伤、腰椎小关节滑膜嵌顿、胸肋关节绞杂、第五胸椎综合征等均属于这个范畴，上述疾病并无明显的结构改变指征（如 X 线征）。但个别显形者亦可拍摄到错缝的关节 X 线征，例如腰滑膜嵌顿拍同侧45°斜位片可见扩大的关节间隙。而由急慢性损伤所致的骨错缝、筋出槽是许多软组织损伤的病理状态，通过推拿手法直接作用于患者的某一部位，采用拨动、按压、叩击、推捋等手法可改变肌腱、筋膜等软组织的位置；采用扳、摇、拔伸等手法可改变关节的位置。因而，在明确解剖的基础上，根据具体的伤情，采用有针对性的推拿手法是纠正软组织与关节错位的最佳方法。临床研究表明，推拿治疗肱二头肌长头肌腱滑脱、颞颌关节脱位、肩关节脱位、肘关节脱位、小儿桡骨头半脱位、颈、胸、腰椎和骶髂关节错缝、耻骨联合分离症等有较好的疗效。

（5）推拿对组织修复的调节作用　损伤组织修复的前提必要条件是血液可以不断地运输供给修复所使用的营养物质。推拿手法具有很强的温热效应，如临床应用擦法、揉法、滚法等手法时在损伤局部柔和、静态的机械刺激下，通过手法对机体体表做功，产生热效应。同时，推拿手法作用于人体体表的经络腧穴，可以行气活血，散寒止痛，促进气血的运行。二者共同作用加速了气血的流动，可以明显改善局部的血液循环，增强其代谢，增加局部供血供氧，从而有利于损伤组织的修复。

推拿手法在运动性肌肉损伤的治疗中有着较为长期和广泛的应用。有研究者采用特制的装置对上臂屈肌进行离心训练，同时以揉、弹拨、推、搓等手法治疗，观察手法对连续离心运动后延迟性肌肉疼痛及其相关指标的影响，发现手法治疗可有效消除训练后延迟性肌肉疼痛，对于上臂屈肌肌肉硬度和肘关节松弛角度的恢复也具有明显的促进作用，同时通过对血清酶的检测，结果表明，手法可以明显抑制氧自由基产物的生成。

采用相同的方法对家兔胫骨前肌进行离心训练，每次训练结束后做手法治疗，采用向心揉、揉捏、牵拉等手法。结果显示，手法治疗使踝关节松弛角度在 2~3 天得到恢复，而未经治疗的家兔直至训练结束亦未恢复正常；运用光镜和透射电镜对组织学进行观察，发现手法治疗可明显减轻血管扩张、瘀血、血栓形成及水肿等病理性损害；同时，血清细胞色素氧化酶显著降低，肌肉有氧代谢能力得到一定程度的恢复。

对于周围神经损伤所导致的肌肉病变，手法治疗同样具有明显的效果。实验采用机械钳夹方式造成坐骨神经分支损伤，采用局部重手法揉捏、提弹，强刺激揉委中、复溜穴区，广泛轻手法揉捏，发现手法治疗可明显促进萎缩肌肉的恢复，改善失神经肌肉的异常结构和代谢状态。特别是术后手法治疗 3 个月，被检测的各肌肉出现明显的肌纤维肥大性改变；肌肉湿重和最大肌肉横切面面积明显恢复。组织学检测可发现，在中后期，肌萎缩和肌纤维变性的恢复、肌纤维间质中脂肪结缔组织增生的减轻、微循环的改善及血管血栓的减少等方面，手法治疗的效果明显，其有氧代谢酶类活性的降解明显减缓，5 个月时线粒体酶活性及 I、II 型纤维结构和比例的恢复接近正常。而肌电图检测结果显示，失神经后比目鱼肌的静息电位、肌肉收缩的神经干刺激阈和运动神经传导速度均恢复到正常或接近正常水平，亦进一步表明手法对肌肉组织损伤的修复作用。

临床常见的运动损伤疾病多伴随肌腱和韧带的损伤。如针对骨折患者在运用手术内固定后，以推拿手法治疗肌腱组织的损伤。研究发现，手法早期介入可改善局部血液循环和淋巴液的回流，加强肌腱损伤组织的营养供给，缓解关节局部肿胀疼痛，为肌腱组织的修复提供有利的微环境条件；在后期，推拿手法则可消除肌腱、韧带、软组织间的粘连，提高关节部位软组织的弹性和柔韧性，加速关节软骨和周围韧带、肌腱愈合再生。

在实验室中，通过手术方法造成家兔跟腱断裂，并实施手法治疗后发现，手法对肌腱组织损伤的修复作用明显。早期，光镜下可见断端有丰富的成纤维细胞和胶原纤维，胶原纤维部分呈粗大束状连接两个断端，部分呈交错排列，其间有散在的炎性细胞和大量小血管，增生的胶原纤维与断端腱纤维相延续；断端腱细胞增多，核变大呈卵圆形或长梭形，染色淡，有纤细的染色质，偶见核仁；断端腱旁有较大量成熟的成纤维细胞和胶原纤维，多与肌腱纵轴平行排列。后期，断端增生的结缔组织已较成熟，成纤维细胞很少，胶原纤维致密，与肌腱纵轴平行排列，腱与肌腹连接处肌纤维正常，横纹清晰。

透射电镜下可见，胶原纤维成熟，排列紧密、整齐，纤维明暗带清晰，胶原纤维直径与正常肌腱接近。生物力学测定结果亦显示，在跟腱最大断裂强度、跟腱最大断裂应力和跟腱最大能量吸收方面，已恢复至正常肌腱水平，手法治疗效果明显。以上研究表明，手法治疗对肌腱损伤后组织结构的恢复和生物力学性能的改善均有明显的促进作用，而其中组织结构的恢复又是肌腱生物力学性能提高的前提和保障。

推拿是治疗关节炎的有效方法，可以促进关节液的代谢，减轻关节内压力及骨压，促进炎症介质的吸收，有利于关节软骨基质的合成，加快损伤软骨的修复，同时可以促进局部血液循环，加速新陈代谢，改善局部组织营养和全身机能，有效地消除了关节滑膜炎症，改善了骨内微循环。有学者采用擦、揉、提、牵4步推拿法治疗膝骨性关节炎，研究结果证实，推拿手法能够有效改善肌肉的血供，增加肌肉的弹性与柔韧性，协调肌肉与神经的运动关系，松解髌股关节之间的粘连，平衡关节面的压力分布，减少关节内的高应力点，扩大膝关节腔，使大部分患者疼痛、肿胀的症状得以缓解改善。

采用手术方法造成家兔半月板桶柄状纵裂、体部横裂、斜裂损伤后，开始在伤侧大腿、小腿中上段以股四头肌、骨后肌群和膝关节周围为主，广泛轻手法揉捏。结果发现，早期患肢与健肢比较，肌肉周径显著缩小，治疗后患肢肌肉周径已恢复到健肢水平。随着治疗时间的延长，患肢膝关节囊滑膜充血，水肿、积液逐渐消失，部分标本半月板切口不明显，仅见原切口处的光泽与正常半月板组织略有差异，有色泽稍淡的类似软骨的半透明组织与半月板紧密相连。后期，半月板切口痕迹内可见1～2mm大小的乳白色类软骨组织，与周围组织相连紧密，纤维走行基本一致。通过光镜观察，结果亦得到了验证：在第8周时，膝关节囊滑膜组织及切口周围有少量炎性细胞，部分标本切口处已有胶原纤维生成，周围新生的毛细血管丰富，有愈合现象。后期随着治疗时间延长，半月板切口处有大量滑膜细胞、成纤维细胞和少量新生的毛细血管等结缔组织充填，大部分胶原纤维与半月板纵向纤维排列一致；纵裂的裂口处胶原纤维紊乱，部分区域胶原纤维略少，滑膜细胞和成纤维细胞较多；软骨细胞开始形成，愈合的肉芽组织向纤维软骨转化。后期，半月板切口周围已无炎性细胞，切口内成纤维细胞和毛细血管接近正常组织，较大量的胶原纤维排列开始出现规则有序，软骨细胞已成熟，修复区已接近正常纤维软骨。在电镜下观察到，后期半月板裂隙内可见滑膜细胞，其表面多数为细长突起而形成镶嵌连接，裂隙基质中可见毛细血管、纤维细胞及软骨细胞，后者胞浆内微丝少、粗面内质网丰富、细胞间可见粗细不等的胶原纤维。研究表明，软骨损伤后的再生修复能力较差，目前临床上广泛应用的非甾体类消炎镇痛药仅为对症治疗，长期使用可抑制软骨细胞增殖，进一步加剧软骨组织的破坏。而以上研究结果则为此类疾病的治疗提供了新的思路，手法治疗一方面可以促进炎性渗出物的吸收；另一方面，还能够刺激成纤维细胞向软骨细胞转化，有利于软骨组织的再生和修复。

推拿是治疗椎间盘突出所致疼痛的有效手段。借助于推拿治疗时牵拉或运动关节类手法，如颈腰椎牵抖、旋转扳法等，能够纠正关节紊乱，改变神经根与突出物之间的关系或促进椎间盘回纳，恢复附着于颈腰椎周围的肌肉的生理功能，同时也可以缓解颈腰部肌群的萎缩，增加颈腰部肌群的功能活动，减缓疼痛。研究发现，腰椎间盘突出症患者椎间盘突出物总体变化呈现一定的缩小趋势。但是，上述突出物的变化与临床疗效之间无显著的相关性。对于时间较长的陈旧性椎间盘突出，粘连处已异常坚固，则非推拿手法所能松解；或者合并有骨性椎管狭窄者，亦非手法治疗所宜。实验研究中采用手术方法，造成大鼠腰椎间盘纤维环损伤。采用点拨手法治疗，行为学检测结果显示，大鼠自由探寻站立次数有所提高；形态学检测结果显示，髓核组织均匀分布，纤维环板层呈平行排列，髓核 II 型胶原免疫组化表达增强，纤维环中炎性表达细胞减少、强度减弱。表明手法治疗可能促进了损伤修复的过程。

（二） 推拿调节运动系统的机制

推拿可通过促进血液循环改善肌肉等组织的营养代谢，促进炎症水肿的消退和吸收，因而广泛地用于治疗肌肉、肌腱、筋膜、韧带等软组织损伤。推拿手法还可分离、松解粘连，用于治疗软组织损伤后瘢痕组织增生、粘连，各种神经血管束卡压综合征等，并可有效提高疼痛阈值。另外亦有研究证实，推拿可改善颈椎病患者颈部肌群收缩力量、做功效率，改善颈部屈肌群和伸肌群的协调能力，从而有利于恢复颈椎病患者颈部经筋的生物力学性能，达到"束骨"和"滑利关节"的效果。因此，推拿调节运动系统的机制可归纳为如下几点：

1. 推拿加快静脉、淋巴回流

推拿手法虽然作用于体表，但其压力却能传递到血管壁，使血管壁有节律地被压瘪、复原。当复原后受阻的血流骤然流动，使血流加快。但由于动脉内压力很高，不容易被压瘪，而静脉内由于静脉瓣的存在，不能逆流，故实际上微循环受益较大，使血液从小动脉端流向小静脉端的速度得到提高。实验发现，在肩部推拿时，手指的甲皱微循环明显加快，指端血管容积增加。除对血液循环有明显的改善之外，推拿对改善淋巴系统回流也有着积极的作用。淋巴系统遍布全身，是循环系统的重要组成部分，也是人体重要的防御系统。推拿手法可以使组织内压力增高，组织间液在受到挤压后进入毛细淋巴管，淋巴液生成增加，同时，在淋巴管内的淋巴液因为受到手法压力的作用，使淋巴回流速度加快。局部淋巴回流的速度加快，减轻神经末梢周围的液体压力，使炎性物质迅速被淋巴液带走，清除体液里致痛物质，能够有效减轻疼痛和缓解水肿。研究显示，局部淋巴流量与局部组织手法作用幅度的平方及频率的对数近似呈线性关系，但如果淋巴管网闭塞时间较长，甚至已经纤维化，则手法效果十分有限，这时如强行按压，则会导致组织破坏，蛋白渗出增加反而加重水肿。

2. 推拿促进炎症因子吸收和稀释

软组织损伤后，血浆及血小板分解产物形成许多炎症介质，这些炎症介质有强烈的致炎和致痛作用。在推拿手法作用下，肌肉横断面的毛细血管数较之前增加 40 余倍，微循环中血液流速、流态改善，体内活性物质的转运和降解加速，炎性产物得以排泄。实验证实，推拿可使机体血液中白细胞总数增加，白细胞分类中淋巴细胞比例升高，而中性白细胞比例相对减少。白细胞的吞噬能力及血清中补体效价有所增加。推拿也能促使淋巴回流，加快物质运转，以及炎症介质的分解、稀释，使局部损伤性炎症消退。通过对腰椎间盘突出症患者推拿前后血浆中的 5-HT 和 5-HT 的前体色氨酸（TrP）及其代谢产物 5-羟吲哚乙酸（5-HIAA）含量的测定，发现推拿后，患者血浆中的 5-HT、TrP 和 5-HIAA 的含量呈现非常显著的降低。在对家兔的研究时，发现如果使其超常规大强度运动，可以造成其膝关节软骨损伤，白介素-1（IL-1）、肿瘤坏死因子 α（TNF-α）、前列腺素 E2（PGE2）的含量均明显增高，经推拿后，这些物质含量下降，从而推测推拿手法治疗能对关节软骨基质产生保护作用。通过对急性软组织损伤家兔损伤局部组织病理学的研究发现，推拿疗法能加快家兔损伤局部纤维组织增生，促进局部肌间中性粒细胞及单核细胞浸润，减少肌间炎细胞浸润，从而促进肌肉组织修复，达到治疗急性软组织损伤的作用。

3. 推拿整合各级疼痛信号

当推拿手法作用于人体某一特定部位时，它所产生的推拿信号沿脊髓通过脑干上升入脑区，将激发多种中枢递质的释放，选择性地激活脑内镇痛机制，进而通过其下行控制通路，影响闸门的控制效应。动物实验表明，机械性压迫（模拟手法）肌表穴位产生的上行信号到达皮层后，有可能下行抑制束旁核或经尾核的传递，阻碍疼痛信息的传导。机械刺激皮肤可兴奋脑干中缝核群神经元，再循下行 5-HT 能纤维抑制脊髓后角对痛信号的上传。人体实验表明，刺激华佗夹脊穴可对疼痛感受区束旁核神经元的激活起抑制作用，进而调节脊髓以上痛觉传导通路。

4. 推拿的生物力学效应

生物力学的基础是能量守恒、动量定律、质量守恒三定律并加上描写物性的本构方程。生物力学研究的重点是与生理学、医学有关的力学问题。依研究对象的不同可分为生物流体力学、生物固体力学和运动生物力学等。它与推拿疗法有着密切的联系。推拿以不同手法组合作用于人体体表相应经络、穴位、特定部位和关节等，通过手法的直接力、经络系统介导的生物学作用，来治疗疾病或提高人体的健康水平。因此，应用生物力学的理论、观点和方法，对手法的动作规律进行系统研究，对揭示手法动作原理及进一步探讨其治疗机制具有重要意义。此外，对于人体生理以及病理改变下的生物力学研究，在指导和加强推拿对疾病的预防、诊断、治疗等作用方面，发挥着重要的作用。

推拿作为一种物理治疗方法，是在人体体表运用各种不同手法进行外源性刺激，达到防治疾病的目的。它能促进机体产生生物物理和生物化学等一系列变化。这种外源性刺激的方式，包含着生物力学的广泛运用。因此，从某种意义上讲，推拿疗法又可称为发力的疗法。祖国医学认为，运用该手法在人体穴位或部位上进行有规律的操作，使之产生"得气"感，就能够使气血周流，经络通畅，营卫调和，阴阳平衡，从而调动机体的抗病能力，促进临床症状的缓解和消除，达到预防和治疗疾病的目的。

（1）推拿手法可以恢复生物力学平衡 脊柱周围的肌群由于存在受损、变性，如肌纤维断裂、结缔组织增生、肌纤维萎缩等病理改变，从而使其肌群不能发挥正常的力学功能以致其维持关节稳定和平衡的功能失常。其中，椎体、椎间盘和脊柱韧带以静力平衡的作用维持关节稳定和平衡，而脊柱周围肌肉、肌腱及内压则以动力平衡的作用维持关节稳定和平衡，通过手术破坏支持组织如棘上韧带、棘间韧带、棘旁肌肉或棘突等，造成椎间盘受力不平衡而导致原有的生物力学改变，可致椎间盘退变。据此许多研究者利用动物模型建立了椎体生物力学改变模型，以进一步研究推拿的生物力学效应。

在研究了肩关节在冻结肩时的受力特征和推拿的关系时，发现正常情况下，上肢自然下垂时，上肢重量大部分被肩关节盂承担；冻结肩时，肩关节受力较正常肩关节时增大，且由于局部的粘连，形成一个与肌肉收缩力方向相反、力量超过肌肉最大收缩力的阻力。临床推拿的各种治法原理就是纠正这种阻力，但用力过猛的手法不但不能有效消除其阻力，还可因新的损伤而加重粘连。在尸体上动态测定推拿整复类手法对颈腰椎关节内压和关节位移的影响，结果发现，小关节错位后，本身存在复位趋势，而推拿旋转扳法能较好地纠正同侧小关节紊乱。有学者从生物物理角度去研究分析推拿的能量传递过程，通过手法的机械振荡波和生物电磁波相结合，与患者微观结构的固有频率产生生物共振，不断提高识别患者固有频率，并调整操作者手法频率与之相应的能力。

（2）推拿手法可以间接引起机械力感受器发生变化 手法的这种生物学效应是手法的力学刺激所引发，力学信号转变为生物信号的关键是机械力感受器。目前认为可能潜在的机械刺激感受器包括离子通道、G-蛋白连接受体、酪脂酸激酶及整合素族等。在大量关于机械力影响细胞的研究中，关注最多的是机械力对离子通道的激活。研究证实，一定量的机械力作用于细胞能够激发离子通道，而离子通道被激发后能启动相关的信号通路。这些离子通道包括 Ca^{2+} 通道、Na^+ 通道、K^+ 通道，Ca^{2+} 通道中的二氢嘧啶受体/通道（DHPR）具有 L 型电压门控 Ca^{2+} 通道和电压感受器的双重功能，可以将细胞膜的去极化和肌浆网内 Ca^{2+} 的释放偶联起来，同时 Ca^{2+} 作为细胞内的第二信使，其在信号传导中发挥着极其重要的作用。有学者认为，推拿揉法的力学作用主要通过影响人骨骼肌细胞中钙离子的信号通路，从而激发损伤细胞修复的生物学效应。有学者采用细胞培养技术，建立人骨骼肌损伤模型后，将正常细胞和损伤细胞各自分为空白对照组、推拿揉法组、推拿揉法加维拉帕米组、静态压力组和静态压力加维拉帕米组，分别对各细胞进行推拿揉法样刺激或静压刺激，结果发现推拿可以提高超氧化物歧化酶（SOD）活力，减低细胞内丙二醛（MDA）含量以及细胞上清中的肌酸激酶（CK）活力；在加入钙离子拮抗剂——维拉帕米后，各项指标的变化均受到明显的影响。此外，也有实验证实，推拿对 SNI 大鼠脊髓腹角和背根神经元凋亡通路中 B 细胞淋巴瘤/白血病-2（Bcl-2）、含半胱氨酸的天冬氨酸蛋白水解酶-3（Caspase-3）的表达有一定影响。Bcl-2 在细胞凋亡过程中发挥着重要的调控作用，其在线粒体/Cty-c 介导的凋亡通路中，上游的 Bcl-2 能够通过多因素介导、调控从线粒体中释放出来，当其释放出来后，会通过一系列活化过程激活 Caspase，引发 Caspase 级联反应，最终激活下游的 Caspase-3，导致凋亡不可逆。

二、推拿调节神经系统

（一） 推拿调节神经系统的效应

神经系统在人体生命活动中起着主导的调节作用，分为中枢神经系统和周围神经系统两大部分。内、外环境的各种信息，由感受器接受后，通过周围神经传递到脑和脊髓的各级中枢进行整合，再经周围神经控制和调节机体各系统器官的活动，以维持机体与内、外界环境的相对平衡。

在中医学理论中，神有广义和狭义之分。广义之神，是指整个人体生命活动的外在表现；狭义之神，即是指心所主的神志，即人的精神、意识、思维活动。在中医学的藏象学说中，将人的精神、意识、思维活动不仅归属于五脏，而且主要归属于心的生理功能。《素问·灵兰秘典论》记载："心者，君主之官也，神明出焉。"心主神明的生理功能正常，则神志清晰，思维敏捷，精力充沛。如心有病变，影响到神志活动，则可出现精神意识思维方面的异常表现，可见失眠、多梦、神志不宁，甚则癫狂；或见反应迟钝、健忘、精神萎靡，甚则昏迷等临床表现。通过手法推拿，可以达到醒脑开窍、清心除烦、养心安神的作用。常采用的推拿手法包括：拿五经，扫散法、一指禅推头部穴位，振百会等。同时，也可以配合点按神门、内关、心俞、巨阙来调养心神、安神定志。

1. 治疗的主要神经系统疾病

推拿治疗的神经系统疾病可达 20 余种。其中包括：失眠、头晕、头痛、面瘫、面肌痉挛、中风后遗症等常见病；健忘症、痴呆症、帕金森、舞蹈症、多动症、脑萎缩、癫痫、脑瘫、癔症等精神类疾病；多发急、慢性神经炎、神经末梢炎、肌肉震颤、抽搐、言语障碍等神经类疾病。

2. 对神经系统的功能调节

推拿对神经系统的作用形式主要表现为影响神经兴奋与抑制过程，影响神经的传导，影响反射弧，以及影响效应器官对信号的敏感性等。推拿作为一种良性的物理刺激，其对神经系统的调节作用主要体现在对神经中枢的调节，对神经递质的调节和促进神经修复等几个方面。

（1）推拿对神经中枢的调节作用　神经系统由中枢神经系统和周围神经系统构成。神经传导作为一个电化学的过程，是在神经纤维上顺序发生的电化学变化，而最终影响的终端是人的神经中枢——脊髓和大脑。一方面，推拿手法作为一种良性的外源性刺激，可以通过手法、施力大小等变化所引发的感觉冲动传导到脊髓后，直接或间接通过中间神经元，与脊髓前角和侧角的躯体运动、内脏运动神经元发生突触传递，引起同节段或近节段神经反射，对躯体运动和内脏运动进行调整，感觉冲动还可以通过复杂的神经机制对躯体感觉信号进行调整。同时，经由脊髓的神经化学信号，也可以进一步向上传至丘脑、大脑皮层，通过大脑皮层信息的整合，来治疗神经系统疾病。如应用点按神门穴、内关穴，其作用机制就与此密切相关。实验研究表明，当失眠患者接受推拿治疗时，常常在推拿过程中即可进入睡眠状态；嗜睡患者在推拿后可感头清目明，精力充沛。该现象和推拿手法对神经系统产生的抑制与兴奋作用是分不开的。

不同的推拿手法对神经系统的作用不同，如提、弹、叩击手法起兴奋作用，表面抚摸则起抑制作用。同一手法，若运用的方式不同，如手法频率的快慢，用力轻重，时间长短等，其作用也不同，如轻的、短时间的手法可改善大脑皮层的机能，并通过植物神经反射，调整疲劳肌肉的适应性和营养供求状况；强的、长时间的手法则起相反的效果。各种手法用力之轻重不同，将对神经产生强弱不同的作用，而引起不同的反应。例如轻度用力的手法，其刺激作用软弱而柔和，可使中枢神经系统产生抑制且产生轻松舒适之感，具有放松肌肉、缓解痉挛、镇静止痛的作用；重度用力的手法，其刺激作用较强烈，可使中枢神经系统产生兴奋，且产生酸麻胀重感，可促使精神振奋、肌肉紧张、呼吸心跳及胃肠蠕动加快、腺体分泌增强等。过强过长时间的重度手法虽易使神经兴奋，但很快可转入抑制状态，故患者可有疲劳思睡的感觉。

（2）推拿对神经递质分泌的调节作用　神经递质是在神经元的突触前膜向突触后膜起信息传递作用的化学物质，又称神经介质。神经系统的信息传递，是从各种神经元轴突末端释放一定的神经递质，该递质通过突触间隙作用于突触后膜，产生突触后电位，引起卜一级神经元的应答活动。神经递质主要有氨基酸类递质，如谷氨酸、甘氨酸、γ-氨基丁酸；胆碱类递质，如乙酰胆碱；单胺类递质，如 NA、肾上腺素等。大量的研究表明，推拿对神经递质具有双向良性调节作用，可以通过调节神经递质的紊乱发挥治疗疾病的作用，如临床中应用拿五经、扫散头部、振百会等手法时可以有效改善患者的临床症状，而在腹部应用按法、揉法、运法、摩法等手法时则可有效改善患者的精神状态，这也为临床中应用推拿治疗偏头痛、焦虑、失眠等神经系统常见疾病提供了依据。

有学者研究发现，以腹部推拿手法为主治疗紧张性头痛，有降低紧张性头痛患者血浆内皮素（ET）、5-HT 含量的作用，对缓解紧张性头痛具有很好疗效。紧张性头痛是由于局部刺激的神经冲动通过传入大脑，再通过运动神经达到肌肉，引起肌肉收缩，肌肉收缩的冲动上行到达丘脑，而感知到疼痛；丘脑、脑干网状结构的下行冲动激活 γ 传出系统，使肌肉持续性收缩；肌肉收缩的冲动通过单突触直接传至下行运动神经元，使其发放冲动增高，造成肌肉持续性收缩增强，组织损伤 ET、5-HT 释放增多，形成恶性循环，引发紧张性头痛。而腹部推拿的作用可能是通过良性信号传递至大脑中枢，经过大脑中枢信号整合，进而从运动神经元传出达到对神经递质紊乱调整的作用。

睡眠与觉醒所涉及的神经生理过程非常复杂，涉及中枢神经系统不同层次众多的神经网络和一系列的神经递质。正常的大脑功能有赖于兴奋性、抑制性神经递质的平衡。大量的实验结果表明，5-HT、5-HIAA、NA 及 DA 等多种神经递质均参与睡眠与觉醒的调控。5-HT 是重要的神经递质之一，在睡眠的发生和维持中起决定性作用，可促进睡眠的发生。5-HIAA 为 5-HT 的代谢终产物，观测其含量变化可以考察治疗方法对 5-HT 神经元的兴奋性的影响。NE 主要与快速动眼期睡眠及觉醒的维持有关。DA 则在觉醒状态中起着极其重要的作用。实验表明，推拿对失眠大鼠脑内单胺类神经递质含量变化的影响明显。

另外，推拿对于各种疼痛具有较好的干预效果。5-HT、DA、NE 和 β-内啡肽等均属于重要的神经递质，与疼痛的发生关系密切。最新研究发现，推拿疗法对血中 5-HT、DA、NE 和 β-内啡肽等神经递质具有良好的调整作用，可以通过调节 5-HT、DA、NE 和 β-内啡肽的表达水平而发挥其镇痛作用。

（3）推拿对神经修复的调节作用　神经营养因子是一类由神经所支配的组织（如肌肉）和星形胶质细胞产生，且为神经元生长与存活所必需的蛋白质分子。神经营养因子通常在神经末梢以受体介导式入胞的方式进入神经末梢，再经逆向轴浆运输抵达胞体，促进胞体合成有关的蛋白质，从而发挥其支持神经元生长、发育和功能完整性的作用。神经生长因子是最早被发现的神经营养因子，对中枢及周围神经元的发育、分化、生长、再生和功能特性的表达均具有重要的调控作用。研究发现，推拿能够促进大鼠内源性神经生长因子的分泌，促进受损的神经纤维末梢以及运动终板形成和恢复，证明推拿具有促进损伤神经再生和修复的作用。研究亦证实，应用揉、擦、弹拨等推拿手法可以加速坐骨神经损伤大鼠的神经再生与修复。

当周围神经损伤后，远端的神经膜细胞（SC）很快增殖，形成雪旺氏细胞索（Bungner 带），再生轴突沿着 SC 细胞索生长，进而促进细胞再生；同时周围神经损伤后层粘连蛋白（LN）分泌水平增高，可促进损伤神经修复。进一步研究发现 LN 不仅能够引导神经趋向性生长，促进轴突生长成熟、引导神经方向性生长，还能维持正常的神经再生微环境、增强细胞间黏附，促进损伤神经的修复。有学者以推拿作为干预手段，采用 SNI（选择性坐骨神经分支损伤）大鼠模型模拟临床周围神经损伤症状，通过行为学和免疫组化方法检测脊髓腹角、坐骨神经损伤点处 LN 的变化，研究推拿起效与 LN 表达量间的关系，结果表明，推拿能够改善 SNI 大鼠的运动功能，上调脊髓腹角和坐骨神经处 LN 的表达量，其中脊髓腹角处 LN 的表达量明显高于坐骨神经处，表明中枢调控外周在损伤修复中发挥主要作用，可改善中枢外周通路的功能，在促进损伤神经修复的过程中扮演重要角色，如图 4-1。

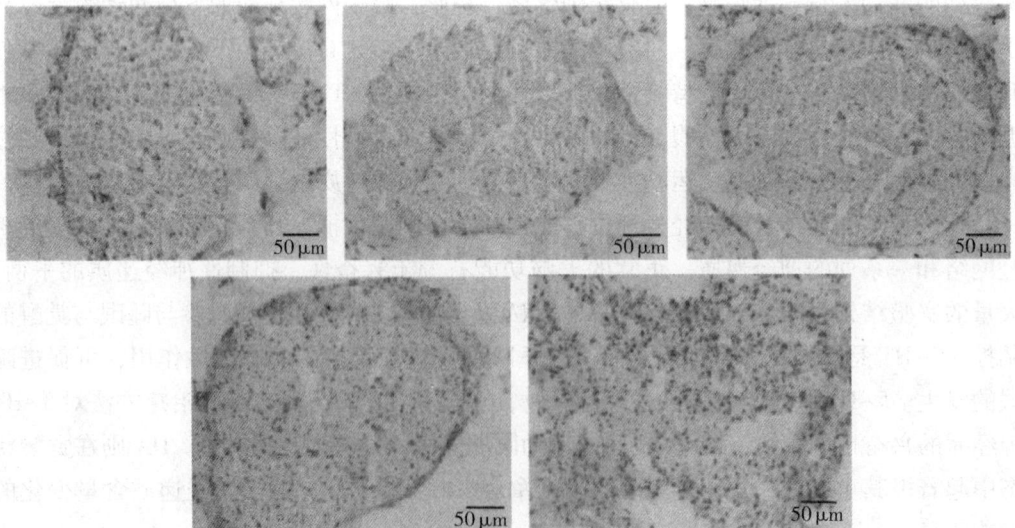

图 4-1　LN 在坐骨神经中免疫组化的结果
（自左至右依次为：正常组、假手术组、模型组、模型对照组、推拿组 400X）

另一项研究，同样显示了类似的结果。该研究通过推拿手法联合跑台训练对坐骨神经横断伤外膜修复后促进神经再生的效应及途径进行探讨。其中，神经显微修复后 3 ～

8 周，施万细胞数一直稳定保持在较高水平；在此期间，手法组施万细胞数有持续高于对照组的趋势，提示手法及运动训练有可能促进施万细胞增殖。而施万细胞的增殖，可为新生神经轴浆转运提供良好环境，促进再生轴突沿着正确的方向生长，加速神经轴突直径增大、髓鞘厚度增加，提高坐骨神经传导速度。

推拿是脑血管疾病患者后期康复的主要手段之一，而它主要的治疗机制就是对中枢神经再生的影响。有研究者对用线栓法制成的 SD 大鼠大脑中动脉阻塞再灌注模型进行推拿、针刺发现，脱氧核糖核苷酸末端转移酶介导的缺口末端标记法阳性细胞数明显降低，缺血周边区皮质可见细胞凋亡调节因子 Bcl-2、Bax 大量表达，说明推拿可减少缺血所致 DNA 双链断裂，抑制细胞凋亡，从而保护脑神经细胞。

也有研究者从神经缺损评分、脑梗死程度、脑组织形态学变化、细胞凋亡及凋亡相关基因 P53 蛋白表达方面探讨推拿对急性脑缺血的治疗作用及其机理，并对脑组织神经细胞死亡与凋亡的分布及 P53 免疫反应阳性细胞进行观察，结果显示，推拿可减少神经缺损评分、降低脑梗死程度、减少缺血所致脑神经细胞的死亡及 DNA 双链断裂，减少梗死周边区皮层 P53 数量，说明推拿对急性脑缺血有较好的干预作用，其作用机理可能是通过抑制细胞凋亡，从而保护脑神经细胞。

类似研究如运用百会"振法"对急性脑栓塞大鼠 SEP 的影响进行观察，实验中发现，在对大鼠行改良光化学法血栓模型造成急性不完全性脑缺血后，其 P 波的波幅明显降低，即刻用振法仪刺激大鼠百会穴后，其 P 波波幅显著回升。实验表明，振动效应可能是通过作用于缺血后的大脑皮层及皮层下脑组织，从而提高了受损区域的电生理活动状态。

（二）推拿调节神经系统的机制

推拿调节神经系统功能的机制非常复杂。它可以作用与影响中枢神经、外周神经、神经递质和效应器官等。其对神经系统的作用形式主要体现在对神经传入途径、传导过程的调节（对神经递质的调节、促进神经修复）等几个方面：

1. 推拿对神经传入途径的影响

机体通过感受器接受各种环境刺激，经过感觉神经将信息传递到大脑皮层感觉区，产生相应的感觉。推拿采取徒手治疗的方式，治疗过程中施术者的手部或其他部位与受术者皮肤直接接触，通过一系列手法作用于受术者体表，从而达到预期的治疗效果。因此，皮肤中或皮下组织中感受器对推拿机械力信息的编码和抽提是推拿发挥作用的基础，亦是推拿影响神经传入的主要途径。

躯体感觉包括机械刺激引起的感觉、伤害性刺激引起的疼痛觉及温度刺激引起的温度觉等三大类感觉。每一种感觉是由皮肤内相应的感受器所引起的。其中，推拿手法的刺激强度主要取决于压力，其直接作用导致施术部位皮肤及深层组织变形，因此，被体表或深层组织中机械力感受器所感知；另外，推拿施术过程中会产生一种胀痛或酸胀的疼痛感，这种疼痛感具有模糊持续性的特点，刺激停止后可持续一段时间，是一种生理性疼痛，这表明推拿治疗效应可能与感受这种生理性疼痛的伤害性感受器有关。有实验显示，推拿能够产生使局部组织升温的效应，表现为推拿治疗 2 分钟后，施术部位皮肤表层和深层组织温度明显上升，治疗 5 分钟，升温基本稳定，治疗 10 分钟升温较 5 分钟有明显差异，这种升温效应可能与温度感受器的激活有关。推拿还可以借助皮肤触压觉感受器，对作用在皮肤上的机械力刺激进行编码，将力学信号转换为电信号，引起神经纤维产生动作电位，以神经脉冲的形式经外周传入纤维传至神经系统其他部分。有研究者采用彩色多普勒超声仪和推拿手法动态信息测录系统对推拿滚法各组成要素进行分析，结果表明，滚法的最佳频率为 120 次/分左右，最佳力度为 7kg 左右，每次最佳推拿时间为 5 分钟左右。可见，推拿滚法是通过体表产生轻重交替的滚动刺激，对局部动脉血流动力学产生影响。

另有研究发现，推拿手法引起触压感受器发生变形，导致感受器细胞膜上机械门控 Na^+ 通道因被牵拉由关闭状态转为开放状态，使原来不能通过的 Na^+ 得以由此通过，引起 Na^+ 内向电流。Na^+ 内向电流导致内负外正的感受器静息跨膜电位差值减少，生理学将这种感受器的局部去极化称为感受器电位（也称发生器电位）。因此，可以把感受器看成具有传导作用的换能器，它能通过跨膜信号转换，把物理、化学等能量形式的刺激转变为跨膜电变化。发生器电位和感受器电位是一种过渡性慢电位，其幅度与外界刺激强度成比例，它不能作远距离传播，故称局部电位。因此，感受器电位的幅度、持续时间和波动方向，就反映了外界刺激的某些特征。感受器电位通过时间性总和或/和空间性总和，达到阈电位时就会触发产生动作电位。通过上述感受器换能过程，手法作用力最终转换成为电特性的传入冲动。

感受器在把刺激信号转换成神经动作电位的过程中，不仅发生了能量形式的转换，同时还将刺激所包含的各种信息转移到动作电位的某种特有的序列之中，感受器的这种信息转移作用称为编码作用。编码是指一种信号系统（如莫尔斯电码），如何把一定的信息内容（如电文内容）包含在少量特定信号的排列组合之中。不同力度、不同频率、不同变化速率的各种推拿手法在作用于触压感受器时，引起的感觉程度不同，是由于不同的推拿刺激强度不仅可以通过单一传入纤维动作电位的频率高低来编码，还可通过参与这个换能过程的触压感受器数目与类型的差异进行编码。不同频率的推拿刺激不同触压觉感受器的编码内容和机制是不完全相同的。①环层小体主要对触动、吹动尤其是振动皮肤的刺激进行编码。当一个推拿刺激缓慢作用于或离开环层小体，小体的内层将发生适应变化，其中的神经末梢也不再继续变形，因而无论多么强的推拿刺激，也只是在推拿刺激开始时产生少数动作电位。如果刺激是波动性的，则每一波动推拿都将引起环层小体快速变形并传递到小体中心，使神经末梢出现与推拿刺激频率一致的动作电位。波动性推拿刺激的频率在 50~500Hz 范围均有效，最佳频率为 250Hz。从上面两种刺激的结果可以看出，环层小体主要是编码推拿波动性的刺激频率，而不是推拿的刺激强度。但刺激强度不同时，每一次波动变形产生的动作电位数量可以不同。此外，兴奋的环层小体数目不同，也可体现出不同的编码。对丁氏滚法各方向的分力进行频域分析之后发现，所有分力的主要成分集中在 2~15Hz 上，说明在丁氏滚法施力过程中以低频作用力为主要成分，体现丁氏滚法"柔"的特点，使被推拿者不会感到过度冲击。在高级推拿师的水平力模型的频谱图形中还存在少量的 20～30Hz 的高频成分。说明在正确的推拿施力过程中应有少量水平向高频力成分，即轻微的横向冲击，以配合完成功效。在垂直力微分频谱图形中的低频成分代表力的慢变化，而高频成分代表力的快变化。②麦斯纳小体上方皮肤的小区域变形时，就可受到刺激。推拿中当两个最终强度相同但力度增加速度不同的手法刺激作用于这一感受器时，速度增加快手法力引起的发生器电位幅度高。动作电位频率高；反之强度增加慢的手法力引起发生器电位幅度则低，动作电位频率也低。因而，麦斯纳小体主要是对推拿刺激强度的变化速度进行编码的。③鲁菲尼小体位于皮肤的真皮、皮下层及关节囊结缔组织中，是一个充满胶质丝状物的小囊，伸入小囊内的神经是 Aβ 纤维末梢，主要对推拿的刺激强度进行编码。

2. 推拿对神经传导过程的调节

各种推拿手法的刺激部位和治疗穴位，大多分布在周围神经的神经根、神经干、神经节、神经节段或神经通道上。手法的刺激作用，可改善中枢、周围神经装置及传导路径，可促使中枢、周围神经产生兴奋，以加速其传导反射。

（1）对中枢神经系统的调节 手法刺激可通过反射传导途径来调节中枢神经系统的兴奋和抑制过程。例如较强的手法刺激健康人的合谷穴和足三里穴后，发现脑电图中"α"波增强，说明强手法的经穴推拿能引起大脑皮层的抑制；在颈项部施用有节律性的轻柔手法可使受试者脑电图出现"α"波增强的变化，表明大脑皮层的电活动趋向同步化，有较好的镇静作用，可以解除大脑的紧张和疲劳状态；对脑动脉硬化患者的脑电图进行观察，发现治疗后，其波幅增加，流入时间缩短，改善了脑动脉搏动性供血。亦有研究发现，轻柔的推拿手法可降低交感神经的兴奋性，如颈项部用轻柔手法操作后，脑血流量显著增加；如用肌电图测定颈椎病患者颈部两侧肌肉的放电情况，发现手法治疗后，患者紧张性肌电活动消失或明显减少，故患者常在推拿治疗后感到神清气爽，精神饱满，疲劳消除；用肌电图观察手法治疗急性腰扭伤的患者，其腰部肌肉神经的电生理变化情况，也得出了上述结论。在应用腹部推拿对焦虑模型大鼠进行手法干预后，可见焦虑大鼠旷场实验由早期的高路径，逐渐减少至低路径（图4-2）。

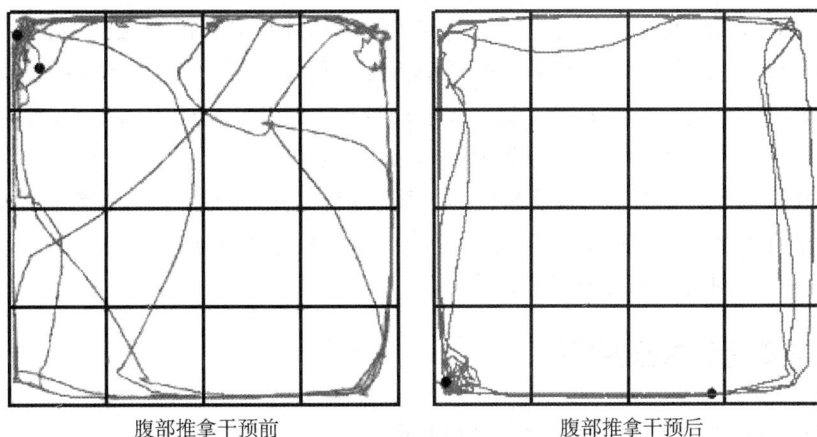

腹部推拿干预前　　　　　　　　　　腹部推拿干预后

图4-2 焦虑大鼠旷场实验结果

（2）对外周神经系统的调节　外周神经系统是神经系统的外周部分，它一端与中枢神经系统的脑或脊髓相连，另一端通过各种末梢装置与机体其他器官、系统相联系。推拿对于外周神经系统的影响，主要体现在神经系统中传出途径的影响。如研究发现，振动法可使脊髓前角炎患者对感应电流不产生反应的肌肉重新产生收缩反应，已消失的膝腱反射和跟腱反射重新出现。同时手法还具有改善局部血液循环，改善局部神经营养状况，促使神经细胞和神经纤维恢复的作用。另外，手法还具有改变同一节段神经支配的内脏和组织的功能活动，促使其加强或改善的作用，如手法刺激第5胸椎，可使贲门括约肌扩张，而刺激第7胸椎，则其作用相反。在沿神经走行方向按压时，可使神经暂时失去传导功能，起到局部镇痛和麻醉作用。在缺盆穴处的交感神经星状结处按压，能使瞳孔扩大，血管舒张，同侧肢体皮肤温度升高。

（3）对神经递质的调节　推拿在调节神经系统功能作用机制中，对神经递质的影响也是十分重要的。有研究表明推拿治疗腰椎间盘突出症时，患者唾液中的单胺类神经递质含量变化与疗效有着密切的关系，当神经根受到刺激，腰部产生疼痛时，唾液中的5-HT的含量升高。由于疼痛，人的精神处于紧张状态，交感神经兴奋，故释放到唾液中NE的含量同时也增高。经过牵引推拿手法治疗后患者腰腿部疼痛消失或减轻，人的精神处于安静状态，其唾液中5-HT由治疗前的12.32±3.16降至3.83±0.84，NE由治疗前的15.57±3.72降至4.74±1.66，充分说明推拿治疗在神经递质调节中发挥的作用。

（4）对受损神经元的修复　推拿手法的机械性刺激对周围神经系统和中枢神经系统均有保护和修复的作用。有研究者从电生理和生物细胞学角度观察推拿机械振动手法对大鼠臂丛神经损伤恢复作用的机制研究，对大鼠右侧臂丛神经离体电生理检测、下颌下腺免疫组化检测和光镜观察。结果发现下颌下腺内源性神经生长因子单位浓度，神经髓壳的恢复程度及患肢肌肉的恢复程度，机械振动推拿治疗组优于西药治疗组和模型对照组，能够有效防治肌肉萎缩，促进大鼠下颌下腺内源性神经生长因子的分泌，加速受伤臂丛神经根的修复。

神经传导速度可以反映神经的功能状态。神经损伤后神经传导受损，表现为神经传导速度减慢或消失。有研究者探讨推拿手法联合跑台训练对坐骨神经横断伤外膜修复后促进神经再生的效应及途径，通过对坐骨神经横断伤外膜缝合模型大鼠手法干预，结果显示手法能加快周围神经损伤修复后大鼠坐骨神经传导速度。其发挥作用的机制可能是通过调节坐骨神经轴突的再生与蜕变，促进神经再生并沿正确的方向生长延伸。

总之，推拿是将适宜的机械力刺激作用人体体表的特定部位，引起该部位的皮肤或深层组织的感受器的变化，进而将机械力的刺激转化为电信号，并以神经冲动的形式经过传入纤维到达中枢神经系统，并在神经系统发生复杂的电学和化学变化，借助于神经-内分泌-免疫网络发挥其调节和治疗作用。

三、推拿调节内分泌系统

（一）　推拿调节内分泌系统的效应

内分泌系统由内分泌腺和分布于其他器官的内分泌细胞组成，内分泌腺和内分泌细胞所分泌的激素对机体的新陈代谢、生长发育和维持内环境的稳定具有重要的作用，内分泌系统的体液调节功能，是神经调节以外的另一种重要的功能调节。内分泌系统疾病包括内分泌功能亢进、内分泌功能减退和激素不反应综合征三大类。随着自然与社会环境的改变，生活工作压力的增加，以及饮食等因素的影响，当前，社会人群中发生内分泌系统疾病呈越来越多的趋势。

中医学认为，风、寒、暑、湿、燥、火等外邪，以及情志、饮食劳倦等内伤原因均可导致机体气机失常、气血不和、阴阳失调而引发内分泌疾病。肾为先天之本，主藏精，人体之元阴元阳皆藏于肾，五脏六腑之功能全赖肾中元阴之滋润、元阳之蒸腾、气化；肾主骨、生髓，肾精的滋润、温煦可以促进气血的化生和人体的发育、成熟，内分泌疾病中出现的脏腑功能亢进或不足、生长发育之异常皆与肾之失常有关。肝主疏泄，可以调畅气机，气机调畅则脏腑功能协调，气血津液输布正常；肝又主藏血，气血充盛、调畅，女子月经才能正常来潮。若肝失疏泄，郁而化火，可灼伤肝阴、肝血，出现肝阴虚、肝血虚之证。临床上许多内分泌疾病的产生多与情志失调继而引起肝疏泄失职有关。脾为后天之本，主运化，为气血生化之源，又主运化水湿，脾失健运，则痰湿停聚，内分泌疾病中出现的虚证、痰湿之证多从脾论治。通过推拿作用，可以达到健脾化湿、滋补肝肾的作用。常用的推拿手法包括：按腹、揉腹、运腹、推腹、摩腹等。

1. 治疗的主要内分泌系统疾病

推拿治疗的内分泌系统疾病主要包括：更年期综合征、糖尿病、甲状腺炎、肥胖症、慢性疲劳综合征、绝经后骨质疏松症、黄褐斑、乳腺增生、高脂血症等疾病。

2. 对内分泌系统功能的调节

推拿可调整机体内分泌系统的生理功能。当推拿刺激人体后，可以引起机体内分泌系统功能及相应的生物活性物质发生变化，并在一定的时间内引发机体产生一系列病生理反应。

（1）推拿对胰腺功能的调节 糖尿病是临床上内分泌疾病的常见多发病，并可伴发心血管、神经、肾脏、视网膜病变及糖尿病足等并发症，给患者带来了极大的痛苦。糖尿病属中医"消渴病"范畴，亦有"消瘅""肺消""膈消""三消"等名称。中医学对消渴病的认识和诊疗有着悠久的历史，消渴之名首见于《黄帝内经》，并明确指出消渴病"饮一溲二""善渴""数饮""善而瘦"等多饮、多食、消瘦的主要症状。《素问·通评虚实论》云："消瘅……肥贵人，则膏粱之疾也。"这是最早关于糖尿病发病病因与肥胖、饮食过度甘美有关的论述，与现代医学认为肥胖和饮食失控诱发糖尿病的理论一致。

目前糖尿病还不能够完全治愈，其发病原因与胰腺功能密切相关。有研究者采用推拿整脊的方法治疗 2 型糖尿病患者，其手法包括小杠杆整脊法、椎间小关节按法、左右斜动按脊法、三维立体斜扳法、整脊法，并配合颈肩背腿部揉法及膀胱经推按法。对治疗前后的血糖、糖耐量的变化进行定量分析，结果上述指标明显降低。研究者认为推拿整脊治疗可调整脊柱平衡，缓解关节粘连，改善椎间关节紊乱，从而减少 2 型糖尿病患者胰腺自主神经的刺激，对血糖有良性调节的作用。有研究者通过运动联合足反射区推拿对糖耐量减低患者进行观测，结果在 24 周治疗后，体重、体质量指数、腰围、腰臀比、空腹血糖、餐后 2h 血糖、总胆固醇、甘油三酯、低密度脂蛋白等均出现不同程度的降低。其认为推拿足部基础、中枢及特定反射区，可有效刺激脑干网状系统，通过神经反射启动人体的调节机制，促进胰腺、肝脏等相关器官的功能，改善糖脂代谢状况，有效控制体重，调节血糖、血脂水平。另外，还有研究者运用推拿整脊对部分背痛性 2 型糖尿病进行治疗。背痛性 2 型糖尿病可发现脊柱退变、椎间关节紊乱、软组织炎症粘连，间接影响胰腺自主神经，胰腺功能下降，β 细胞分泌功能不足，糖代谢降低，使血糖升高。研究应用推拿整脊疗法治疗背痛，结果显示治疗后血糖、糖耐量均呈现不同程度的好转，其作用为滑利椎间关节，松解僵挛的软组织，减少脊神经前根的间接刺激，影响内脏神经胰腺功能，表现为血糖降低，临床症状改善。

现代医学认为，自主神经系统管理着消化、生殖、泌尿等系统的活动，调节新陈代谢，主要支配内脏和血管中平滑肌及腺体，以保证机体内外环境的平衡。自主神经又分为交感与副交感神经，各脏器都受二者的双重支配。当机体受到轻柔而有节律的慢性刺激，例如掌推振动法时，副交感神经功能增强，使血管舒张，消化道蠕动增强，括约肌弛缓，腺体分泌增加，加快糖的利用与代谢，降低血糖的含量。副交感神经兴奋，还能直接促进胰岛素的分泌，使血糖下降。

胰岛素抵抗（IR）是一种慢性炎症反应，炎症反应程度可反映 IR 严重程度。IR 和胰岛素分泌障碍是 2 型糖尿病的主要病理机制，脂肪细胞作为特殊内分泌细胞，要分泌多种炎性因子，如 IL-6、TNF-α 等。这些因子在维持体内能量平衡中起重要作用，并参与了 IR 的形成与发展。研究结果显示，经穴推拿后血清炎症因子 IL-6、TNF-α、C 反应蛋白（CRP）水平均下降。推拿能够降低患者体内脂肪含量，调整体内脂肪的分布，间接影响脂肪组织对 IL-6、TNF-α、CRP 的分泌，再通过与胰岛素抵抗相关因子的作用，间接达到减轻胰岛素抵抗的目的。

（2）推拿对雌孕激素分泌的影响　更年期综合征是指妇女在围绝经期，由于卵巢功能逐渐衰退或丧失，雌激素水平波动或下降而引起的植物神经功能紊乱、代谢障碍为主的一系列证候群，临床主要表现为潮热出汗、失眠、焦躁、忧郁、头晕、心悸、疲倦乏力等，是影响妇女健康和生活质量的常见病。更年期综合征的发病机理至今尚未完全阐明，目前普遍认为是因雌激素水平过度降低引起下丘脑-垂体-卵巢轴或肾上腺轴等功能紊乱而致，中医学认为，肾精不足、肾气不充和气血瘀阻是更年期综合征的主要病因病机。

推拿疗法是治疗更年期综合征的常用疗法之一，具有无明显不良反应，疗程短，患者易于接受等优势。有研究者将更年期综合征患者随机分为足穴推拿组和中药泡脚组，观察治疗前后血中性激素水平及生活质量的改善情况，研究结果表明足穴推拿治疗可使血清雌二醇（E2）水平明显升高，血清促卵泡激素（FSH）、促黄体生成素（LH）水平明显降低，且效果优于中药泡脚组。另一项推拿研究，对女性更年期综合征患者采用"补肾活血法"进行推拿治疗，并与激素替代疗法进行对照，分别于治疗前后检测血清雌二醇（E2）、促卵泡刺激素（FSH）、促黄体生成激素（LH）水平，观察治疗前后

Kupperman 指数变化情况；研究结果表明，推拿手法对于女性更年期综合征患者的 Kupperman 指数评价的 13 项主要症状均有明显的改善作，并能显著提高血清雌二醇（E2）水平。

有研究者采用振腹配合穴位推拿对 14 名月经失调的女运动员实施观察性治疗，结果上述受试对象的促卵泡生成素、促黄体生成素、雌二醇、泌乳素、黄体酮等指标均较干预前明显好转。研究者认为女性生殖功能受神经和内分泌的调节，特别是下丘脑-性腺轴的作用，此轴又受中枢神经系统的支配。而大运动量训练或赛事繁多，精神过度紧张或体重下降太快，促肾上腺素及儿茶酚胺增加，影响调控月经内分泌素（促性腺激素）释放，同时运动员的脑垂体对释放激素不太敏感，分泌促性腺激素减少，从而卵巢功能降低，合成雌激素减少。本研究中选择适宜快频率的腹部振动，能刺激腹主神经，促使肾上腺素分泌增加，通过信息传递到达脑垂体前叶，分泌促甲状腺激素和促性腺激素，从而达到调节内分泌的目的。

（3）推拿对单纯性肥胖症的干预　单纯性肥胖指人体摄入热量超过其消耗热量，导致脂肪成分在体内累积过多而形成的肥胖。有研究者应用推拿干预单纯性肥胖，结果显示，推拿可以抑制肥胖患者亢进的胃肠消化吸收机能，逆转肥胖患者异常的糖脂代谢，调整肥胖患者的神经-内分泌系统，有较好的减肥功效。另有学者研究，经络推拿术对单纯性肥胖患者血清胰岛素（Ins）、甘油三酯（TG）水平的影响。实验结果表明，经络推拿术能降低单纯性肥胖患者的 Ins、TG，并减轻患者体重。有学者研究，应用腹部推拿观察其对肥胖 2 型糖尿病患者糖脂代谢的影响。结果显示，腹部推拿对患者体重、腰围、体重指数、空腹血糖、糖化血红蛋白、甘油三酯、总胆固醇、游离脂肪酸、空腹胰岛素、稳态胰岛素、抵抗指数等均有明显的改善。研究人员在分析其机制时，认为腹部推拿中摩腹、揉腹、运腹、按腹等手法，能够促使腹部肌肉收缩，增加能量消耗，使基础代谢率增加、胃肠的蠕动加快，促进体内代谢产物的排泄，使腹部多余的脂肪转化为热量而被消耗，达到减少腹部脂肪的堆积，减小腰围的目的。

（4）推拿对内分泌激素的调节　人体生长发育与体内激素的分泌关系密切。早期研究表明，推拿对于内分泌激素的调节作用明显。有研究者应用捏脊疗法干预健康 SD 幼龄大鼠，用放射免疫检测技术测定下丘脑和外周 CCK-8 含量。结果显示，捏脊后下丘脑和血浆 CCK-8 含量降低。结果说明，捏脊疗法在一定程度上能防治小儿厌食症。其作用机制可能与调节该模型中枢及外周 CCK-8 的分泌与释放有关。

有研究者以刚断奶的 26 只幼兔为实验对象，手法推拿 1 个月观察幼兔体重增长和血红蛋白（Hb）、生长激素（HGH）、促肾上腺皮质激素（ACTH）、甲状激素（T3、T4）、胰岛素（INS）、胃泌素（GAS）等项实验前后水平变化。结果显示，手法推拿 1 个月后，幼兔的各项检验值均有不同程度提高，其中 HGH、T3、T4、INS、GAS 与空白对照组比较，差异明显。说明手法推拿有促进幼兔的生长发育作用。

另有研究者收集了病情平稳的住院早产儿 43 例，随机分为推拿组及对照组，观察其体重增长及推拿前后血胃泌素（GAS）、胰岛素（INS）及生长抑素（SS）水平变化，采用放射免疫学方法测定。结果发现，在两组早产儿平均摄入容量及热卡等均无明显差异的情况下，推拿组的平均体重增长明显高于对照组。研究者认为推拿治疗明显有助于早产儿体重增长及 GAS 及 INS 水平的升高。

（5）推拿对其他内分泌系统疾病的影响　绝经后骨质疏松症是一种与雌激素缺乏直接相关的疾病，以骨量减少、骨组织微结构破坏为特征。有研究者等将 43 例绝经后骨质疏松症患者随机分为 2 组，治疗组予以推拿治疗，对照组予以密盖息鼻喷剂治疗，观察腰椎骨密度、雌二醇（E2）和衰老症状的变化。研究结果显示，经推拿治疗后患者骨密度明显增加、多项衰老症状积分降低、E2 水平显著提高，说明推拿疗法通过经络的内联外络，气血循行流注而产生局部及全身的作用，不仅能有效地提高绝经后骨质疏松症患者的骨密度，还能显著地提高绝经妇女的 E2 水平，改善患者的多项衰老症状。

推拿治疗精神疾病方面的疗效有诸多报道，通过对 52 例抑郁症和适应障碍的儿童和青春期患者的治疗发现，推拿能使患者抑郁和焦虑状态减轻、唾液中皮质醇水平下降。通过对 1 期或 2 期的 34 名乳腺癌患者的观察发现，推拿治疗能不仅能明显改善患者的焦虑和悲观情绪，而且能增强 DA、5-HT 的分泌，增加体内自然杀伤细胞（NK）的数量，但未报道患者的生存期和生活质量的评价。采用腹部推拿对心理生理性失眠患者的治疗表明，推拿对患者多导睡眠图（PSG）、匹茨堡睡眠质量指数量表（PSQI）、心理健康症状自评量表（SCL-90）评分的指标的改善优于西药组。

另有学者研究揉腹对脂肪肝的影响，结果显示揉腹法能有效改善脂肪肝患者肝脏 B 超、胆固醇、甘油三酯等指标。分析认为，腹部推拿可能通过手法的机械力学效应干预胃肠相关细胞的形态、结构和功能从而改善肠动力，并有可能通过机械力改善肠上皮细胞的结构形态，因为肠道黏膜屏障功能的解剖基础是由位于肠上皮细胞相邻肠上皮细胞之间的连接构成。通过干预肠上皮细胞的紧密连接情况，改善肠道黏膜通透性，阻断肠内的脂毒素进一步进入肝脏，为肝细胞逆转脂肪变性提供环境。

总之，推拿对人体的内分泌系统具有明显的调整作用，通过对人体内分泌功能的调节，可以对人体的生长发育、消化吸收、疾病衰老等多方面产生重要的影响，为临床治疗多种内分泌系统疾病提供了一种新的治疗方法。

（二）　推拿调节内分泌系统的机制

推拿手法的适度刺激，经内侧感觉传导系统，将上行冲动传至下丘脑和边缘系统，使人体处于一种良性应激状态中，促进机体 β-内啡肽及促激素，如促肾上腺皮质激素（ACTH）的合成与释放，通过下丘脑-垂体-肾上腺皮质轴，或者通过下丘脑-垂体-性腺轴和下丘脑-交感-肾上腺髓质及其他内分泌调节轴，对全身各种靶细胞的功能进行广泛的调整。由于内分泌激素的参与，使整体调整能力得到多级放大，并使神经调整反应较为快捷而时间延续较短的整体调整作用，得到内分泌调整的补充、放大和延续。

有学者认为，中枢 5-HT 具有抑制 ACTH 的分泌作用。实验证实，推拿可以升高软组织损伤家兔中枢 5-HT 的含量。提示 CS 含量减少可能是由于中枢 5-HT 抑制了 ACTH 的分泌所致。此外，受损家兔血 CS 含量异常升高，必将发生反馈性抑制作用致使血中 CS 含量发生回降。结果还显示，推拿促进软组织损伤家兔血中 NA 和 A 的含量回降，且 NA 比 A 含量回降的时相出现的早。这说明推拿对损伤机体交感-肾上腺髓质系统的作用可能是通过神经反射性抑制而产生的。研究表明，推拿后家兔 NA 和 A 的合成原料（Tyr）减少，因而它们的合成代谢必然减慢。很可能是推拿抑制了 NA 和 A 合成酶的活性所致。推拿可以促进受损家兔血中 CS 含量的回降，后者刺激多巴胺-β-羟化酶，加速多巴胺转变为 NA，激活苯乙醇胺氮位甲基移位酶，使 NA 转变为 A 的作用减弱，从而 NA 和 A 的合成也会减少。针对与内分泌相关疾病的推拿实验研究表明，推拿调节内分泌疾病的机制涉及下丘脑-垂体-靶腺轴多个环节。

四、推拿调节免疫系统

（一）　推拿调节免疫系统的效应

免疫指的是机体对抗原的识别和应答。免疫系统作为覆盖全身的防卫网络，其主要包括三道防线。其中，第一道防线为：皮肤、黏膜及其分泌液、细胞膜、呼吸道、胃肠道、尿道及肾脏。第二道防线为：吞噬作用、抗菌蛋白和炎症反应。第三道防线主要由免疫器官（扁桃体、淋巴结、胸腺、骨髓和脾脏等）和免疫细胞（淋巴细胞、吞噬细胞等）借助血液循环和淋巴循环而组成的。人体免疫系统需要识别、处理体内的自身抗原和外来的非己抗原，维护机体的生理平衡。

中医学认为，此类疾病的发生和发展主要与先天禀赋不足、外感六淫之邪、营卫气血失调、腑脏功能紊乱、痰浊瘀血内生等因素相关，尤其与脾肾关系更为密切。其中，脾是后天之本，是人体最大的腺器官，也是免疫细胞的主要寄居场所。脾脏的亏虚，其细胞免疫和体液免疫功能均比正常人低下。红斑狼疮、干燥综合征等许多免疫疾病，都是脾胃虚损，津液不足所致。肾为先天之本，肾对免疫的调节作用不仅表现在整体方面，同时与细胞内的调节也有关。肾脏的亏虚，会出现内分泌的紊乱。如甲状腺功能亢进症是肾阴虚的表现，甲状腺功能减退症是肾阳虚的表现。另外，脾、肾与红细胞生成和红细胞免疫功能关系密切，骨髓的造血功能主要来自脾、肾，"肾藏精、生髓、主骨"，脾，"中焦受气取汁，变化而赤是谓血"。脾胃运化水谷精微，必须在肾阳推动作用下，才能化生气血。现代研究表明，运用推拿手法可以提高红细胞补体受体的活性，从而提高红细胞黏附免疫复合物功能，发挥红细胞免疫作用，对治疗过敏性红细胞减少症有良好的疗效。

1. 主要治疗的免疫系统疾病

推拿治疗的免疫系统疾病有 10 余种。主要包括：系统性红斑狼疮、类风湿性关节炎、重症肌无力、荨麻疹、单纯性肥胖症、I 型糖尿病、强直性脊柱炎、过敏性鼻炎、支气管哮喘、亚健康、扁桃体炎、肿瘤、慢性肾小球肾炎、反复性呼吸道感染等。

2. 对免疫系统功能的调节

皮肤是"神经-免疫-内分泌网络系统"中的器官之一，可以接受外界刺激，并通过复杂的 NEI 网络实现对人体内部稳态的调控。而推拿可能是通过 NEI 网络实现对免疫功能的调节。目前认为，免疫系统各组织、器官的神经支配和神经递质受体分布构成了神经系统参与调节免疫功能的基础，淋巴器官受交感和副交感神经的支配，而多数免疫细胞特别是淋巴细胞与巨噬细胞的细胞膜上存在多种神经递质受体。自主神经系统对免疫系统的影响是通过免疫器官的神经分布和肾上腺髓质来完成，最终结果是增加糖皮质激素和儿茶酚胺的合成和分泌。多数情况下，副交感神经可增强免疫功能，而交感神经则主要起抑制性作用。研究发现，免疫系统的所有免疫器官均接受交感节后神经元的支配，尚无副交感支配的神经解剖学证据。在胸腺、脾脏、淋巴结、肠淋巴组织的实质区均有交感神经纤维末梢的深入，它们与免疫细胞直接接触，形成突触样的联系。免疫功能神经调节的初始途径由交感神经系统提供，主要通过单胺类神经递质 NA。有两类受体能够结合 NA：α-肾上腺素受体（α-AR）和 β-肾上腺素受体（β-AR）。免疫细胞上主要是 β2-AR 受体。环磷酸腺苷（cAMP）一种环状核苷酸，以微量存在于动植物细胞和微生物中。当细胞受到外界刺激时，胞外信号分子首先与受体结合形成复合体，然后激活细胞膜上的 Gs 蛋白，被激活的 Gs 蛋白再激活细胞膜上的腺苷酸环化酶（AC），催化 ATP 脱去一个焦磷酸而生成 cAMP。生成的 cAMP 作为第二信使通过激活 cAMP 依赖性蛋白激酶（PKA），使靶细胞蛋白磷酸化，从而调节细胞反应。对人类和小鼠体内、体外 T 细胞、B 细胞的研究表明：NE 和 β2-AR 受体结合增加细胞内 cAMP，抑制淋巴细胞的免疫应答。推拿可能通过降低胸腺和脾脏内交感神经末梢 NE 浓度，减少 NE 对免疫细胞的抑制效应，达到增强免疫功能的作用。而皮肤作为神经-免疫-内分泌网络的重要器官，接受推拿手法刺激或机体对手法产生应激，导致交感神经兴奋性改变，交感神经末梢减少 NE 的释放，推拿增强了免疫功能。

（1）推拿对机体血液细胞的作用　推拿后机体血液中白细胞总数增加，吞噬功能加强，血清中补体含量增多，从而发挥体液和细胞免疫功能作用。对健康人推拿前后的红细胞、血红蛋白、白细胞计数和分类、白细胞噬菌能力、血清补体效价等指标做了观察后发现：除血红蛋白没有明显变化外，其余各项指标均有不同的升高，其中白细胞平均增加了 19.7%，淋巴细胞比例升高，噬菌指数平均提高了 34.4%。通过对体弱易感家兔模型推拿前后免疫指标变化，结果表明，推拿后选模动物 C3-R、酸性 a-醋酸萘醋酶（ANAE）药免疫指标与正常组比较差异无显著性意义。

（2）推拿对机体免疫细胞的作用　推拿后可增加血清免疫球蛋白（Ig）及其复合物的含量，同时亦能增加 T 淋巴细胞及其亚群的含量。有学者在推拿肾俞穴治疗老年肾虚腰痛免疫机制研究中指出，经推拿后，除肾阴虚型患者 CD_8^+ 无明显变化外，其余所有患者血清 Ig、T 淋巴细胞亚群含量均明显升高，但变化均在正常范围内，说明推拿对本症的改善与增高血清 Ig、T 淋巴细胞亚群含量有关。推拿增强免疫功能的机制，可能是推拿引起中枢神经肽递质的释放，作用于丘脑-垂体-肾上腺皮质轴，从而影响内分泌，使机体分泌 Ig、T 淋巴细胞亚群含量增高，从而提高免疫水平。

自然杀伤细胞（NK）是机体重要的免疫细胞，不仅与抗肿瘤、抗病毒感染和免疫调节有关，而且在某些情况下参与超敏反应和自身免疫性疾病的发生。对 HIV^+ 和 HIV^- 的男性研究也发现经一系列推拿后可增加人体内 NK 细胞数量，增强 NK 细胞活性，表明推拿能通过机体的免疫功能来抑制肿瘤细胞的生长。另外，动物实验发现，经推拿后动物脑脊液中环磷酸腺苷含量减少，从而使控制丘脑下部体温调节中枢的体温"调定点"骤然大幅上移，使机体的发热反应受到明显抑制。

（3）推拿对机体免疫分子的调节作用　免疫分子包括抗体、补体及细胞因子等多种与免疫反应密切相关的生物活性物质。它们既是免疫应答的效应分子，又是内部免疫系统与其他系统间信息传递的介质，对免疫识别与排斥及机体内环境稳定起着重要的协调作用。推拿手法对不同的免疫分子存在着不同的调节作用。推拿手法使用㨰法、擦法、一指禅推法、提捏法对慢性肾小球肾炎患者治疗，主要在背部膀胱经部位和腹部进行施术，并检测患者血清中 IgG、IgM、IgA 水平变化。研究结果表明，推拿使患者 IgG、IgM、IgA 水平有所提高。另外一项研究表明，对健康早产儿采用 ARRAY 蛋白质测定系统检测其血清 IgG、IgA 和 IgM 含量，在母乳喂养基础上予以每日 3 次抚触推拿，其中对一些 3 月龄婴儿进行随访复查上述免疫指标并与健康足月婴儿对照组进行比较。结果显示，新生儿早期早产儿组 IgG 明显低于足月儿，IgA、IgM 亦较足月儿低。而 3 个月后随访发现两组 IgA 差异已无显著性，早产儿组 IgG 与 IgM 仍较足月儿低。结果表明，抚触推拿能够改善早产儿的健康状况，提高早产儿的免疫功能。另一项研究，是由 HIV 阳性早产儿的母亲对其早产儿进行每日 3 次，共 14 天的推拿，结果发现接受推拿治疗的早产儿体重增加明显，而且天然杀伤细胞的数目有了明显增加。上述研究均提示推拿疗法有助于提高人体的免疫功能。

（二）　推拿调节免疫系统的机制

推拿直接作用于皮肤，皮肤即是"表"，"表"有两方面含义，一是肌表、体表之意，二是表邪、表证之意。推拿一方面具有固表补虚，增强机体腠理肌表功能的作用；另一方面具有防治各种由表入里的病邪对人体的侵袭、减少外感表证的发生，从而调补全身正气虚衰的作用。"表"的这两方面含义，正契合了现代医学的免疫学内容，即局部免疫功能和整体免疫功能。现代医学认为，皮肤是人体最大的器官，也是机体免疫系统的第一道防线。1986 年 Bos 首次提出了"皮肤免疫系统"的概念，随后 Nickoloff 提出了"真皮免疫系统"的概念，进一步补充了 Bos 的观点。现代免疫学研究证实，皮肤免疫系统主要包括免疫细胞和免疫分子两部分，它们形成一个复杂的网络系统，并与体内其他免疫系统相互作用，共同维持着皮肤微环境和体内环境的稳定。人们对皮肤与免疫之间的关系，最早认为皮肤是内分泌免疫器官，直到人们通过大量的研究，逐步形成了"皮肤–神经–内分泌–免疫网络系统"的整体免疫观念。

1. 推拿对免疫的双向调节机制

双向调节是对阴阳失衡的一种反馈调节，也就是对病理状态偏颇的纠正。中西医结合研究表明，阴阳双向调节有一定的物质基础，它与交感神经和副交感神经的反馈调节、核酸能量代谢（DNA/RNA）的合成与转录、环核苷酸（cAMP/cGMP）的双向调节、免疫促进与免疫抑制有密切关系。从现代系统论观点看，人体的整个生理功能是建立在器官、组织、细胞、细胞器及生物高分子等各层次亚系统之间的调控平衡上。整体的病理及病理生理的调控端赖于细胞的受体对受整体调遣的信使的反应，并反馈于整体调控。人体的调控系统主要是神经和内分泌系统，主要的信使是神经介质和激素。细胞接受信使并做出反应的触发开关是受体。信使与受体往往成对地存在。它们对细胞同一功能起相反的调节作用，以调节细胞生理功能的平衡。综合各层次的平衡调节可形成整体功能的平衡。现代医学认为，免疫系统与神经-内分泌系统组成调控网络，相互间存在着复杂的双向调节作用。

事实上，推拿手法作用于机体，首先作用于外周感受器，包括皮肤、肌肉、关节、骨骼、内脏等处的感受器，并没有直接参与机体的免疫调节反应，而是由中枢及边缘系统对其所接受到的强弱程度或类别不同的推拿信息进行整合，再通过传出神经对机体各系统进行调节，而这一过程对机体免疫系统更具有特殊意义，生理学家最新提出的"神经-内分泌-免疫调节"（NIM）理论，更充分证实了推拿通过神经系统可调节机体免疫力。

有研究表明，推拿信息通过中枢神经系统对免疫系统进行双向调节。首先，推拿手法作用于机体体表及内脏表面，产生一定程度的感觉（挤压、温热感、酸、胀、痛等），这些感觉由体表游离神经末梢感受器所感受，经躯体神经传至脊髓后角（Ⅳ-Ⅴ板层），经脊髓丘脑束传至丘脑腹后外侧核，然后经内囊枕部，投射到大脑皮层的中央后回等处。大脑皮层存在着调节免疫的功能区，左侧大脑皮层可能有增强免疫的中枢存在，而右侧大脑皮层可能有抑制免疫的中枢存在。因此双侧脑皮层即可根据所接受到的良性手法信息，对免疫进行双向调节。其次，中央后回又将接收到的信息，向下经下丘脑（间脑）传递到网状系（中枢边缘系统）。而生理学家发现，下丘脑前部及边缘系统分别具有促进免疫和免疫抑制作用。推拿信息传递到此区域被接收后，即可激发其对免疫功能的双向良性调节作用。

2. 推拿对植物神经免疫功能调节机制

中医传统理论认为，"正气存内，邪不可干""邪之所凑，其气必虚"，任何疾病的发生，均是患者体内抗御病邪的"正气"不足所致。因此，预防和治疗疾病，一定要从体质因素入手，扶正固本，使其气血旺盛，腠理固密，外邪难以侵袭。推拿疗法能够刺激患者背部督脉和脊柱两侧的足太阳膀胱经，督脉总督人体之阳气，足太阳膀胱经主持人体一身之肌表，因此能够疏通气血，助阳扶正，调整和增强脏腑功能。现代医学认为，脊柱是脑、脊髓通向躯体各脏器、组织发出神经根的地点和通道，每对脊神经都含有控制躯体和内脏感觉与运动的4种纤维成分。推拿疗法能够通过刺激脊柱两侧皮肤、肌肉，进而刺激脊柱两侧的交感神经干。其中较强的刺激兴奋交感神经，抑制副交感神经；柔和的刺激抑制交感神经，兴奋副交感神经，从而产生复杂的神经体液变化，通过脊髓传导通路来完成对中枢、周围神经的双重调节，改善或增强机体的免疫系统功能。

推拿有两种不同类型的手法，即补法和泻法，一般认为缓和、轻柔、频率较慢而连续的刺激属补法。而急速、较重、时间较短的刺激属泻法。推拿实验发现，缓和、轻柔、连续的手法刺激有兴奋周围神经的作用，但对中枢神经有抑制作用，而当中枢神经处于抑制状态时，副交感神经处于优势；而急速、较重且时间较短的手法刺激可兴奋中枢神经，抑制周围神经，当中枢神经处于兴奋状态时，交感神经处于优势。简而言之，推拿手法中的补法刺激机体后可以提高副交感神经的兴奋性，而推拿手法中的泻法刺激机体后可以提高交感神经的兴奋性。生理学家的最新发现表明，交感神经具有抑制免疫的效应，副交感神经具有增强免疫的效应。这就说明补法可以通过兴奋副交感神经而增强免疫反应，泻法可以通过兴奋交感神经抑制免疫反应。

3. 推拿对体内神经系统递质的调节机制

推拿手法不像药物那样直接影响神经系统递质的合成和释放，它只是通过一定量手法的刺激，调节神经系统活动的平衡，使其发挥正常功能，释放所需递质，从而调节机体免疫功能。比如当中枢肾上腺素能神经和外周交感神经兴奋时，就可释放 NA，中枢内 NA 可以促进免疫，外周 NA 也可直接作用于免疫细胞上的相应受体，从而调整免疫功能；而中枢胆碱能神经和外周副交感神经兴奋时，可释放乙酰胆碱（Ach），中枢中的 Ach 具有抑制免疫的效应，外周 Ach 也可能通过影响 T 细胞的功能而调节免疫功能；另外还有中枢递质 5-HT 也是交感神经影响淋巴细胞活动的中介物质。即交感神经一方面通过释放递质作用于淋巴细胞表面的受体，另一方面通过改变血液中的 5-HT 含量而影响淋巴细胞的活动。实验研究发现，推拿 30 分钟后，机体血液中 5-HT 含量水平较前明显升高。按揉局部穴位能使局部毛细血管扩张，促进局部血液循环，有软坚散结、行气活血之功。现代实验研究表明，推拿可激发人体穴位内生物分子的氢键，传递人体细胞所需的能量，也能给缺乏能量的病态细胞提供活化能。推拿可调整机体各系统脏器的机能，提高机体的抗病能力，从而发挥保健作用。推拿疗法可改善局部血管的痉挛状态，加快局部血液循环，提高机体新陈代谢。

4. 推拿对血液中神经肽的调节机制

在神经系统中有不少具有活性的肽类物质也参与神经信息的传递，称之为神经肽。研究神经肽对免疫功能的调节也已有了新的进展，有文献称，甲硫脑啡肽（Met-ENK）和亮啡肽能增加淋巴瘤患者 B 淋巴细胞的有丝分裂反应，还可增强人体天然杀伤细胞和单核细胞的功能。而 a、β、r 强啡肽（END）都可抑制小鼠体液免疫应答，β-END 还可抑制人体外周血液中 T 细胞总数玫瑰花环的形成，以及抑制其有丝分裂的反应。应用推拿手法后体内 ENK 含量增加，并进入中枢和相应受体结合，起到镇痛作用。这也说明推拿手法可改变体内神经肽含量而对免疫进行调节。

五、推拿调节消化系统

（一） 推拿调节消化系统的效应

消化系统在人体中有重要的作用。现代医学将消化系统分为消化管和消化腺两大部分。消化管是指口腔到肛门的管道，其各部的功能不同，形态各异，可分为口腔、咽、食管、胃、小肠（十二指肠、空肠和回肠）、大肠（盲肠、结肠、直肠和肛管）。临床上常把口腔到十二指肠一段称为上消化道，空肠以下部分称为下消化道。而消化腺按体积大小和位置不同，可分为大消化腺和小消化腺两种。大消化腺多位于消化管壁外，成为一个独立的器官，所分泌的消化液经导管流入消化管内，如唾液腺、肝和胰腺。小消化腺分布于消化管壁内，位于黏膜层或黏膜下层，如唇腺、舌腺、食管腺、胃腺和肠腺等。消化系统的基本功能是摄取食物，进行物理和化学性消化，经消化管黏膜上皮细胞进行吸收，最后将食物残渣形成粪便排出体外。

中医学认为，人体的消化吸收主要与脾胃有关。脾胃位于中焦，在膈之下，胃的主要生理功能是主受纳、腐熟水谷，其性主通降，以降为和，喜润恶燥。脾的主要生理功能是主运化、升清降浊、统摄血液；其性主升、喜燥恶湿。机体的消化运动主要依赖于脾胃的生理功能。机体生命活动的持续和气血津液的生化同样有赖于脾胃运化的水谷精微。所以称脾胃为气血生化之源，为"后天之本"。脾胃功能的失调主要是由于七情刺激，肝气郁结，横逆犯胃；或由于饮食不节，暴饮暴食，过食生冷，损伤脾胃；或禀赋不足，脾胃素虚，饮食稍有不慎，则运化失常。通过推拿手法的作用，可以达到调畅气机、消食导滞、健脾和胃的作用。常采用的推拿方法包括：揉腹、摩腹、振腹等。同时也可以配合点按足三里、胃俞、中脘、脾俞来调补脾胃、补益气血。

1. 治疗的主要消化系统疾病

推拿治疗的消化系统疾病可达 20 余种。常见病种有：功能性消化不良、小儿单纯性消化不良、便秘、腹泻、肠易激综合征、慢性胃炎、慢性结肠炎、慢性胆囊炎、慢性浅表性胃炎、胃痉挛、溃疡性结肠炎、贲门痉挛、胃下垂、胃黏膜脱垂、脂肪肝、糖尿病、消化性溃疡、急性肠炎、麻痹性肠梗阻、粘连性肠梗阻、假性肠梗阻、肠粘连、胆绞痛、手术后肠粘连、顽固性呃逆等。

2. 对消化系统各器官组织功能调节

推拿对消化系统各组织器官的调节作用体现在多个层次、多个途径。现代医学认为，推拿手法对消化系统有直接和间接两个方面的作用：直接作用，是指通过手法的直接作用力可使胃肠管腔发生形态改变和运动，促使胃肠蠕动速度加快和力度加大；间接作用，是指通过手法的良性刺激，激活经神经的传导反射作用，可促进胃肠的蠕动和消化液的分泌，增强对食物的消化吸收能力，改善消化系统的功能。

（1）推拿对胃肠动力的调节作用　无论是推拿手法的直接作用还是间接作用，均可刺激到胃肠，使平滑肌的张力、弹力和收缩能力增强，从而促进胃肠蠕动，调节肠动力。研究表明，穴位推拿能促使消化道平滑肌内毛细血管开放，使平滑肌获得更多的血液和营养物质，增强平滑肌的张力和弹性，促进胃肠的蠕动。摩腹时产生的垂直向下力，可明显改变腹压，并协调和增强直肠复合运动。研究发现顺肠蠕动方向摩腹，可直接加强肠蠕动，促进排便；而且柔和有力的手法刺激，可通过反射调节使中枢受到抑制，从而使位于降结肠和直肠的副交感神经兴奋，交感神经抑制，最终使降结肠、直肠蠕动增加，肛门内括约肌松弛，为粪便的排出创造有利条件。

胃肠道动力障碍被认为是引起功能性消化不良的主要原因。其中包括：胃排空障碍、胃的容受性扩张受损、胃肌电活动异常等多种原因。而推拿可以对功能性消化不良的多种机制进行调节，不仅能改善症状也能治其根本。研究报道推拿对胃肠动力有显著的良性调节作用。当推拿手法作用于足三里、内关、天枢等穴时，可以明显提高功能性消化不良患者近端胃的顺应性，从而提高近端胃的容受性与适应性舒张功能以改善胃排空。有研究者采用二维实时超声诊断仪对推拿干预胃排空进行观察：对足三里、中脘等穴施以各种推拿手法后，可刺激中枢神经系统，使迷走神经兴奋性提高，胃肠蠕动加快，平滑肌张力提高。在对肠功能的观测中，研究者亦发现按揉足三里穴可使肠壁平滑肌收缩增强，加快肠蠕动恢复。

在对正常人体胃电观测中，发现推拿足三里时，可出现胃体与胃窦电振幅增强（指在正常范围内较高的部分），推拿后可减弱。对胃病患者推拿前后的胃电图进行观察比较，发现胃窦胃电图推拿前后基本电节律的频率变化不大，但对原有幅值有良性调节作用，即过度抑制的变为兴奋，过度兴奋的则转为抑制，证明推拿对胃肠有调节作用。

另外，幽门痉挛患者经点压推拿中脘穴后，X线透视下可见胃蠕动加强，波频增加，波速加快，幽门痉挛解除；点压推拿气海穴可引起肠蠕动加快；推拿背俞穴可刺激胸腰段脊神经，通过节段神经反射从而调整内脏功能。

（2）推拿对胃肠分泌功能的调节作用　推拿对于胃液的分泌具有重要影响。一般认为，推拿手法的刺激信号通过交感神经系统的反射作用，使支配内脏器官的神经兴奋，促使胃肠消化液的分泌。而在推拿手法治疗胃溃疡的研究中发现：推拿点按脾俞、胃俞、足三里等穴位，可观察到胃液分泌减少，胃蛋白酶的活性被抑制，从而表明推拿疗法对抑制胃溃疡发生也有一定的作用。

人体的自主神经节、神经干大部分分布于脊柱两侧，在生理或病理状态下有兴奋与抑制的双向调节性，捏脊能直接刺激神经根，促进胃肠血液、淋巴循环，改善消化系统功能，对消化系统功能有重要的神经、体液调节作用。研究表明，捏脊等多种推拿治疗手法可以促进胃液分泌，提高消化酶的活性，加强消化系统对蛋白质和淀粉的消化能力，提高机体的免疫功能，真正做到标本兼治，使患者脾胃功能恢复正常。实验也证明，捏脊能使大脑皮层自主神经活动得以改善，使消化液、消化酶分泌增强，血清蛋白存留率增高，改善造血功能，并能调节机体酶活力，改善小肠吸收功能。

另外，在胃体部有大量胃肠动力激素的表达，如SP、血管紧张素（VIP）等，在推拿干预后上述胃肠激素可见明显变化。其中，SP作为神经递质参与胃肠运动的调控，刺激收缩几乎所有的消化道平滑肌，尤其是空肠、回肠、结肠平滑肌，促进胃肠运动，其水平较低时，可导致肠道运动处于抑制状态，引起慢性便秘。VIP则是一种非胆碱能非肾上腺素能神经递质，广泛存在于中枢神经和胃肠神经系统中，主要起到松弛胃肠道平滑肌、减慢胃排空、抑制结肠和直肠的紧张性、抑制胃肠运动的作用。VIP水平增高可以松弛胃肠道平滑肌、抑制结肠和直肠的紧张性，使蠕动性收缩不易发生，导致便秘。有研究者用一指禅推法施于腹部的中脘、天枢等穴，4周后测得SP水平下降而VIP水平有所升高。研究显示肠易激综合征患者血浆胃肠激素的含量在治疗前后有变化，SP含量明显下调，VIP含量明显下调。腹泻、腹痛、腹胀评分均明显下调。提示推拿能使血浆胃肠激素改变，从而改善肠易激综合征患者症状。

（3）推拿对胃肠消化功能的调节作用　由于推拿手法能改善胃肠血液、淋巴的循环流动，因此手法的合理刺激也可加强胃肠的消化吸收功能。例如，小儿推拿中，运用捏脊手法治疗小儿疳积，发现患儿的血清胃泌素显著高于正常儿童，捏脊治疗2周后血清胃泌素水平降至正常。同时，捏脊手法配合按揉足三里等穴，还可以提高疳积患儿的木糖排泄率和尿淀粉酶活性，改善疳积患儿的小肠吸收功能，小儿推拿的补脾经可以提高胃蛋白酶的生物活性。这些酶类都是消化过程中必不可少的中间物质，它们的生物活性直接决定了消化功能的正常与否。

（4）推拿对肝脏功能的调节作用　推拿对于某些肝脏疾病具有一定的疗效。研究报道推拿治疗脂肪肝疗效显著，推拿治疗脂肪肝主要是通过腹部推拿及特殊穴位的点、按方法，使腹部肌肉产生运动，增加肝细胞的通透性，改善微循环障碍，消耗肝内脂肪，促进肝脏脂肪的转运，减少肝内脂肪的堆积，从而达到治疗的目的。

临床资料显示，推拿还具有防治酒精性脂肪肝的作用。有研究者通过光学显微镜下观察推拿后肝脏组织病理学，发现推拿可以降低酒精性脂肪肝大鼠的肝湿重和肝指数，减少甘油三酯在肝脏内的聚集，保护细胞膜结构，改善乙醇引起肝脏损伤所致的血清酶学改变，减轻酒精对肝脏的损害，改善酒精引起的肝细胞脂质代谢紊乱，从而有效地防止肝组织的脂肪变性，延缓酒精性脂肪肝的发病过程。另外，推拿还可以有效改善肝区血流状况，如在应用彩超观察全足反射区推拿对中、重度脂肪肝患者进行肝脏门脉血流速度的影响时发现，均匀性中、重度脂肪肝患者肝脏门脉血流速度较正常人明显偏低，通过全足反射区推拿可以增加中、重度脂肪肝患者肝脏门脉血流速度，肝脏门脉血流速度的提高将有利于肝细胞脂肪浸润的改善，减轻肝窦受压，促进脂肪肝患者的康复。

腹部推拿还可以降低非酒精性脂肪肝患者谷丙转氨酶（ALT）、甘油三酯（TG）、总胆固醇（TC）含量，以及 BMI 指数。另有研究发现，腹部推拿可提高肝脏 CT 值，使肝/脾 CT 值之比趋于正常。

（5）推拿对胆囊功能的调节作用　临床观察发现，推拿对于胆汁的分泌、胆囊的运动及其周围的血运功能均有显著的调节作用。有研究者通过斜扳法治疗胆绞痛，其认为斜扳法可以使脊椎松动，反射性地使胆囊交感中枢兴奋，从而抑制胆囊收缩，减少胆汁分泌，同时点按两侧胆囊穴使 Oddi 括约肌松弛，淤积的胆汁可顺利排出。此外，通过超声波检查等观察研究证实，推拿还可以抑制胆囊壁平滑肌的痉挛，使胆道通畅，胆压下降，从而起到缓解胆绞痛的作用。

另外，还有研究发现，指针阳陵泉穴也能增加胆囊的运动和排空能力，还可以使胆总管规律性收缩，蠕动增加，缓解 Oddi 括约肌痉挛，胆汁流出量明显增加，配合点按肝俞、胆俞、胆囊、丘墟等穴还可以加速胆囊区的血液循环，促进胆囊的功能恢复以达到治疗慢性胆囊炎目的。

（二）　推拿调节消化系统的机制

推拿不仅能对脾胃起到调整作用，促进人体消化、吸收和排泄等功能，还可以对全身各个组织、器官起到调整和促进作用。推拿治疗疾病的机理是通过局部的手法刺激，将刺激波传递到神经系统，反射性地提高某些防御机能。

胃肠功能的神经调节有赖于肠神经系统、外周神经和中枢神经 3 个层次的协调调控。推拿的调节作用也体现在这些方面。

1. 推拿调节胃肠功能与肠神经系统的关系

肠神经系统（ENS）是独立于交感、副交感神经的外周自主神经系统。虽然属于外周神经系统，但不同于一般外周神经，它可以在中枢神经系统支配下活动，也可以脱离中枢神经系统的支配而独立活动。ENS 具有完整的自我传入、传出神经。ENS 神经元释放的神经递质和调质种类很多，几乎所有中枢神经系统中的递质和调质均存在于内脏神经系统中。因此，以黏膜下神经丛、肌间神经丛、神经元构成的神经网络，由感觉神经元、中间神经元和运动神经元构成神经回路，并最终形成一个完整的，可以独立完成反射活动的肠神经整合系统。

ENS 又称"肠脑"，担负着胃肠道的反射和控制活动，同时 ENS 与作为肠道起搏细胞的 Cajal 间质细胞（ICC）紧密伴随，对胃肠功能进行局部调节，是调节肠道动力的重要因素。有实验研究表明，在切断狗肠管以外的所有外来神经后，其胃肠运动功能仍然存在，且保持了肠壁神经丛的其他功能，对局部刺激仍有反应。

推拿效应的载体是机械力，已证实外界机械力可以引起细胞生物力学环境改变，产生的机械力可改变细胞形态、结构，同时还能调控细胞的功能状态，影响细胞的增殖、分化。因此，应用腹部推拿治疗时，有外力作用于腹部，并以机械波的形式传入细胞，在细胞质或细胞核的效应部位（如核糖体、线粒体）转变为生物效应，其作用可引起细胞形貌的改变，机械力信号也可能转变成生物信号引起细胞的生化和生理应答，可影响 Cajal 间质细胞、肠神经元或平滑肌细胞的形态变化、增殖、分化，进而改善 ENS–ICC–SMC 网络。

其中，ICC 是一种非神经细胞。大量研究证实，ICC 数量和形态异常对动力障碍性疾病（如胃排空异常、慢传输型便秘、Oddi 括约肌功能障碍和其他的胃肠动力障碍相关疾病）有很大影响，同时它与神经活动有着特殊的连带关系。作为胃肠道平滑肌慢波活动的起搏者，ICC 控制胃肠道平滑肌的收缩，同时推进电活动的传播，在神经肌肉信号传递中起调节作用，与胃肠道蠕动功能密切相关。

另外，平滑肌细胞（SMC）作为调控肠动力的另一关键性因素，其发挥作用主要由钙离子通道的激活来控制，当平滑肌细胞受刺激后，Ca^{2+} 通道打开，贮存于内质网/肌质网中游离 Ca^{2+} 释放形成钙波和钙振荡，组成复杂的钙信号时空形式，控制着平滑肌细胞收缩等许多生理过程。

大量研究证实，机械力作用能够激发 K^+、Ca^{2+} 等离子通道，被激发的离子又能够作为第 2 信使引发后续的信号通路。而上述离子通道的开放，可使 ICC 上电压依赖性的 L 型 Ca^{2+} 通道被激活，产生内向电流，促使 ICC 除极达阈值后触发慢波电位，通过缝隙连接传递至平滑肌，激活平滑肌细胞上的 L 型 Ca^{2+} 通道，使平滑肌去极化并达阈值，产生动作电位。而上述通路的形成可能是揭示腹部推拿影响肠神经系统的重要途径之一。

2. 推拿调节胃肠功能与外周神经系统的关系

有研究证实，点按足三里穴，神经信号经腓总神经、坐骨神经至脊髓、脑干、延髓神经中枢中多个核，整合后再由迷走神经至肠神经系统或直接作用于胃肠效应细胞发挥良性调节作用，但切断腓总神经及坐骨神经后其作用消失。

交感神经参与胃肠运动的抑制调节。推拿可能通过刺激交感神经，促进肾上腺髓质释放肾上腺素和 NA。这类儿茶酚胺物质对胃运动有明显的抑制作用，并且在减弱胃周期性收缩的振幅和频率方面，肾上腺素比 NA 要强 2 倍。迷走神经和交感神经影响胃肠协调运动的调节。由刺激迷走神经引起的肠运动改变在切除内脏大神经后得以加强，表明了交感神经对迷走神经具有互补作用。

另外，外周神经系统是推拿信号传入和效应产生的必要通路。推拿信号传入以躯体传入神经为主导，在腹部推拿对胃肠的调节中，传入神经主要是胃肠神经网络。信号由腹部体表及内脏的游离神经末梢、神经（干、支、束、丛）、血管壁传入神经及包囊感受器产生，然后沿躯体传入神经传到脊髓相应节段，经过交换神经元，再沿脊髓丘脑束传到丘脑，最后达到皮层感觉区，经过信息整合支配相应核团，从而对机体产生具体的调节作用。

3. 推拿调节胃肠功能与中枢神经系统的关系

调节胃肠运动的中枢位于脑干和延髓。通过大脑诱发电位、正电子发射体层摄影、脑磁描记术、功能性磁共振成像等技术，检测直肠扩张反射时大脑核团反应的位置，发现肠易激综合征（IBS）患者在脑内前扣带回皮质、脑岛皮质、前额叶皮质和丘脑等区域存在着不同的活动信号。其中，丘脑作为脊髓丘脑束和脊髓网状束的传入信号，在高级中枢的中继起着重要作用。

有研究者应用 MRI 观察 IBS 白兔模型时发现，脑区激活部位在丘脑、扣带前回、脑岛皮质、脑干和小脑，其中丘脑和扣带前回激活区域，IBS 模型白兔的激活像素和强度明显高于正常白兔。在对 IBS 模型白兔进行 1 次摩腹操作后，激活部位在丘脑、扣带前回、脑岛皮质、脑干；操作 20 次后，激活部位在丘脑、扣带前回、脑岛皮质，摩腹后的 IBS 白兔激活区与未摩腹的 IBS 白兔比较激活像素和激活强度显著降低，见图 4-3。

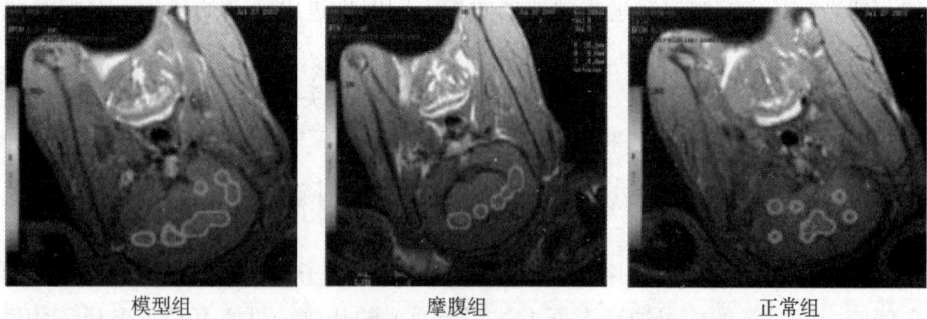

| 模型组 | 摩腹组 | 正常组 |

图 4-3 第一次摩腹即刻三组白兔 fMRI 内脏激活中枢图

另有研究发现，推拿足三里的上行冲动激活了延髓内的网状结构物质的兴奋和抑制中端，然后通过下行兴奋和抑制全径实现对胃电的双向调节作用。所以，此研究认为推拿可影响与胃电有关的迷走神经背核和孤束核放电：损毁中缝大核后推拿对胃电抑制作用大大减弱，刺激蓝斑核也可使胃电慢波、快波下降。该研究认为，延髓在推拿影响胃电过程中起重要作用，迷走脊核、孤束核、中缝大核、蓝斑核参与了推拿效应，尾核、杏仁核、下丘脑外侧区引状核也是调控胃电的重要中枢机构。

4. 推拿调节脑肠轴中关键递质的分泌

脑肠肽（brain-gnt peptide）是具有神经递质和激素双重功能的多肽分子，是第一个被发现在脑和肠道中均存在的肽，广泛分布在中枢神经系统、消化道、免疫器官等部位。

SP、VIP、CCK-8 等胃肠肽类神经递质，其既存在于人体肠道又广泛分布于大脑中枢，而上述递质可能是由外周向中枢传递信号的中介性物质。有动物实验研究证实，从结肠、脊髓和脑 3 个不同层次脑肠肽的分布表达均不同程度出现兴奋性脑肠肽 SP 和 CCK 明显减少，抑制性脑肠肽 VIP 明显增多，以上两类脑肠肽的变化均可致结肠收缩动力功能减弱，肠内容物传输减慢。SP、VIP 和 CCK-8 在结肠主要表达于结肠固有膜血管壁、黏膜腺上皮细胞；在脊髓中主要表达于背角中血管壁、神经细胞胞浆；在脑中主要集中表达于下丘脑及扣带回神经元细胞胞浆、血管壁等。研究发现，大脑、脊髓中 SP、VIP、CCK 的表达与结肠相一致，进一步提示在结肠表达异常的脑肠肽经神经感觉通路能传递至脊髓，并影响脊髓背角功能，向上传输至丘脑，直至大脑皮层。脊髓背角是肠道内脏感觉等传入纤维的汇集之处，是肠道与大脑间进行信号传递的中继站，而大脑皮层则是许多内脏活动的高级调节者。有研究证实，在应用腹部推拿干预便秘型肠易激综合征家兔模型后，其结肠组织以及脑中的 SP、CCK 和 VIP 含量均发生了良性变化。一方面证实了脑-肠轴的存在，另一方面进一步说明了上述神经肽在其中的桥梁作用。

可见推拿可改善消化系统的激活模式、范围和强度，同时推拿在中枢神经系统及其核团的作用也绝非孤立单一的，而是多部位相互协调，共同发挥良性调节作用。

六、推拿调节循环系统

（一） 推拿调节循环系统的效应

循环系统是人体重要的系统之一，是由细胞外液（包括血浆、淋巴和组织液）及其借以循环流动的管道组成的系统，主要包括心脏、血管及调节血液循环的动力和管道系统，其主要作用是为全身组织器官运输血液，并且通过血液将营养物质、氧、激素等物质供给各组织器官，并将各组织器官的代谢产物通过肺、肾和皮肤排出体外，从而保证人体新陈代谢的正常进行。循环系统中包含的对象很多，总体上可将其分为：心血管系统和淋巴系统两类，淋巴系统是血液循环的支流，并且协助静脉运回体液进入循环系统，属循环系的辅助部分。

中医学认为，现代医学的循环系统与心、脾、肝等脏腑有着十分密切的联系，并由各脏腑共同协调完成。早在 2000 多年前就有相关描述，如《灵枢》记载"心主脉"，《素问·六节藏象论》记载"心者生之本……其华在面，其充在血脉"等，心主血脉，全身之血统属于心。而脉为"血之府"，肝"主藏血"，脾"主统血"，防止血液溢于脉外。心气旺盛、心血充盈、脉道通利，则血液才能在脉管内正常活动，维持人体正常的血液循环，调节心血管活动和体液正常运行，心脾功能的正常运行是维持体内循环系统运行的关键，心脾功能的异常多由于情志和饮食所伤致使脾失健运，血的化源不足则心失所养，不能营其主司血液运行的功能。此外外感邪热、饮食劳倦、情志过极、寒温失度均会成为"心病"发生的因素。推拿手法调节后可以起到调畅气机、补益气血、疏通经络、调和脏腑的作用，并且针对循环系统可以达到扩张血管，改善血液循环，促进心肌供氧，加强心脏功能等。常采用的推拿手法包括滚法、揉法、捏法、拿法、提法等，同时也可以配合点按膻中、合谷、太冲等穴来调和气血、通经活络。

1. 治疗的主要循环系统疾病

通过推拿方式治疗的循环系统疾病可达 20 余种，主要包括心脏和血管疾病，合称为心血管病，具体分为：原发性高血压、心力衰竭、窦性心律失常、房性心律失常、房性交界区性心律失常、心脏传导阻滞、室性心律失常、动脉粥样硬化、心绞痛、动脉硬化症、心肌梗死、类冠心病、闭塞性周围动脉粥样硬化、雷诺综合征、血栓性静脉炎、高脂血症、脑卒中、脑血管病后遗症、脑梗死、脑血管供血不足、阵发性室上性心动过速等。

2. 对循环系统各器官组织的调节作用

推拿对循环系统的各组织器官的调节体现在多层次、多途径上。推拿疗法通过手法特有的机械运动方式对机体进行刺激，达到疏通经络、活血化瘀的作用。推拿手法直接作用于人体，能够扩张毛细血管，改善局部血液循环，提高血流速度，改善心脏功能，提高心肌供血，进而调节人体的血压、心率、脉搏、代谢等功能。

（1）推拿对血管的调节作用　推拿手法对血管的调节主要表现在促使毛细血管扩张，开放储备状态下的毛细血管，促进血管壁弹性功能恢复等方面。推拿时在人体表组织产生的压力与摩擦力，能使血管壁上的脂类物质被大量地消耗与清除，促进了血管壁弹性的恢复，改善了血管的通透性，减缓了血管的硬化，降低了血管类疾病的发生，同时也降低了血液流动时所产生的外周摩擦力。实验研究表明，当推拿手法作用于机体时，有节律的交替手法所产生的压力能够直接传送到血管壁，使血管壁产生有节律地舒缩变化，血管的舒缩变化可以提高血液在血管内的流通速度，加快血液循环，促进血管壁上附着的物质加速分解，进而提高血管壁的弹性。因为血液属于非牛顿流体，所以其流动性大小与剪切力密切相关，当剪切力下降时，血液流动性下降，血液淤滞。推拿手法可以引起组织内压的波动，增强促进血液流动的剪切力，降低血液的黏滞度，改善血液流动性，尤其对改善微循环起到了重要的调节作用。

有研究者选用推拿滚法对具有运动狭窄的弹性血管内脉动血流模型进行观察，结果表明，滚法可以降低血管的局部狭窄程度，还可以提高血管一个心动周期内的平均血流量。滚法推拿后，轴向振荡性血管中切应力的平均值和峰值都有所增加。此外，滚法推拿时这种血管切应力改变还会对血管的内皮细胞产生影响，并引发相应的生理调节，进而促进生理机能，并可实现活血化瘀的效果。另有研究表明，在推拿作用下，每一平方米肌肉断面中的毛细血管数在推拿后比推拿前增加了 110 个，血液循环反射性地加快。此外，毛细血管的扩张与增加可影响机体血液的再分配，避免血管硬化的形成，对血管硬化具有一定的预防作用。

另外，推拿还可间接促使作用部位的部分细胞内的蛋白质得到分解，产生组织胺与类组织胺等物质，扩张和开放毛细血管，促使直径与容积扩大，渗透性能增强，继而增加了血流量，也使肢体循环的供血量有所增加。全身进行推拿治疗，也可以促进身体的血液重新分配，降低中央动脉的压力，减轻内脏淤血，减小血流阻力，改善静脉回流，减轻心脏的负荷，使心血管功能得到改善。

（2）推拿对血压的调节作用　推拿手法具有显著的降压作用。推拿能使肌肉放松，扩张周围血管，提高血流的通畅性，减轻心脏负担，通过对神经和血流的调节间接起到调节血压的作用。有研究者通过"推桥弓"及对攒竹、风池、心俞、曲池、三阴交等穴进行刺激，发现颈动脉窦会感受到显著的"牵拉"作用，进而引发孤束核反射调节，起到抑制交感神经活性的效果，对这些穴位进行刺激之后，研究对象的周围血管舒张，心率减慢，血压明显下降。

此外，推拿还可缓解血管紧张痉挛，促进脑部血液的循环，改善脑部供血。通过按压前额部头维、太阳、印堂穴，可缓解脑部血管紧张痉挛，从而有效的缓解临床症状。在风府至大椎穴及肩颈部周围用拿法进行有节律地逐渐增加力度地按捏，运用轻重、缓急、频率变化的手法使肌肉放松，进而引起扩血管因子的产生，促进局部肌肉、血管、组织扩张，改善血液黏滞状态，抑制周围小血管收缩，达到降压的目的。采用按揉头部百会、四神聪等穴配合捏脊推背，以及推足底后发现不仅血压有明显改善，且患者颈总动脉的弹性参数水平、僵硬度、压力应变弹性系数、增大指数及脉搏波传导速度均较治疗前降低，顺应性升高。

推拿对交感神经型颈椎病所致的血压升高也具有一定的治疗作用。当推拿手法直接作用于颈椎时，可有效降低或消除颈椎及周围组织对颈交感神经干及交感神经节的直接压迫或间接刺激，有助于交感神经功能恢复，因而能改善或消除因颈椎病导致的高血压。推拿还可有效地舒缓过度兴奋的神经系统，对恢复和稳定大脑皮层功能有积极作用，也可以减缓或消除精神因素对高血压的负面影响，对预防血压的升高有积极作用。

（3）推拿对血液循环的调节作用　对体表进行推拿产生压力会刺激血管壁，并导致其周期性的收缩、复原，当血管壁再次复原后，受阻的血流会骤然流动加快，使血管内血液量增大。由于动脉内压力很高，管内血液不会逆流，因此推拿对局部微循环起到了很大的调节作用，提高了血液从小动脉端向小静脉端的流动速度；手法作用于机体时所产生的组织内压远远大于静脉压和毛细血管压，使血液与组织液之间的物质交换得到加强，促进细胞间液的毛细血管壁滤过过程和重吸收过程，改善血液流变学的特性。

临床研究中采用推拿治疗椎动脉型颈椎病，通过检测患者的血液黏度、纤维蛋白原变化，以及经颅彩色多普勒观察椎动脉血流速度变化，结果表明，推拿后患者全血还原黏度、纤维蛋白原都明显降低；基底动脉平均流速明显增高，明显改善了血液流变学和椎动脉血流速度。通过血管显微造影观察推拿前后指端微循环发生的变化，结果表明，推拿可明显改善血管轮廓不清、血色暗红的状况，以及血液流速、流态及渗出等循环障碍的指标。通过用格子 Boltzmann 方法研究推拿㨰法对血流的影响情况，结果显示，推拿的作用力会对管壁切应力产生影响，手法及频率的作用不同切应力的变化也随之不同，二倍频时相对的切应力增加最为明显，当使用三倍频时相对切应力却有所回落，但整体程度仍比一倍频时大，且随推拿深度的增大而增长。在发生狭窄形变区域，管壁切应力逐渐增大，在狭窄中心上游的地方达到最大，见图4-4。此外，推拿还可以有效地缓解动脉粥样硬化，运用旋转手法后，脑动脉的最大流速明显增大，血流阻力指标、阻力指数、搏动指数明显减小，粥样斑块缩小，但未引起动脉粥样斑块的脱落，显著地改善了中老年脑动脉的血流动力学状况。

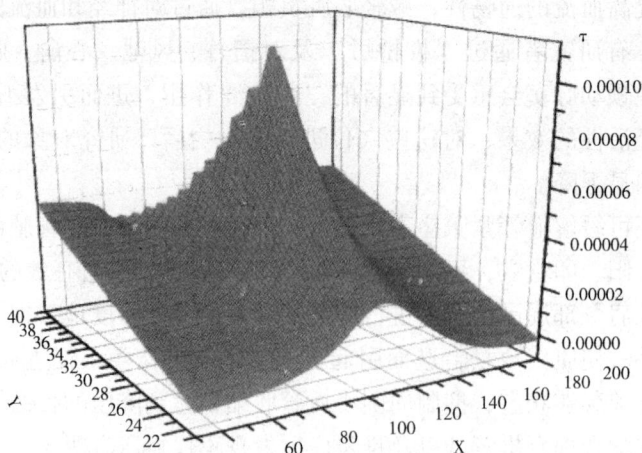

图4-4　狭窄附近切应力变化图

　　推拿手法的作用不仅可以使血液流动畅通，还可以改善血管的通透性，通透性的改善加上推拿的推动压力，可促进血液循环。研究表明，推拿治疗颈椎病时，椎动脉内的血流图对应的波幅有所升高，说明推拿可使椎动脉受压程度降低，能促进椎动脉中血液流动的速度，据此可以说明，推拿可以增加脑血流，对脑血管充盈性有一定调节作用。另有研究者选用观察血液流变学参数值测定推拿后的作用，发现推拿可增加每搏输出量，改善血液循环，降低血液黏稠度，进而促进血液循环；推拿还可以改善机体瘀血状态，在推拿的刺激下，血流的速度提高，黏度下降，进而改善了血液循环的状态。一些学者研究发现，推拿可以加快局部血液回流的速度，促进微血管循环，可以减轻神经末梢周围的液体压力，还可以使炎性物质迅速地通过血液与体液循环被带出，这样就可以及时地将一些代谢废物及时的清除和排出，避免其堆积而影响血管性能。长期推拿还可以明显的减轻疼痛和缓解水肿，有利于消除一些因为循环不畅通而导致的血管病变。相关实验研究显示，推拿人体的内关、心俞等穴位后，心率会降低，血液灌注量则显著增加，据此可推断推拿可以提高心肌的供氧量，促进血液循环，改善血流状况。

　　（4）推拿对血液成分的调节作用　　推拿可引起人体血液成分含量的变化，分别从血浆和血细胞两个层面产生影响。

　　从推拿对人体血浆成分影响的研究中发现，推拿对血浆中血浆蛋白、总胆固醇、甘油三酯、低密度脂蛋白胆固醇等成分有明显的调节作用。例如小儿推拿中，运用捏脊疗法治疗营养不良性贫血患儿，发现患儿血色素、血浆蛋白均有所增加。采用运动配合穴位按压疗法可使患者总胆固醇、甘油三酯、低密度脂蛋白胆固醇水平均有下降；高密度脂蛋白胆固醇、载脂蛋白 a1 均有升高。采用一指禅推拿手法推拿足三里、关元、丰隆穴可降血脂，胆固醇、甘油二酯含量均明显降低。

从推拿对人体血细胞成分影响的研究中发现，推拿可增加血液中的红细胞、白细胞的数量，增强白细胞的噬菌能力，提高血清中补体含量。推拿后白细胞不但总数有不同程度的增加，且活性也增强，分化出了更多的淋巴细胞，平均每立方毫米增加 1325 个，噬菌指数平均提高 1.02；血清中补体效价提高 0.025～0.075。国外学者通过临床实验观察到，推拿时皮肤中形成类组织胺样物质，使白细胞更易游出，同时红细胞数量轻度增加。临床资料显示对贫血患者进行推拿后，一小时内红细胞增加显著。另有研究表明，患者术后进行推拿治疗，对病变组织血管网的修复有重要的意义。

（5）推拿对心功能的调节作用　由于推拿具有改善血管功能、进血液循环的作用，因而对心肌的供氧、心肌功能的改善具有调节作用。推拿可使得心肌收缩力显著提升，并可起到调节心率、心律、心脏射血能力和自身的血流的作用，还可使外周阻力降低。

临床研究发现，推拿可提高冠心病患者左心室收缩力，对缓解冠状动脉缺血状况效果显著，还可以缓解心绞痛，对提高交感神经活性有积极作用，并起到调节心率的作用。运用推拿对冠状动脉供血不足患者进行治疗，治疗后患者的 S-T 段和治疗前相比从 1.21mm 降到 0.41mm；心功能检测表明，推拿后 Q-S2 延长，左心室喷血时间延长。结果表明，推拿可使冠心病患者普遍延长的射血前期缩短，普遍缩短的左心喷血时间延长，提高了冠心病患者左心室收缩功能，改善了冠脉灌注量。有研究证实，推拿人体的内关、心俞等穴位后，心率减慢，心肌舒张期延长，血液灌注量增多，说明推拿可以提高心肌的供氧量，改善心脏的收缩功能。

通过心电图观察，推拿可直接引起心功能的变化，研究者在五心推拿疗法的基础上加开三门、运三脘等手法，治疗后患者心悸等临床症状消失；心电图检测，在蹬车试验后，S-T 仍有下移，但在 1mm 以内。临床资料显示，冠心病患者通过推拿后心律规整，房性早搏消失；心电图 S-T 段压低普遍<0.1mv。临床研究显示，在推拿颈部后脑电图"Q"波振幅增大，推拿颈部可改善脑内血液循环，使颅内压降低。另外，通过推拿直接按压穴位可明显缓解许多临床症状，如按揉神道、灵台穴对缓解心绞痛症状效果显著；按揉心俞、内关对治疗心肌炎有积极的效果，也可以缓解心慌、胸闷相关症状；指按压腕背阳池穴可以改善心动过缓症状。

（6）推拿对淋巴循环的调节作用　推拿在改善淋巴循环方面也有明显的作用，人体在安静时，淋巴液的流动是缓慢的，即使是在大淋巴干中的流动，也不过 4～5 毫米/秒。许多刺激因素能加速淋巴的流动，尤以推拿的作用最为显著。经试验证明，向心性推拿淋巴流速可增加 8 倍，并能促进淋巴液的形成，加强淋巴液的循环，促进水肿及渗出物的吸收。早在 2008 年淋巴推拿手法得到了广泛的发展，例如"人工淋巴引流术"等，该类手法可以加快局部淋巴回流的速度，减轻神经末梢周围的液体压力，使炎性物质迅速被淋巴液带走，清除致痛物质，明显的减轻疼痛和缓解水肿。另有研究证实，推拿能够通过对局部组织的作用改变淋巴流量，局部淋巴流量和局部组织推拿幅度的平方及频率的对数近似于线性关系，其主要作用途径与通过对局部组织体积的压缩而提高组织间隙的压力有关。

（7）推拿对微循环的调节作用　对健康者而言，微循环的血流量和组织器官的代谢水平之间存在相关性，且组织器官的血液可以及时回流到心脏，当微循环受到干扰，则组织器官的供血就会受到影响。有学者选择了家兔佐剂性关节炎模型，并进行了推拿治疗研究，治疗前模型的球结膜有显著的微循环障碍，血流淤滞缓慢，并在一些区域形成了白色微小血栓，对器官组织细胞的营养物质代谢产生了明显的影响。经推拿治疗后发现球结膜微循环状况显著改善，血栓消除，相关指标和治疗前相比提高显著。据此说明，推拿可以改善微循环的功能，有利于增强血液流动性和扩大血管管径，并提高关节的性能。另外，推拿疗法还可调节甲皱微循环的各项指标，使输出支、输入支、袢顶明显减小，流速明显加快，清晰度和粗细不均有不同程度的改善，而管袢畸形、细胞聚集、真皮乳头等积分明显减少，形态积分、流态积分、袢周积分及总积分均显著低于推拿前。临床研究者观察了哮喘患儿推拿治疗前后甲皱微循环的变化，发现推拿治疗后较治疗前甲皱微循环的各项指标都有明显改善，这些实验都为推拿具有改善微循环的作用提供了有力的证据。

（二）　推拿调节循环系统的机制

循环系统疾病调节机制主要包括神经和体液调控两大方面。心血管功能的正常发挥与神经、体液，以及化学因子的调节有密切的关系。

1. 推拿对神经机制的调节

推拿调节循环系统疾病的神经机制，表现为直接刺激机体的感受器从而产生神经冲动。推拿产生的压力信号可以促使神经产生冲动，冲动传入大脑皮层及延髓，就会引发交感神经系统的反射，并在此基础上产生反射传导路径，进而发挥调节循环系统的作用。研究表明，推拿作用于人体的某些部位，如穴位和足底反射区的时候是可引起相关的大脑皮层的反射，且刺激穴位时产生的反射更明显，据此证明推拿对中枢神经有一定调节作用。此外，单一推桥弓的即刻降压作用也在临床上被证实，其机理主要是通过对胸锁乳突肌的机械刺激起到间接推拿颈动脉窦的效果，从而影响其中的压力感受器并使传入冲动通过窦神经上传到延髓的心血管中枢，使迷走中枢的紧张性加强，同时使也交感中枢和交感缩血管中枢紧张性减弱，并最终导致心率变慢和血管扩张。

由于内脏与相关穴位感觉神经元的周围突分支分布于内脏和穴位，它们通过很多途径连接起来，比如与脊髓相关的中枢联系，以及外周短反射环路。总体上看存在三条外周途径，其中一条重要的途径为穴位传入脊神经节-交感神经节后纤维-内脏；另外两条分别是通过分叉投射神经元和交感节后神经元而联系起来的。研究者通过实验证明了穴位和内脏之间的这种联系，例如通过辣根过氧化物酶（HRP）和标记家兔心脏与心俞穴、内关穴，结果表明，心脏和心俞穴可以通过多种途径建立关系，分别为中枢神经途径和外周突分支神经元联系起来，前者是间接的，后者是直接联系的。此外与二者相关的交感节后神经元之间也是通过一定方式联系的。在动物实验研究中，研究者通过按揉家兔心俞穴后发现，心俞穴与心脏还可通过 T4～T6 脊神经节中的分支投射神经元直接相联系，内关与心脏之间存在着不依赖中枢神经系统的短反射通路相关；且有研究证实，按揉"心俞"可以改善心肌缺血，且按揉"心俞"对脊髓 T4 ~ T6 节段及下丘脑室旁核（PVN）区的 NOS 神经元数量有促进升高的作用，提示可能存在"心俞–脊神经节–脑–心脏神经"调节路径，通过推拿手法对心俞"穴进行刺激后，刺激信号可沿脊神经传至大脑，经大脑整合后再通过脊神经到达心脏，进而参与调节心脏的各种活动，产生推拿效应。这种支配方式突破了传统的"穴位–脊神经节–内脏"神经反射通路。解剖研究结果表明，心俞穴所在的第五胸椎棘深层为第五胸神经后支外侧支，而心脏对其中的 C6 ~ T10 神经节也有调节作用。上述研究表明，通过推拿可调节神经系统、循环系统而达到治疗疾病的目的。

推拿对神经系统调节作用的机理较为复杂，与多种激素类物质有关联。推拿可以促进神经递质的释放，影响降钙素基因肽、神经肽 Y、血管活性肠肽等物质的分泌和释放。神经元内同时包含了 NA 与乙酰胆碱，二者可以共同释放递质，并对心血管功能起到调节作用。NA 可以和细胞上的 α 和 β 受体结合，并进而产生心血管效应，从而发挥调节作用。心脏和血管中的 β1、β2 亚型受体，在被激活状况下会导致心肌的正性变时、变力、变传导，以及血管的舒张变化；激活 β3 亚型受体会激发心肌的负性肌力，进而引起舒张血管的效应。冠状血管平滑肌中含有两种 α 受体分别是 α1 和与 α2，心肌中的 α 受体主要为 α1 受体。其可以产生慢的正性变力，从而影响到心肌细胞动作电位时间。而乙酰胆碱会通过 M 受体引起心肌的负性变时、变力、变传导作用，并据此影响到心肌功能。而血管上受体主要为 M3，可使血管平滑肌舒张。有研究证实，推拿可能通过刺激交感神经，促进肾上腺髓质释放肾上腺素和 NA，当 NA 作用于心脏时，相关的生物活性物质会通过递质释放对其产生影响，去肾上腺素的这种作用和的跨膜信号传导通路进也有一定关系。此类生物活性物质主要有 ET、组胺、腺苷、5–HT、IL 等。另有实验研究证实，对大鼠内关穴进行刺激，发现大鼠体内血清中 NA、肾上腺素浓度及血管紧张素II、醛固酮等浓度均有明显升高。有学者研究结果显示，推拿可以刺激体内腺苷的分泌。此外有研究者通过对体外培养血管内皮细胞进行推拿压力刺激，结果表明，压力刺激可促进血管内皮细胞血管舒缩活性物质的合成释放，进而调节体内血液循环。

在体液调节循环系统的机制中，NO 对心血管功能有直接参与的调节作用，并且对多个系统均有一定的影响，可以将其看作有神经递质作用的一类神经元信使。这种信号分子没有对应的储存调节机制，相关研究发现其浓度和一氧化氮合成酶（NOS）的表达水平密切相关，而这种酶的活性和表达都和 NO 在相关部位的作用有关。这种酶有三种亚型，不同类型的在不同组织中的调节能力不同。此外，有研究者发现，心脏内的 NOS 阳性神经元和心内神经节细胞保持共存状态。此结果证实了乙酰胆碱和 NOS 都为神经递质这一事实。不同区域的 NOS 产生的 NO 作用也有明显的差别，内皮型的可以调节脑血管的舒缩活动，神经元型和诱导型的 NOS 所产生的 NO 可作为神经递质或调质，在神经通路中发挥重要作用。

2. 推拿对体液机制的调节

体液调节可以总体上划分为全身性调节与局部性调节两部分，前者是指激素和一些生物因子通过循环系统对全身发挥相应的调节作用。相应的激素主要有肾上腺素、心房钠尿肽等。而局部性体液调节则是指激素作用在邻近细胞与组织，是通过局部调节的功能来调节循环系统，如 PGs、组织胺、ET 与 NO 等。

推拿对体液调节的方式是通过施加在体表的力，对人体产生一种机械刺激。这种刺激信号会使局部血管的形态发生改变，从而改变血管壁切应力，进而对血管的内皮细胞产生影响，促使细胞内钙离子增多，并间接使 NOS 的活性发生改变，促进产生大量 NO，从而起到行气、活血及化瘀的目的。大量研究证实，许多体内血管反应会促使细胞内的钙离子浓度发生明显变化，并且有着一定的相关性，因而会引起体内血压变化等多种生化生理反应，另有实验对大鼠"内关"穴进行推拿，实验结果表明，推拿后可使心肌缺血大鼠的血清及心肌超氧化物歧化酶活力明显提高，血清及心肌丙二醛含量降低，亦可使血清乳酸脱氢酶及磷酸激酶的活性降低。临床研究中通过采用推拿疗法刺激人脐静脉内皮细胞，观察细胞内游离钙离子的浓度变化，结果表明，手法刺激可引起脐静脉内皮细胞升高，而这种作用会受到钙离子拮抗剂维拉帕米的阻碍。据此可知，推拿对体液调节的机制就是对机体产生刺激信号，进而使钙离子通道开放，细胞钙离子内流，促使钙离子浓度的升高，释放血管舒张因子，如 NO 等，并且进一步激发扩血管效应，起到调节血压和改善血液循环及改善心脏功能。临床研究者在对轻中度高血压患者的治疗观察中发现，进行推拿治疗后血流动力学指标明显降低，可改善血糖、血脂，进一步表明推拿可改善血液黏稠度，使外周循环的血管的阻力降低。

当推拿手法直接作用于体表时，同时还间接调节血管活性物质。如血管内皮细胞、降钙素基因相关肽（CGRP）等。血管内皮细胞是能合成 ET、NO 等多种血管活性物质在内的高度活跃的代谢库，并且影响着血压的变化，而血压的降低还可反向调节血管内皮细胞的功能。CGRP 是现代研究中已知人体内最强的血管内源性舒张物质，因此 CGRP 的改变也直接影响血压等，并进一步影响循环系统功能的调节。研究者通过观察推拿手法联合药物疗法治疗高血压病，结果表明，推拿手法可以激活高血压病患者血管内皮细胞的功能，提高 NO 的释放量，进而对中枢神经系统产生影响。推拿还可以通过下丘脑-垂体-肾上腺系统对钠泵起到调节作用，提高其活性，同时降低平滑肌细胞的反应性，改善血管的舒张功能。临床实验研究，推拿治疗前后血压及 E-选择素等的变化情况，并设立了药推组和对照组，结果表明在和治疗前相比，推拿后两组 E-选择素和 NOS 指标都有所降低，而药推组的 E-选择素降幅明显高于另一组的。据此可以看出，推拿可以抑制细胞因子活化内皮细胞，从而起到提高血管内皮细胞功能的作用，并降低了白细胞的黏性，从而保护了血管内皮细胞，同时还提高了血管内皮细胞的功能，进而促使 E-选择素、NOS、一氧化碳合酶的正常表达，最终起到影响血压及改善心血管功能的作用。

七、推拿调节生殖系统

（一） 推拿调节生殖系统的效应

生殖系统是生物体产生生殖细胞用来繁殖后代的系统，对于人类繁殖后代至关重要，由人体内和生殖密切相关的器官及组织组成，其生理功能是产生生殖细胞，繁殖新个体，分泌性激素和维持第二性征。人体生殖系统有男性和女性两类，女性生殖系统由内、外生殖器官及其相关组织与邻近器官组成。男性生殖系统包括生殖腺、生殖管道、附属腺和外生殖器。在这其中，卵巢分泌激素、产生卵子并排卵，睾丸产生精子，分泌雄激素，并受下丘脑分泌的促性腺激素释放激素（GnRH），垂体前叶分泌的促卵泡刺激素（FSH）、促黄体生成素（LH）、催乳素（PRL）等的调节，维持正常的生殖功能，完成人类的生殖与繁衍。若某一部分功能紊乱导致任一激素含量异常，均可影响人类生育能力。

中医学认为，人体的生殖功能需要各脏腑、经络的协调，其中与肝、肾、心、脾胃及冲、任诸脉关系最为密切。女性正常生理功能以肾-天癸-冲任-胞宫生殖轴的平衡协调为前提。男性性功能发挥的主要脏腑是心、肝、肾三脏。肾藏精，主生殖，肾中所藏先天之精是生命的根本，肾中精气主宰着人体的生殖功能，天癸是肾中精气充盈到一定程度产生的促进生殖机能成熟的物质，肾气充盛，天癸充足，冲任通盛，则氤氲有时，经调子嗣；肝为血脏，主藏血，女子以血为本，经、孕、产、乳均以血为物质基础，血海蓄溢受肝所司；肝又主疏泄，肝的疏泄功能正常，足厥阴经气调畅，则任脉通利，太冲脉充盛，氤氲有期，月经应时而下，女子排卵功能正常，男子化精及泄精功能正常；肝失疏泄，肝血不足，则冲任失调，氤氲无期，精排不畅，精少不育。除此之外，人体生殖功能尚与脾胃有关，脾主运化、升清，胃主受纳、腐熟，脾胃为气血生化之源，气血充养肾经，通过对气血盈亏的调节间接参与生育过程。

导致妇女疾病的因素有淫邪因素、情志因素、生活因素和体质因素。淫邪因素之中以寒、热、湿为多发；情志因素以怒、思、恐为常见；生活因素主要指早婚多产、房事不节、饮食失调、劳逸过度、跌扑损伤等；体质因素（包括先天因素）是指人的体质强弱而言，即脏腑、经络、气血活动的盛衰。男性疾病则多为先天禀赋不足、后天失养、房劳过度、久病不愈等。推拿手法可以调整脏腑功能，疏通经络，行气活血化瘀，常用推拿手法包括：摩腹、揉腹、振腹、横擦腰骶、循经推按等，也可以配合特定穴位行一指禅推法、揉法、按法等。

1. 治疗的主要生殖系统疾病

推拿治疗的生殖系统疾病有10余种。主要包括：功能性子宫出血、月经后期、经行乳房胀痛、子宫肌瘤、子宫腺肌症、慢性盆腔炎、不孕症、多囊卵巢综合征、阳痿、早泄及产后缺乳、乳胀等。

2. 对生殖系统各组织器官功能调节

推拿对生殖系统各组织器官的调节作用体现在多个层次、多个途径。目前，推拿治疗常见生殖系统疾病涉及的发病部位主要是子宫、附件及男性前列腺，通过在子宫、腹部、腰骶及相关穴位进行推拿手法操作，不但可以直接刺激盆腔脏器，调整脏腑功能，疏通经脉气血，温补元阳，还可以使推拿力透腹壁，提高机体副交感神经兴奋性，刺激腹大神经，影响肾上腺皮质激素的分泌，调整生殖功能。

（1）推拿对卵巢功能及形态的调节作用 卵巢具有生殖及内分泌功能，可产生卵子并排卵，分泌与生殖相关的激素。卵巢功能失调可表现为卵泡发育异常、卵子数量减少和质量下降、排卵障碍，以及激素水平失调，推拿手法可单独或配合其他疗法改善卵巢功能，促进激素分泌。有研究者采用摩腹、掌揉小腹，按揉关元、气海、子宫、足三里等穴；沿背部两侧膀胱经推、㨰、揉，点按背部肾俞、命门；横擦腰骶部，以透热为度，检测基础体温和黄体酮。结果表明，推拿手法可促进卵巢功能恢复，调整内分泌紊乱和基础体温异常。在下丹田部位推拿亦可改善月经周期、经期、经量；恢复双向体温，降低血清促黄体生成素（LH），升高促卵泡生长激素（FSH），降低睾酮（T），改善 LH/FSH 比值，减小卵巢体积。

卵泡发育受卵巢血流影响，推拿手法之振法通过高频振动可促进血液流动，促进激素分泌。有研究者以盆底肌按摩器在会阴、会阳、腰俞、长强、八髎操作，并配合西药对行体外受精-胚胎移植（IVF-ET）的卵巢低反应不孕患者进行治疗，发现卵巢动脉血流的搏动指数（PI）、动脉血流的阻力（RI）、S/D 值降低，卵巢血供增加，并可降低基础 FSH 水平，提高基础抗苗勒管激素（AMH）水平，增加窦卵泡数目，改善卵巢对外源性促性腺激素的敏感性，使 HCG 日血清雌二醇水平升高，增加获卵数、优胚数、冻胚数，从而改善妊娠率。

（2）推拿对输卵管形态及功能的调节作用　输卵管对女性的生育功能起着很重要的作用，它是精子上行的通道，是受精卵的结合场所，同时还是运输精卵的轨道。输卵管相关的疾病有输卵管堵塞、输卵管妊娠、输卵管炎、输卵管积水等。推拿手法可单独或配合其他疗法治疗输卵管疾病，保持输卵管畅通。现代医学研究认为，腹部推拿手法作用部位正是子宫、卵巢、输卵管在体表的投影区，缓慢柔和的手法，能带动腹部脏器产生共振，同时手掌上的热量会逐渐随振波向四周扩散，加快血液循环，恢复内部脏器的功能。研究表明，针刺联合腹部推拿可治疗血瘀型输卵管不通不孕症，能改善输卵管通畅程度，降低卵巢动脉搏动指数和阻力指数，提高妊娠率。有研究表明，运用推拿手法作用于气海、关元、肾俞、三焦俞穴能增加输卵管的运动，促进局部组织的血液循环，改善局部组织的营养，加快病变产物的排出。

有研究者在输卵管区域施行揉法、拿法，可疏通其因肿胀而引起的闭锁，使增生粘连的上皮组织松解，促使水肿吸收。在输卵管伞区与卵巢部，施术行压法、拨法，可剥离其粘连的组织，使黏液、浆液及渗出的脓块消融，促进囊肿的吸收；在宫底施行按压、颤法可使增厚变形的纤维组织恢复正常，纤维化的韧带弹性增加；在小腹部施行搓法、抖法，可消除腹膜和子宫内膜的炎症，促进其炎性产物的吸收，改善盆腔炎症。

慢性盆腔炎常导致输卵管阻塞不通，影响受孕。现代研究认为，盆腔炎常与脊柱和骨盆解剖位置改变有关，当盆腔内有炎症刺激时，在臀大肌、梨状肌、臀中肌、竖脊肌、腹直肌和髂腰肌等肌肉常有紧张痉挛现象，并能触及条索结节状物体，在此状态下脊柱常因各方肌力不对称发生向某侧侧凸、棘突旋转、偏歪、生理曲度增大、变直、反弓等现象，骨盆发生前倾或后倾。如在这些条索结节上治疗，肌肉紧张痉挛的程度可很快缓解，配合整脊、揉腹、点穴，可达到治疗慢性盆腔炎的目的。

（3）推拿对子宫形态及功能的调节作用　子宫是女性排出月经和孕育胎儿的器官，

子宫常见的疾病有子宫内膜增生、子宫肌瘤、功能性子宫出血等。在青春期，下丘脑-垂体-卵巢轴激素间的反馈调节尚未成熟，大脑中枢对雌激素的正常反馈作用存在缺陷，FSH 呈持续低水平状态，无促排卵性 LH 陡直高峰形成而不能排卵。各种原因引起的无排卵均可导致子宫内膜受单一雌激素而无黄体酮对抗而发生雌激素突破性出血或撤退性出血。有研究表明，针对青春期功能性子宫出血的患者，在应用雌激素治疗的基础上，配以子宫推拿手法，压迫子宫，可使子宫腔面相贴，机械的压迫宫腔内开放的血管达到止血的目的。月经后期是指月经周期延后 7 天以上，甚或四五十日一至的。月经后期是临床高发疾病之一，会导致闭经、不孕等严重后果，传统中医治疗大多选择中药，但其治疗周期相对较长，多数患者无法坚持治疗。而针灸推拿以其痛苦少，疗效明显，易于被患者接受，采用捏脊手法和摩腹，配合针刺，可调理冲、任、督三脉气血运行，对于月经后期也有较好的治疗作用。

痛经为经前或经期小腹和腰部疼痛或经期或经行前后出现周期性小腹疼痛和痛引腰骶（腹腰痛），临床诊治遵循"不通而痛，通则不痛"原则。脊柱相关性疾病理论认为，腰椎棘突偏歪及压痛的腰椎小关节错位，髂后上棘不等高或骶髂关节错位及骨盆倾斜，腰椎-骨盆承重力线改变等脊柱（骨盆）紊乱，都会妨碍神经感觉纤维的传导，使腰椎-盆腔的神经敏感性增高，产生腰背痛和内脏功能紊乱，导致痛经或者痛经加重。经行腹痛兼痛引腰骶（兼有脊柱紊乱的痛经）选用脊柱推拿手法，尤其是经多年临床实践经验总结的腰椎侧卧位改良斜扳法，能安全有效地纠正脊柱紊乱，以"腹部与腰部神经的同源性"，进一步实现"通则不痛"，减轻或消除腰痛和腹痛症状。临床大致有经穴按揉法、腹部摩法和腰骶擦法 3 种代表性疗法。循经取穴的经穴按揉疗法，主要选择任脉的气海和关元穴，以按揉法操作；摩腹疗法，实证痛经主要选择小腹及少腹全掌摩法，并以顺时针方向的较快频率操作。直擦或横擦的擦腰骶疗法，实证痛经主要选择督脉和膀胱经腰尻部纵向或横向的腧穴连线。腰骶部擦法常与腰椎扳法等配合使用，有利于脊柱调整后气血经脉的疏通。

（4）推拿对男性生殖组织器官的功能调节作用　慢性前列腺炎为男性常见生殖系统疾病，可由于前列腺的腺叶纤维增生、腺管阻塞出现尿路症状，并出现触痛，丹田推拿法通过在腹部、大腿内侧及背部的手法操作，可以调补元气、补益气血，直接调节前列腺的血液供应，影响支配前列腺的交感和副交感神经，调节前列腺功能，缓解前列腺炎导致的疼痛、坠胀等尿路症状。有研究者表明，经直肠盆骶经络揉推可以放松盆底痉挛的肌肉，提高局部疼痛感受器阈值，降低中枢传递疼痛感觉的神经元兴奋性，促进各种镇痛物质的自身分泌，明显缓解或消除前列腺引起的疼痛。会阴封闭加手法推拿能减少局部充血和炎性渗出，减少炎症反应，从而减轻疼痛症状，亦可治疗前列腺痛。

早泄是一种临床中最常见的男科疾病。其病因涉及了脑内 DA、5-HT 调节系统，脊髓低级中枢系统，内分泌系统及局部泌尿生殖系统等多个系统，病理过程极其复杂，且与患者的心理、情绪状态密切相关。相关研究证实，大脑的儿茶酚胺系统和 5-羟色胺系统对于射精分别起着促进与抑制的作用。在机体复杂的射精过程中，除了大脑的中枢控制作用外，低级中枢也发挥着作用。随着现代解剖学的不断进步，人们发现，射精的低级中枢包括了）T1～L3 的交感神经中枢和 S2～S4 的副交感神经中枢，其对射精过程起着相互精细的调节作用。而盆丛神经、下腹神经、阴部神经则协同对这一过程中涉及的各个结构进行具体的支配和冲动传导。中医学认为，早泄的发生主要与先天不足、房事不节、情志所伤、湿热流注及心、肝、肾功能失调有关。有学者提出，推拿治疗早泄，特别是对于功能型早泄和慢性前列腺炎所导致的早泄有着非常显著的疗效。有学者在对早泄患者进行的一项脊柱推拿治疗的临床研究中表明，受试的 50 多名患者，在他们的 T10～L1 脊旁均可找到明显压痛点，这些压痛点的分布与控制射精的神经发出位置所对应的脊柱区域是相吻合的。而通过针对脊柱旁压痛点的手法治疗后，受试者的阴道内射精潜伏期、中国早泄患者性功能评价表（CIPE-5）评分均较治疗前有显著性增加。

振腹疗法属于低频振动手法，可通过振动，刺激腹部的神经丛，改变肾上腺皮质激素的分泌，减轻或消除慢性无菌性炎症。振腹疗法还可通过振动直接作用于盆腔，兴奋副交感神经，扩张盆腔内血管，改善盆腔内各器官的血液循环，加快使局部的炎性产物快速地被循环系统吸收，改善脏器的无菌性炎症，从而改善早泄症状。

（5）推拿对产后女性各组织器官的功能调节作用　孕妇在长达 10 个月的妊娠过程中，身体各系统功能在激素水平变化的影响下发生了巨大的变化。分娩后，随着激素水平的急剧下降，产妇身体的各系统都处于急需恢复、调整的状态，或者在产时出血过多、疲劳过度、营养不足等因素的影响下，产妇会出现缺乳、乳胀、腰背痛、尿潴留、便秘等产后病。

祖国医学认为，产后缺乳也称乳汁不足或乳汁不行，多属脾胃虚弱，气血不足，或恼怒伤肝，肝气郁结所致。主要是由于脾胃素虚，气血生化乏源；或因分娩失血过多，气随血耗，气血衰少，从而影响乳汁的生成；亦可因为产后情志抑郁，肝失条达，经脉瘀滞，气机不畅，阻碍乳汁运行而致乳汁。推拿可以直接作用于胸廓的血管、神经和乳腺体，通过促进血液循环和局部营养供给、刺激神经末梢引起催乳素释放，以及刺激肌上皮细胞、疏通乳腺管等促使乳汁分泌或帮助淤积乳汁的排出，并且帮助消除乳房肿块，缓解乳胀引起的疼痛，从而改善缺乳或乳胀的症状。

妊娠后期，由于黄体激素的分泌增加使韧带松弛，以及体重增加、重力前倾，或者分娩过程中用力过大，易导致骶髂关节的劳损或错缝，引起产后腰背痛。对腰背部的推拿通过对局部肌肉、韧带的放松和促进血液循环，可以增强韧带的弹性和活动性，提高肌肉的工作能力与耐力，从而减轻肌肉疼痛，改善腰背痛的症状。

产后尿潴留，即产妇有强烈的尿意，膀胱区胀痛，但不能自动排尿，是产后常见的并发症之一，常影响子宫收缩，导致产后阴道出血量增多，给产妇带来很大的痛苦；同时又是造成产后泌尿系感染的重要因素。临床上采用新斯的明肌肉注射及传统的条件反射引尿，效果欠佳，如果实施导尿，则给产妇带来诸多不便及增加交叉感染的机会。但如果采用膀胱区和腰骶部推拿，则可以解除膀胱肌群的紧张状态、促使膀胱和尿道消肿、松弛尿道括约肌，还可以通过对大脑皮质和内脏神经的调节，使膀胱的储尿和排尿功能得到调整，从而改善尿潴留的症状。

产后便秘，是指产后大便滞留于肠内过久，致大便秘结不通，排便时间延长，或虽有便意却排便困难，对腹部和腰骶部的推拿通过抑制交感神经中枢，使副交感神经兴奋性相对提高，增强胃肠平滑肌张力，促进胃肠蠕动和肛门内括约肌的松弛，从而改善便秘的症状，还有止痛、镇静、催眠的作用。

妊娠腹痛，是指妊娠期间发生的腹腔非器质性疾病引起的疼痛。它的发生与下列因素有关：孕妇情绪与身体素质，妊娠子宫的大小、位置及与毗邻关系，子宫收缩、增长速度，圆韧带牵引的情况。采用肝俞穴推拿、封闭治疗妊娠腹痛，可显著减轻疼痛。

分娩疼痛对于产妇是一种持久而强烈的应激源，大多数产妇常常处于焦虑、不安和恐惧的精神状态中，部分产妇因惧怕疼痛，拒绝经阴分娩，而要求剖宫产。大脑内单胺类神经递质是一类调节机体生理活动的重要物质，它与镇痛作用密切相关，其中5-TH是一种公认的具有镇痛作用的神经递质，与外周疼痛传导以及子宫收缩有关，对子宫、内脏及外周血管平滑肌有很强的调节作用。它参与脊髓水平下行伤害性刺激的调控，通过5-TH受体的作用共同阻抗伤害性冲动的传导，从而降低机体对疼痛的敏感性。穴位推拿法可提高外周血中5-TH含量，能较为有效地缓解分娩疼痛。同时，推拿穴位能分散产妇注意力，转移痛点，缓解分娩疼痛。

（二）推拿调节生殖系统的机制

推拿的本质是物理力学在生物体上的应用，医生通过双手刺激特定的组织，影响局部组织的生物反应，改变人体的生理、病理状态。这一过程涉及的生物学反应繁多，其发生机制复杂，生殖系统功能的调节与内分泌激素、神经机能密切相关，推拿的调节机制也体现在这些方面。

1. 推拿调节生殖功能与内分泌激素的关系

人类生殖机能受下丘脑-垂体-性腺轴的调控，生殖激素主要包括促卵泡生成激素、促黄体生成素、催乳素、雌二醇、黄体酮、睾酮等，生殖轴及卵巢分泌激素异常，可导致卵巢功能失调，影响生殖。

下丹田在脐下3寸，为藏精之府，是人体的中心，男子实质器官为精室，女子实质器官为胞宫。人体下丹田非常关键，不仅是肾阳化气的起始，还是人身元气的开始处。故《医道寿养精篇·道枢·黄庭篇》说："元气者，出于下丹田，流注于身。凡昼之午则阳极而阴生，故会合于泥丸，阴阳相推，循环无穷。"现代医学研究指出，丹田穴以脑神经组织为基础而存在，是全息缩影，能复制脑的功能形成第二脑，同时表现出一些大脑不能表现的功能，有人还提出了"腹脑"的概念，下丹田推拿能降低血清LH，升高FSH，改善LH/FSH比值，降低T值。研究表明，盆底肌推拿亦可降低血清基础FSH水平，推测局部推拿手法的应用可能是通过调整下丘脑、垂体、卵巢的功能，使该生理轴恢复正常，使卵子顺利排出及调节卵巢的内分泌功能。推拿能使血清E2的水平明显增高，可能是通过对卵巢功能的改善，提高其分泌雌激素的功能，使更年期妇女雌激素水平改善。

2. 推拿调节生殖功能与中枢神经系统的关系

相关研究发现，大脑的儿茶酚胺系统和5-HT系统对于射精分别起着促进与抑制作用。现代解剖学证实，除了大脑的中枢控制作用外，射精的低级中枢包括了 T1～L3 的交感神经中枢和 S2～S4 的副交感神经中枢，其对射精过程起着相互精细的调节作用。而盆丛神经、下腹神经、阴部神经则共同对这一过程中涉及的各个结构进行具体的支配和冲动传导。通过这些神经起源可知，射精过程与脊柱的胸腰段密切相关，相关研究也证实了早泄患者 T10～L1 脊旁可找到明显压痛点，这些压痛点的分布与上述控制射精的神经的发出位置所对应的脊柱区域是相吻合的。通过对家兔阴茎感觉神经的研究也发现，家兔阴茎感觉神经来自阴茎背神经干发出的感觉支，源于 S2～S4 脊神经，其躯体传入纤维与阴茎背神经的躯体传入纤维一致，均传入 S2～S4 节段的 DRG 内，且主要位于 S2～S3。

采用推拿振腹疗法，以自身的劳宫穴对准患者神阙穴，掌根则顺势置于患者的关元穴上。五指伸展，中指对齐患者任脉，食指和无名指分别对准患者两侧肾经，拇指和小指则分别对准患者两侧胃经。施术者放松前臂及腕关节，通过手掌 400～600 次/分的高频振动，直接作用于盆腔，刺激腹部神经丛，调节植物神经功能。

子宫、卵巢与输卵管均受到盆腔内脏神经支配，而这些神经均由 S2～S5 神经所发出。用推拿手法刺激腰骶部，可起到调节盆腔内脏神经功能的作用，从而达到调整盆腔内脏器功能的目的。

3. 推拿调节生殖功能与脊柱结构的关系

脊柱的推拿手法研究已取得很大进展，采用脊柱推拿手法治疗早泄，具有广阔的科研前景。有研究者在对 20 例早泄患者进行推拿结合针灸治疗的过程中发现，其中 17 例患者在 T10～L2 脊旁有明显压痛点，在治疗过程中，针对敏感压痛点施以擦法、按揉法，并用旋转定位扳法调整相应的脊柱节段，同时于会阴穴处施以点振法，于八髎穴上施以擦法；再结合针刺复溜、次髎。患者的中国早泄指数评估表-5（CIPE-5）评分及射精潜伏期平均值均高于治疗前。其机制可能是医者的手法于患者脊柱两侧穴位形成一种良性刺激，从而提高脊髓射精中枢对外来刺激的耐受。而巧妙的整脊手法可以促使脊柱恢复正常的解剖位置，重现椎间孔正常形态，使脊髓、神经根和血管等不再受到牵拉或压迫，减轻或消除对支配射精的神经的异常刺激，使相应的器官和神经能够恢复正常生理功能，从而达到延长射精潜伏期的目的。

卵巢、子宫、输卵管病变常通过节段传入神经 T10～L1 产生局部牵涉痛，波及人体下腹部和下腰部，而脊柱椎体亦常造成侧弯和棘突旋转等力学结构上的失常，进而造成周围肌肉组织紧张或拉长，使神经受压，形成恶性循环。通过推拿手法放松脊柱骨盆部肌肉，可令脊柱外源性力学结构归于平衡，在详细触诊的情况下行侧卧位定点斜扳法调整脊柱，解除脊源性病因对盆腔内环境的影响。

4. 推拿调节生殖功能与生物全息理论的关系

全息反射疗法是以反射理论为基础的一种治疗方法。足部反射区推拿疗法是反射疗法体系的主要内容之一，是指以推拿为手段，按一定方法对双足的特定反射区进行施术的方法。生物全息理论认为，双足是个全息胚，当我们对双足进行推拿时，会产生一种强烈的神经传入中枢，同时也阻断了病理冲动的传入。这种信息的转换，通过神经反射活动启动机体内部调节机制，活化各个组织器官的潜能，从而释放出多种治疗因子，达到治愈疾病的目的。通过对双足的推拿，加强足部与脏腑经络的联系，提高机体应激能力及免疫功能，改善微循环，提高脏腑器官供血量，加强组织器官的新陈代谢，从而调整脏腑气血阴阳的平衡。具有简便、有效、无毒、无创等特点，易于被患者接受。当人体内某一脏腑器官有了病变或功能不正常的时候，在足上相应的反射区就会出现病理证候，而对这些区域施加推拿手法进行良性刺激，通过神经反射系统作用于这个反射区相对应的脏腑器官，改变其病理状态，从而达到保健和治疗的目的。

足部推拿疗法能够改善前列腺液中细胞因子的表达水平，通过免疫调节，中断或阻止细胞因子效应，以消除症状和炎症反应，从而改善炎症刺激；足部推拿疗法还可能通过缓解慢性前列腺炎患者的精神紧张，降低交感神经的兴奋性，使全身和局部的儿茶酚胺也随之降低，调节植物神经功能，从而降低局部肾上腺素能受体兴奋性，缓解症状；足部推拿疗法通过改善微循环，加强新陈代谢，缓解功能性尿道梗阻，从而改善相关症状，亦可治疗前列腺增生。

八、推拿调节呼吸系统

（一） 推拿调节呼吸系统的效应

呼吸系统在人体的正常生命活动中起着至关重要的作用，通常认为呼吸系统是由气体出入的呼吸道和气体交换的肺所组成。呼吸道包括鼻腔、咽、喉、气管、支气管。从鼻到喉称为上呼吸道；气管、支气管及肺内的各级支气管的分支称为下呼吸道。肺主要由支气管及其分支，以及末端形成的肺泡所共同构成。肺呼吸包括肺通气（外界空气与肺之间的气体交换过程）和肺换气（肺泡与肺毛细血管之间的气体交换过程）。呼吸系统的主要功能是不断地与外界进行气体的交换，从外界吸入氧，由循环系统将氧运送至全身的组织和细胞，同时将细胞和组织所产生的二氧化碳通过循环系统运送到呼吸系统排出体外，保证人体新陈代谢过程的进行。呼吸过程需要呼吸系统与血液循环系统的协调配合，在神经和体液因素的调节下，与机体代谢水平相适应。

中医学认为"肺主气，司呼吸"。呼吸由肺所主，不断吸进清气，排出浊气，吐故纳新，并形成胸中宗气，维持人体的生命活动。肺也是维持和调节全身气机正常升降出入的重要因素。肺主宣降是肺功能的高度概括，肺主呼吸是肺主宣降在气体交换过程中的具体表现。肺主一身之气，其宣发是向上和向外周布散，其肃降是向下和向内收敛，是人体之气升降出入、生生不息之动力。肺失宣降，临床有咳嗽、痰多、气喘等呼吸异常的表现。呼吸系统疾病有虚实之分，外感内伤之别，其病位在肺，但与心、脾、肾诸脏亦有关。

肺功能的失调主要由于外感六淫而致肺失宣发，则致呼吸不畅，胸闷喘咳；或由于卫气被郁遏不畅，腠理闭塞，肺失宣降；或由于饮食不当，情志所伤，痰湿蕴肺等所致。通过推拿手法的作用，可以达到宽胸理气、振奋胸阳、祛痰化浊的作用。对表证可宣散，对里证可理气、化痰、补益。通过增加呼吸深度，调节肺部的呼吸功能，对多种呼吸系统疾病具有较好的治疗和预防作用。

常采用的推拿方法包括：项背部滚法、揉法、一指禅推法、点按法；胸部分推法、点揉法；循经点揉，辨证加减或随症加减。呼吸系统疾病如：反复呼吸道感染、咳嗽、喘证、哮证在小儿甚为常见，除胸背及腹部手法，可选用手掌部小儿特定穴，手法由轻至重，以患儿能耐受为度。

1. 治疗的主要呼吸系统疾病

推拿治疗的呼吸系统疾病主要包括：上呼吸道感染、急性气管–支气管炎、肺炎、慢性支气管炎、支气管哮喘、慢性阻塞性肺气肿、间质性肺疾病等。

2. 对呼吸系统各器官组织功能的调节

临床研究及实验证实，推拿对呼吸系统具有良性的双向调节作用。推拿对呼吸系统各器官组织的调节作用体现在多个层次、多个途径。现代医学认为，推拿手法对肺活量、气道反应性及提高机体免疫功能等都有作用。

（1）推拿对肺通气量、肺活量的调节作用　肺通气量指单位时间内出入肺的气体量。一般指肺的动态气量，它反映肺的通气功能。肺通气量可分为每分通气量、最大通气量、肺泡通气量等。每分通气量指肺每分钟吸入或呼出的气量即潮气量与呼吸频率的乘积。肺通气的正常与呼吸运动的深浅、呼吸道的顺应性等密切相关。推拿对肺通气的影响主要表现在对肺活量、肺通气量、肺阻力等方面。

肺活量，是指一次尽力吸气后，再尽力呼出的气体总量。肺活量是一次呼吸的最大通气量，在一定意义上可反映肺通气功能的储备力量及适应能力。肺活量＝潮气量＋补吸气量＋补呼气量。潮气量，指安静状态下每次呼吸时吸入或呼出的气体量；补吸气量，指平静吸气末，再尽力吸气所能吸入的气体量；补呼气量，指平静呼气末，再尽力呼气所能呼出的气体量。成年男子肺活量约为3500mL，女子约为2500mL。每分钟静息通气量（VE），是静息状态下每分钟出入肺内的气量，等于潮气容积（VT）×呼吸频率（RR）/分钟。最大通气量（MVV），是以最快呼吸频率和尽可能深的呼吸幅度最大自主努力重复呼吸一分钟所取得的通气量。最大通气量降低见于：①气道阻塞和肺组织弹性减退，如阻塞性肺气肿；②呼吸肌力降低和呼吸功能不全；③胸廓、胸膜、弥漫性肺间质疾病与大面积肺实质疾病，如限制肺的舒张与收缩的肺不张。

推拿对肺活量可产生明显影响。有研究证实，推拿按揉缺盆穴、中府穴、云门穴，擦膻中穴、胸大肌，按揉肺俞穴，拿肩井，推拿前肺活量3809±337mL，推拿后肺活量4065±336mL，推拿前后健康男性肺活量的差异明显。结果表明，推拿能提高正常人体肺活量。

另外，推拿除对正常人的肺通气量有一定的影响外，对病理性的呼吸系统功能也有明显的改善。有研究者运用捏脊对慢性支气管炎及喘息型支气管炎进行了肺活量观察，结果表明，治疗前患者最大肺活量3250mL，治疗后最大肺活量3600mL；治疗前平均肺活量1775mL，治疗后平均肺活量2500mL。证实捏脊是提高肺活量、改善肺功能的有效方法。慢性阻塞性肺气肿以终末细支气管远端部分（呼吸性细支气管、肺泡管、肺泡囊和肺泡）膨胀，并伴有气腔壁的破坏为主要病理表现。亦有学者针对缓解期慢性阻塞性肺疾病患者，采用内功推拿流派手法配合常规康复治疗，治疗 8 周，推拿组呼吸困难减轻有效率明显高于康复治疗对照组。推拿治疗后第 1 秒用力呼出量、用力肺活量、6 分钟步行距离均较治疗前明显升高，提示推拿治疗缓解期慢性阻塞性肺疾病，可改善肺功能，减轻呼吸困难，增强运动耐力。

（2）推拿对气道反应性的调节　气道反应性是指气道对各种物理、化学、变应原的反应程度。某些哮喘患者在微量刺激下，可因气道炎症而处于过度反应状态，表现出敏感而过强的支气管平滑肌收缩反应，引起气道缩窄和气道阻力增加，从而引发咳嗽、胸闷、呼吸困难和喘息等症状，称为气道高反应性。临床通常以支气管激发试验测试支气管对吸入刺激性物质的收缩反应程度。采用标准的雾化器雾化吸入一定量的激发剂，比较吸入前后的肺通气功能指标，如通过第 1 秒用力呼气量（FEV1）、呼吸阻力（Rrs）或峰流速值（PEF）等的变化来衡量气道对刺激的反应程度。支气管激发实验诱导的气道高反应性是哮喘病的重要特征之一，是气道存在炎症的间接反映。支气管激发实验能为支持或排除哮喘病的诊断提供有力的客观依据，并对哮喘的病情判定、疗效评估等有重要帮助。测试时，FEV1 下降 20% 以上或达到程序的最高剂量则停止吸入组胺，记录吸入组胺的累积剂量，若 PD20FEV1 小于 3.91 μmol，为支气管激发试验阳性，PD20FEV1 在 3.91 ～ 7.8 μmol 之间为支气管激发试验可疑阳性，PD20FEV1 大于 7.8 μmol，为支气管激发试验阴性。

有研究者在缓解期哮喘正规方案治疗的基础上采用足穴推拿防治小儿哮喘，经 3 个月推拿治疗后，肺功能测定指标 PEF、FEV 较治疗前有明显改善，认为足穴推拿治疗可以明显改善小儿哮喘患者的肺功能。推拿加用中药干预小儿支气管哮喘的临床研究证实，加用推拿的实验组 PEF、FEV1 均值都有所增加。临床研究认为，小儿哮喘因经常反复发作，迁延难愈，久之则导致气阴耗损，肺、脾、肾渐虚，故在平时缓解期应培补正气，采用健脾益肺、补肾固本之法，从本调治。采用推、揉、捏手法刺激肺经、脾经、肾经以补肺、脾、肾之脏气，补阳益气固本，疏通经络，行气活血，温化痰饮，消除"夙根"。故小儿推拿对降低哮喘复发率具有良好的效果。

有研究者以推拿疗法干预小儿哮喘慢性持续期，共观察 3 个月。结果治疗后喘息、咯痰、胸膈满闷、哮鸣音临床症状明显改善。同一课题组探讨小儿推拿疗法在小儿支气管哮喘慢性持续期的临床治疗效果和相应作用机制，结果显示，治疗后两组患儿哮喘发作次数、呼吸道感染次数、儿童哮喘控制测试（C-ACT）评分及最大呼气流量 PEF%（PEF% ＝PEF 实测值/PEF 预计值×100%）与治疗前比较差异明显。故认为小儿推拿能舒张呼吸道平滑肌，减轻哮喘症状，提高临床疗效。

（二）推拿调节呼吸系统的机制

推拿作为一种机械刺激，可直接作用于胸廓、腹腔等与肺通气相关的部位，同时这种体表刺激也通过体表-内脏相关途径调节通气及换气功能，尤其是推拿刺激对中枢的调节可反过来调节呼吸系统功能，以及患者的整体生活质量。神经免疫途径可能也是推拿调节呼吸系统的重要机制之一。

1. 推拿对呼吸功能与胸腹肌肉的调节

肺通气的呼吸过程需要胸廓的运动。随着胸廓的扩张和回缩，空气经呼吸道进出肺称为呼吸运动。胸廓扩张时，将肺向外方牵引，空气入肺，称为吸气运动。胸廓回缩时，肺内空气被排出体外，称为呼气运动。呼吸运动是许多呼吸肌的协同性活动。在吸气时，膈肌收缩，膈顶部下降，使胸廓的上下径也增大。呼气时，正好相反，膈肌舒张，膈顶部回升，胸廓的上下径缩小。

推拿对呼吸系统功能的调节最常见的是调节胸廓运动，如肌肉力量、肌肉运动协调性、肋椎关节及椎间关节活动度，使呼吸自如，从而改善肺通气功能。推拿手法刺激中府、云门、膻中、肺俞等穴位，可作用于斜角肌、胸锁乳突肌、胸大肌、胸小肌和胸背部的肌肉，可增加内、外呼吸肌的收缩功能，从而达到调节肺活量、改善肺通气的作用。推拿的放松类手法和胸椎、肋椎关节松动类手法，也可改善胸廓连结结构的紧张度，增加胸廓的活动度，从而增加肺活量和肺通气量。腹部腹直肌、腹内斜肌、腹外斜肌与膈肌的协调运动，可增加腹式呼吸深度，因此，推拿刺激胸腹部肌肉对调节肺活量也有重要意义。

体表-内脏相关学说认为，背胸部体表刺激通过同节段神经的传入及脊髓节段反馈，可以对内脏神经所支配的内脏功能产生一定的调节作用。推拿通过对局部及相关穴位刺激，有可能改善肺部功能。推拿纠正脊柱小关节紊乱，还可能通过对脊神经的窦椎神经返支的良性刺激，对肺脏和膈肌产生影响，改善肺通气甚至换气功能。

2. 推拿对呼吸功能与中枢系统的调节

正常人的节律性呼吸受控于呼吸中枢经迷走神经的反射性调节。若呼吸中枢的兴奋状态发生改变，迷走神经会通过相关躯体神经改变呼吸的节律和深度。推拿有可能通过调节中枢皮层下情绪中枢及皮层下呼吸中枢，起到调节呼吸功能的作用。

支气管哮喘的发生与情绪因素存在密切关系，负性情绪常诱发或加重哮喘，而哮喘的反复发作也可引起心理障碍，最常发生的负性情绪主要表现为焦虑和抑郁，能加剧躯体不适，影响患者生活质量。因此，目前哮喘治疗提倡要重视患儿的生理和心理两个方面，一方面要达到病情发作的控制和症状的缓解，另一方面尽可能关注哮喘患儿的生活质量，减少患者哮喘发作所引起的社会和心理的不良反应。哮喘控制测试量表（C-ACT）、哮喘患儿生存质量测量表（PAQLQ），与肺功能测试相比，能更敏感、更全面地反映哮喘的改善状况。因此，《全球哮喘防治协议》明确指出，生命质量同临床症状和体征、肺功能测试、气道反应性检测一起作为评定哮喘治疗效果的有效手段。相关文献研究证实，良好的医患沟通，对患者及家属进行哮喘基本知识普及，讲解哮喘药物使用及功效，以及如何规避过敏原、减少危险因素暴露概率，早期识别哮喘发作时的表现对有效控制患儿症状、改善预后有重要意义。其中也与改善社会和心理不良反应密切相关，推拿调节呼吸功能的机制可能与此相关。

有研究者运用推拿手法结合哮喘规范化治疗方案对缓解期虚证哮喘患儿进行治疗，结果显示，推拿的临床作用主要在症状积分、活动受限积分等生活质量方面得以体现，而短期内哮喘的控制状况欠佳。推拿对于治疗支气管哮喘伴发焦虑、抑郁情绪有较好的临床疗效，可以更好地缓解哮喘症状，这可能是推拿治疗哮喘取得临床疗效、调节呼吸功能的机制之一。

3. 推拿对呼吸功能与免疫系统的调节

推拿调节呼吸系统功能的机制有可能与推拿对神经免疫系统途径的调节有关。此方面的研究集中体现于推拿防治反复呼吸道感染、推拿防治支气管哮喘的研究当中。

推拿可以增加机体血液中的免疫分子，增加血清免疫球蛋白及其复合物的含量，使之更好地介导各种免疫细胞之间的协作，充分发挥体液免疫的功能。如国内学者选择常规小儿推拿手法治疗咳喘患儿，并分别在治疗后第 2、6 个月时，检测患儿血清 IgA、IgM、C3 和 C4 含量。结果发现小儿推拿能影响咳喘儿童体液中免疫抗体 IgA、IgM、IgG、C3 和 C4 含量，提高呼吸系统的免疫状态，提高机体抗病能力，减少呼吸道感染的反复发作。该课题组的另一项临床研究同样发现，与空白对照组比较，推拿 1 个月后，1 年内呼吸道复感次数明显减少，差异有统计学意义。同时，检测了治疗前、治疗后、治疗后 3 个月、治疗后 6 个月的免疫指标 IgG、IgA、ANAE、C3b、PHA 等，复感患儿的细胞及体液免疫功能低下，而推拿可有效提高细胞及免疫功能，与空白对照组及治疗前相比，差异有统计学意义。在临床研究的基础上，课题组又做了易感家兔的推拿机理研究，通过对体弱易感家兔模型推拿前后免疫指标变化的分析比较，结果显示推拿后造模动物的 IgA、IgM 含量明显升高，C3b、ANAE 等免疫指标与正常组之间无显著性差异。提示提高呼吸系统及整体的免疫状态可能是手法推拿防治反复呼吸道感染的机制。

可见，推拿对呼吸系统功能具有明显的调节作用，可增加肺活量及通气量，降低气道反应性，防治呼吸道反复感染。这些调节作用的机制可能与推拿影响胸廓活动度、呼吸肌力量及协调性有关，同时推拿胸廓的体表刺激可通过神经节段反射调节肺功能，可通过对呼吸中枢的调节而影响肺通气或肺换气；更为重要的是，推拿体表刺激可通过神经体液免疫途径，调节肺的免疫状态，降低气道、肺部的炎症及高反应状态。

九、推拿调节泌尿系统

（一）　推拿调节泌尿系统的效应

泌尿系统由肾脏、输尿管、膀胱及尿道组成，其主要功能是形成、输布和排泄尿液。原尿在肾小球过滤和肾小管重吸收的作用下而形成尿液，通过输尿管输送至膀胱，并在膀胱暂时储存。调节储尿和排尿的神经中枢位于脑桥，协调膀胱及尿道外括约肌的神经中枢位于骶脊髓的运动神经元。排尿分为自主性排尿和反射性排尿。当尿液在膀胱中达到一定容量时，膀胱内压力急剧升高，大脑排尿中枢产生尿意反应，此强烈的感觉冲动传到脊髓，反射中枢便传出运动冲动，引起逼尿肌收缩，外括约肌及会阴肌松弛，尿液被排出膀胱，称为反射性排尿。自主性排尿起始于大脑皮质，而脑干为排尿的促发区，脑干排尿中枢内的神经元通过神经末梢与腰骶部的副交感节前神经元发生突触联系，继而通过盆神经使逼尿肌收缩，同时通过抑制性中间神经元使 Onuf 核控制的盆底肌肉、尿道外括约肌松弛，发生排尿。可见，排尿是一项复杂的活动，需要在内脏神经和躯体神经系统，即盆神经（副交感）、腹下神经（交感）及阴部神经（躯体神经）的协同作用下完成。

中医学认为，尿液的生成和排泄与肺、脾、肾、肝、三焦、膀胱等脏腑的关系密切。肺居上焦，为水上之源，主一身之气，通调水道，下输膀胱。脾居中焦，主运化，脾健则水湿得以输布。肾居下焦，为水脏，开窍于二阴，司二便，与膀胱相表里。《素问·灵兰秘典论》记载："膀胱者，州都之官，津液藏焉，气化则能出矣。"肝主疏泄，调畅气机，通利三焦。如肺失肃降，水液无力下输膀胱；脾失健运，水液潴留中焦；肾元虚冷，膀胱虚寒，则气化无力，无权制约水道；肝失疏泄，气机不畅，三焦水液运化、气化功能失调，水道通调受阻；《素问·本输》记载："三焦者……并太阳之正，入络膀胱，约下焦，实则闭癃，虚则遗溺。"可见，三焦水道通利则水液生成、输布有道，反之，如《类经·藏象类》记载："上焦不治，则水泛高原；中焦不治，则水留中脘；下焦不治，则水乱二便。"因此，肺、脾、肾、肝、膀胱、三焦等脏腑功能的平衡协调是机体水液生成、输布的重要条件。

推拿对泌尿系统疾病的调治，遵循中医学整体观念和辨证论治的原则，借助现代解剖学、生理学知识，发挥推拿手法优势，达到培元固本，温经散寒，利水通淋，调整脏腑机能的目的。常用的推拿方法有揉腹、振腹、捏脊、擦八髎、揉丹田、振关元等。

1. 治疗的主要泌尿系统疾病

推拿治疗泌尿系统疾病主要有小儿原发性遗尿、压力性尿失禁、尿路感染、产后尿潴留、术后尿潴留、阻塞性尿潴留、截瘫性排尿障碍、膀胱过度活动症、急性尿路感染、慢性尿路感染、前列腺肥大、前列腺增生、前列腺炎、泌尿系统结石症、慢性肾小球肾炎、急进性肾小球肾炎等。

2. 推拿对泌尿系统功能的调节

尿液形成于肾，输送于输尿管，储藏于膀胱，排出于尿道，因此，推拿对泌尿系统的调节主要体现在与尿液形成、输布和排泄相关组织器官的功能上。

（1）推拿对尿道括约肌的调节作用　推拿对于尿道括约肌的影响是间接的。一般认为，脑桥排尿中枢协调着膀胱和尿道外括约肌位于骶髓的运动神经元，即刺激骶髓相对应体表的穴位有刺激膀胱和尿道外括约肌的作用。研究者在显微镜成像系统下，分别观察推拿腰骶部（按揉、擦腰骶部，点按次髎穴）和腹部（振关元穴，按揉下腹部）对压力性尿失禁（SUI）大鼠尿道括约肌组织形态的影响，发现推拿腰骶部和腹部推拿均对大鼠的尿道括约肌组织形态有调节作用，且腰骶部推拿组比腹部推拿组大鼠的尿道括约肌厚度、环形括约肌厚度、上皮细胞厚度、固有层厚度、上皮细胞层数、尿道皱襞长度等更接近正常大鼠。研究者还发现，推拿后 SUI 大鼠尿道组织的尿道组织神经肽 Y（NPY）及蛋白基因产物 9.5（PGP9.5）表达均较模型对照组和空白对照组有不同程度的增加，腹部推拿组的表达更接近于正常大鼠，腹部推拿组与腰骶部推拿组 NPY 的阳性表达差异无统计学意义，腹部推拿组比腰骶部推拿组 PGP9.5 的阳性表达显著降低。这些研究结果证实，推拿治对 SUI 大鼠尿道组织有神经修复的作用，尿道组织神经分布变化，以及 NPY 和 PGP9.5 表达在模型组以及腰腹部推拿组的不同变化，说明它们在 SUI 的发生、发展以及转归中可能起 定的作用。由此验证，穴位对膀胱压力的影响作用大小与穴位距离调节膀胱功能的神经中枢远近有关，距离神经中枢越近的穴位调节作用越明显，反之则越弱。相对腹部推拿而言，腰部推拿离支配膀胱功能的骶髓神经中枢更接近，因而穴位调节作用越明显。

（2）推拿对逼尿肌的调节作用 逼尿肌肌层由平滑肌纤维构成，是膀胱收缩与舒张功能的主体和载体。不同的力度反复刺激或叩击膀胱区域，压力直达膀胱逼尿肌，可以增加膀胱张力，引起逼尿肌对牵拉反射的反应，进而影响尿液的储藏与排出。如推拿腹下耻骨联合正中，紧张性膀胱经推拿后内压下降，而松弛性膀胱经推拿后内压上升。从而证明，推拿对逼尿肌有双向调节作用。对于截瘫患者，经手法挤压下腹部膀胱区排尿后，完全性截瘫与不完全性截瘫的导尿管留置时间分别减少了近 20 天和 10 天。截瘫患者的导尿管留置时间明显缩短，其中不完全性截瘫的泌尿系感染发生率明显降低，说明手法对膀胱区进行挤压推拿，通过增加逼尿肌的压力有助于排尿功能的修复。再者，对经尿道微创手术患者，经术中、术后进行足三里和三阴交穴位推拿后，术后患者膀胱痉挛持续时间小于 5 分钟的比率增加了 32.7%，5～10 分钟的比率减少了 32.7%。说明推拿足三里和三阴交有助于缩短患者术后膀胱痉挛的时间。此外，研究者交替按揉术后留置镇痛管预防尿潴留患者的中极、三阴交、膀胱俞、气海、阴陵泉等穴后，发现推拿能平均加快膀胱功能的恢复时间 10.5 小时，尿潴留发生率降低了 16%。可见，手法通过影响逼尿肌的压力而修复膀胱的作用并不局限于膀胱区局部，在肢体远端的穴位推拿同样可以起效。

（3）推拿对盆底肌的调节作用 膀胱位于盆腔之中，而盆腔由盆底肌固护，盆底肌的功能一定程度上影响了膀胱的功能。研究证实，SUI 模型大鼠的耻尾肌、尿道及阴道前壁组织结构肌肉含量减少、肌束排列紊乱、间隙变宽、结缔组织中血管神经含量减少，甚至有肌纤维断裂现象。这些改变直接导致了盆底支持力量的减弱，是 SUI 发生、发展的病理生理学基础。因此，有学者推测盆底肌肉神经递质的减少引起盆底肌肉筋膜的血管形成减少，导致盆底肌肉及结缔组织等支持组织薄弱，从而破坏盆底的整体结构，导致 SUI 的发生。而研究者以按、揉、点、擦、振等手法刺激 SUI 女性的腰骶部（三焦俞、肾俞、气海俞、关元俞、膀胱俞、八髎等），腹部（中极、关元、气海、归来、天枢等）及下肢部位（殷门、承山、承筋、委中、筑宾、阴谷等），连续 30 次后，盆腔收缩指数上升了近 7 个点，漏尿量减少了近 20 倍，漏尿次数、漏尿程度、尿失禁对生活影响程度等均有明显改善。说明推拿能促进盆底肌的收缩，有助于改善膀胱功能，缓解尿失禁，但相关机制仍待进一步研究。

（4）推拿对尿动力学的调节作用 尿动力学是衡量膀胱储尿和排尿功能状态的重要指针，包括尿流率、尿渗透压等。研究者发现，经推拿（以关元、气海、中极、命门、肾俞、八髎等为主穴），并配合捏脊 1 个月后，原发性遗尿患儿夜间的尿量减少，尿渗透压增高，3 个月后夜间尿量较推拿 1 个月继续减少。说明腹部推拿和腰部推拿通过提高尿渗透压，有调整夜间尿量的作用，且有远期的稳定作用。对于前列腺增生患者，推拿腹部、腰骶部、大腿内侧及按揉中极、气海、关元、髀关、三阴交等穴3个月后，膀胱残余尿量降低，最大尿流率，平均尿流率较前均提高。而对于肾气不足的遗尿症小儿，推拿上肢（脾经、肾经、外劳宫），躯干（脾俞、肾俞、丹田、八髎、脊柱）及下肢（三阴交、足三里）2个月后，膀胱容量、最大尿流率均提高，而逼尿肌压力则降低。说明推拿不仅能提高膀胱的容量，增加尿液的排出量和排出的速度，减少膀胱内的残余尿量，还以改变尿动力学形态，调整了逼尿肌的压力。

（二）推拿调节泌尿系统的机制

膀胱是尿液神经传导通路的感受器和效应器，受副交感神经和交感神经双重支配，两者之间既相互拮抗又互相协调，从而产生排尿和储尿功能。支配膀胱的逼尿肌和尿道内括约肌的副交感神经位于骶2~4脊髓内。骶副交感神经下传至盆内脏神经，通过盆神经丛到达膀胱丛而使逼尿肌收缩，尿道内括约肌松弛，排出尿液。支配膀胱及尿道的交感神经、副交感神经均位于胸腰脊髓内，其随阴部神经走行，分布于膀胱颈及尿道内括约肌的平滑肌肌纤维间，在储尿期末对关闭膀胱颈起着重要作用。因而推拿对泌尿系统的调节机制主要有两方面，一是手法作用于膀胱及其邻近的组织器官而产生的反射性排尿；二是通过手法刺激膀胱远隔部位组织神经传导通路上的相应穴位，产生神经冲动，刺激大脑排尿中枢发出排尿信号而产生自主性排尿。

1. 推拿对膀胱的直接调节作用

（1）手法对膀胱内压的调节作用 生理状态下，尿液的不断产生和对膀胱壁的充盈刺激是影响储尿和排尿的重要因素。在体条件下，膀胱容量可由0~5mL增加至400~500mL，其体积的变化很大，当膀胱内容量充盈到一定程度时，即产生足够的牵张刺激，使逼尿肌兴奋性增高，诱发其收缩，从而启动膀胱的排空。而在离体条件下，膀胱逼尿肌受到机械牵张刺激时逼尿肌细胞可产生自发性的兴奋，启动平滑肌节律性收缩，这种"肌源性"收缩在多种神经受体抑制剂作用下仍然存在。因此，当推拿手法直接作用于膀胱区，产生足够的机械作用力，即相当于尿液充盈量对膀胱壁机械牵张刺激的力度，可使膀胱逼尿肌自发性兴奋，进而产生节律性收缩，尿道内括约肌松弛，从而启动膀胱排尿反射。再者，由于ICC缺失或功能失调导致的先天性胃肠道功能紊乱性疾病中同时也伴有膀胱功能障碍。因此，推测ICC细胞可能参与了膀胱功能的调节，并且作为一种重要的膀胱源性因素，影响了膀胱的自发性兴奋收缩以及膀胱功能的调控。而在膀胱不断充盈的过程中，膀胱ICC细胞受到一定程度的机械牵张刺激，局部ICC细胞发生兴奋，并将兴奋传递至附近的逼尿肌细胞。这一过程很有可能参与了调节肌张力或协调逼尿肌收缩，起到维持膀胱内压稳定的作用。由此也可以推测，推拿的机械作用力使膀胱内压增加而产生的类似于尿液对膀胱壁充盈刺激的机械牵张力，可能引起膀胱ICC细胞的兴奋，从而产生上述协调逼尿肌收缩的过程。

（2）手法对神经传导的调节作用 存在于膀胱和尿道壁内组织的A-δ传入神经纤维主要存在于逼尿肌及尿道平滑肌细胞间的胶原纤维组织内，A-δ纤维传入的信号主要来自机械感受器（膀胱胀满或膀胱壁张力），对排尿功能作用较大。推揉手法是外界加于充盈膀胱的一种较强机械压,多次运用推揉手法,可促使过度伸展的膀胱逼尿肌出现紧张性收缩。当辅以双手按压腹部时,膀胱内压明显上升,并刺激膀胱内的压力感受器,反射性地兴奋脊髓排尿中枢。当兴奋沿盆神经运动纤维传出,到达膀胱时,即引起膀胱逼尿肌出现节律性收缩和尿道内括约肌的松弛,与此同时,阴部神经受抑制,尿道外括约肌舒张,于是,尿液在外界压力、膀胱内压及逼尿肌强有力的收缩下,排出体外。因此,推拿手法对膀胱的机械压也可能产生类似于机械感受器的作用,从而兴奋逼尿肌和尿道平滑肌细胞间的胶原纤维组织内 A-δ 传入神经纤维信号,进而影响排尿功能。

(3)手法作用的温热效应 膀胱位于腹壁之下,推拿手法机械力更易下达。手法作用具有温热的属性,可以改变膀胱相关肌群的舒缩功能,从而改变局部血液循环。如柔和温补之手法直接或间接刺激了膀胱,增强了膀胱括约肌的收缩功能。而高频的振荡具有较好的缓解膀胱平滑肌痉挛和弛缓尿道括约肌的作用,对恢复排尿反射至关重要。如行振法于关元穴,往往会产生温热感向外阴及大腿部放射,此法既可刺激阴部神经,提高逼尿肌稳定性,同时可调畅气血,使局部血液循环加快,改善局部组织营养状况,组织再生能力提高,肌肉收缩力加强,从而使膀胱气化有权,开阖有度。又如推拿丹田穴,可以消除支配膀胱平滑肌上植物神经的兴奋,抑制不平衡状态,建立起膀胱完善的排尿皮层警戒点。整体而言,腹部推拿加快了膀胱区域血液循环,促进肌肉收缩,通过影响膀胱内压及膀胱相关肌群的功能,来改善膀胱动力。同时物理信号向内、向上传输至排尿中枢,对其产生电刺激,使其活动增强,改变了脑桥排尿中枢和储尿中枢的兴奋状态,从而改善排尿功能。

此外,膀胱的排尿活动受意识的控制,因其大脑皮层发育未全,或成人由于某种原因使膀胱与高级神经中枢的联系遭到破坏时,则将发生神经性膀胱功能障碍。研究证实,大鼠在脊髓休克期膀胱容量、顺应性增加,逼尿肌压力无明显变化,脊髓休克期后膀胱容量、顺应性减低,逼尿肌漏点压升高并逼尿肌反射亢进、逼尿肌无抑制收缩。对于昏迷出现尿潴留的患者,推拿可以使过度弛张的膀胱逼尿肌出现紧张性收缩,揉按关元、中极及推压则使膀胱内压明显上升,刺激膀胱壁内的压力感受器,反射地兴奋脊髓排尿中枢,其刺激阈值不断升高,引起膀胱逼尿肌节律性收缩和尿道内括约肌的弛张,使尿液排出。手术条件下,如硬膜外麻醉、腰麻及臂丛麻醉等,也对会阴部和盆腔骶神经起作用,阻断了排尿反射,麻醉越深阻断时间越长,膀胱内积有大量尿液而不能排出,临床表现为尿频、尿不尽、下腹部胀满及充溢性尿失禁等症状。在膀胱区推拿按压可解除膀胱肌麻痹,并可反射性刺激肌壁,使膀胱肌逼尿肌收缩,加速尿液的排出。如临床中推拿中极、气海、关元等穴有疏利气机,通利小便之功。当自上而下,自两侧向中央按压膀胱时,通过推拿手法的压力可使膀胱平滑肌收缩,尿道括约肌松弛而达到排尿目的,同时通过排尿亦可刺激膀胱副交感神经逐渐修复而起治疗作用。因此,虽然膀胱的排尿活动受意识的控制,而推拿手法仍可以通过膀胱区的刺激修复因意识丧失或手术等导致的神经性膀胱功能障碍。

2. 推拿对膀胱的间接调节作用

来自膀胱的大多数传入神经纤维是通过盆神经进入骶脊髓的,而脊髓是控制逼尿肌和尿道内、外括约肌功能活动的初级排尿中枢所在，也是将膀胱尿道的感觉冲动传导至高级排尿中枢的上行神经纤维和将高级排尿中枢的冲动传导至脊髓初级排尿中枢的下行神经纤维的共同通路。脊髓的排尿中枢主要位于3个部分，即交感神经中枢、副交感神经中枢和阴部神经核，分别发出神经纤维支配膀胱和尿道。临床上，很多常用于治疗泌尿系统疾病的穴位与支配膀胱排尿和储尿的副交感神经和交感神经的位置相同。如位于L1~L2的交感神经中枢与三焦俞、肾俞相同，位于S2~S4的副交感神经中枢与八髎、膀胱俞相同，盆内脏神经与中极相同。因此，可以推测，手法刺激在神经传导通路的体表投射区，可增强大脑皮质和脊神经对膀胱功能的控制力，使排尿中枢与器官之间的协作趋于正常。

（1）推拿对膀胱功能与脊神经关系的调节　手法调节膀胱功能与腰神经的关系：腰椎定点斜扳法能直接或间接解除因腰椎错位而造成刺激或压迫神经根、脊髓或交感神经等所支配脏器的症状。如在L4~L5节段的整骨手法，定点斜扳旋转椎体刺激马尾，既不损伤脊髓，又可改善调节T11~T12、L1发出的接受膀胱感觉的交感神经纤维与S2~S4运动核发生的引起逼尿肌收缩括约肌放松的冲动与兴奋，可望改善排尿初级中枢的功能。此外，研究证实，三焦俞和肾俞穴区的初级传入神经分别来自T8~L3和T9~L4的脊神经节，传出神经来自同节段的椎旁节和脊髓腹角的运动神经元，集中节段分别为T10~L2和T11~L3。因此，按揉三焦俞和肾俞可能通过兴奋支配膀胱的交感神经，抑制尿液的排出，解除遗尿或尿失禁。

手法调节膀胱功能与骶神经的关系：重手法刺激与剧烈运动或不良环境刺激一样，可使交感神经的活动加强，为维持内环境的相对稳定，机体调动多器官的潜力以提高适应能力来应付环境的急剧变化，如抑制排尿。对于遗尿患者，推拿治疗时用较重的刺激按在肾俞穴，在腰骶部用急速、较重且时间较短的刺激可兴奋中枢神经，使交感神经处于优势，而且选择的部位又是支配膀胱的脊髓节段，通过植物中枢反射，使膀胱平滑肌弛缓，尿道内括约肌收缩，从而促进贮尿。再者，膀胱和尿道壁内组织传入神经纤维（感觉纤维）除了A-δ纤维外，另一种是染色较弱的无髓鞘C纤维，其数量占膀胱传入纤维的60%~70%，含大量SP，主要位于膀胱和尿道黏膜及黏膜下层组织内，此类感受器传导疼痛、温度觉和触觉，对化学性刺激很敏感，而对机械性刺激（膀胱牵拉作用）不敏感。骶部神经刺激能降低环磷酰胺诱导的逼尿肌过度活动，可能作用在伤害性感受的C纤维。由此推测，手法刺激骶神经上的相关穴位产生疼痛或温热感到达膀胱和尿道，可能通过无髓鞘C纤维的传导，进而降低环磷酰胺诱导的逼尿肌过度活动，而达到抑制排尿的目的。此外，脊髓损伤后尿潴留的发生与膀胱逼尿肌兴奋性下降密切相关。研究证实，大鼠T9~T11脊髓完全横断会导致膀胱尿潴留和充盈性尿失禁现象，这可能是膀胱反射消失引起。T9~T11损伤可能干扰了控制膀胱逼尿肌放松及储尿的节前交感神经元和控制尿道外括约肌的副交感神经和躯体神经的传入与传出通路，膀胱失去了骶髓上的神经抑制且出现了异常的神经反射，因此，SUI大鼠的膀胱出现逼尿肌过度活动和逼尿肌-括约肌协同失调症状，表现为尿潴留。故对于骶髓上脊髓损伤患者，当逼尿肌活动低下为主要问题时，逼尿肌活动的增加可以通过骶神经前根刺激来获得。研究认为，刺激盆丛植物神经（在八髎区域施手法），调节大脑皮层的排尿中枢，从而加强了膀胱的排尿功能和关闭能力，调整了排尿时间，使排尿功能紊乱得以纠正。八髎穴是骶神经通过之处，八髎穴可刺激骶骨的神经根的传出神经，被动引起逼尿肌、膀胱内括约肌节律性地收缩运动，并增加二者之间的协调功能，促进排尿反射的形成。故在腰骶部的揉法和擦法以及点按次髎可以通过刺激骶神经，达到协调逼尿肌和尿道内括约肌节律性收缩舒张的作用，使小便得控。此外，对于腹盆腔手术拔尿管后尿潴留的患者，在脊椎骶段直线运用平推法，借助于神经反射性增强，促进膀胱逼尿肌收缩，括约肌松弛，完成排尿，解除拔尿管后尿潴留或排尿困难。

手法调节膀胱功能与整个脊神经的关系：督脉贯穿脊柱，与脊神经相随相行，重叠于脊神经的体表。在督脉上的良性刺激，可促进椎动脉血液循环，有益于大脑的血液供应，进而影响大脑对排尿的控制，在睡眠中发生反射性排尿，在督脉经上治疗可促进排尿中枢的发育。如捏脊疗法的推、捻、提、放等手法，一方面可以刺激脊神经使大脑皮层兴奋，调节小儿中枢神经，进而调节排尿系统；另一方面，又能使高级神经中枢控制脊髓排尿反射中枢，并促进交感神经兴奋，抑制副交感神经，使尿道括约肌收缩，从而对小儿遗尿起到治疗作用。再者，脊髓损伤后，破坏了能对骶髓排尿中枢（S2～S4）发挥抑制作用的神经中枢或神经传导纤维，导致神经系统功能重组，形成新骶髓反射弧，由无髓鞘的 C 传入纤维，经后根达 S2～S4 后角，通过中间神经元兴奋骶副交感节前神经元，然后下传，导致逼尿肌反射亢进。因此推测，穴位推拿的疗效很可能与人工膀胱反射弧的建立密切相关，可通过反射性地调节大脑和脊髓相应神经细胞的功能，从而调节肾脏泌尿功能、尿道括约舒缩功能、输尿管、膀胱运动而起效。

此外，研究者对推拿治疗小儿遗尿症的非辨证推拿治疗选穴规律进行了数据挖掘探析，发现其选穴规律集中于督脉、任脉、膀胱经、脾经四经的经穴和小儿推拿特定穴相结合，穴位主要分布于腹部及腰骶部，进而从临床的角度验证了推拿腹部及腰骶部对膀胱功能的调节作用。

（2）推拿对膀胱功能与足疗反射区关系的调节　足疗反射区是人体各器官和部位在足部相对应区域的反应点，通过刺激泌尿系统在足部的相应反射区，同样可以调节膀胱的神经传导通路。研究者点按足部头、腹腔神经丛、肾脏、输尿管、膀胱等区以治疗遗尿症患者，疗效显著。有研究者发现，足反射疗法加小儿推拿均可使神经系统兴奋，有增强大脑高级反射中枢的功能，以及调整膀胱的传入、传出神经纤维及其支配的括约肌功能。

3. 推拿对膀胱与前列腺功能关系的调节

前列腺包绕膀胱口与尿道结合部位，其环状平滑肌纤维围绕尿道前列腺部，参与构成尿道内括约肌。当发生排尿冲动时，前列腺伴随逼尿肌的收缩，尿道内括约肌的松弛，使排尿顺利进行。腹部的手法操作力道可以作用到髂内动脉，直接调节前列腺的血液供应。而背部的手法操作可以影响到支配前列腺的交感和副交感神经，不但可以间接地调节前列腺的血液供应，而且可以有效地调节前列腺的功能，缓解前列腺炎导致的疼痛、坠胀及尿路症状。再者，对于前列腺炎，IL-8 是一种强效、相对低分子量的炎症趋化因子，TNF-α 参与炎性反应、免疫应答、内毒素性休克等病理过程。研究证实，足部反射区推拿可以降低慢性前列腺炎患者前列腺液中细胞因子 IL-8、TNF-α 水平，通过改善和促进人体血液循环、神经体液代谢，调动免疫功能，调整失衡，阻断原有的病理信息反射，达到防治疾病的目的。

第三节　推拿治疗疾病的作用机制

一、推拿治疗膝关节骨性关节炎的作用机制

膝关节骨性关节炎（knee osteoarthritis，KOA）是四肢关节中最常见的慢性骨关节疾患，在 60 岁以上人群中的发生率高达 37%。其主要病理表现为膝部关节软骨变性，关节软骨面反应性增生。最常见的症状是膝关节疼痛和发僵，疼痛是患者寻求医疗处理和出现关节功能受损之前的主要症状，疼痛一般为钝痛。典型的症状表现为患者行走后出现膝关节钝痛和关节发僵，疾病早期这种膝关节的疼痛和发僵可于适度活动后缓解，但随着疾病的发展，膝关节疼痛表现为持续性疼痛或者出现休息时疼痛乃至夜间疼痛。本病病因尚未明确，但公认 KOA 主要与骨内高压、软骨酶降解、内分泌紊乱、膝关节机械运动等因素有关。

KOA 属于祖国医学"痹证"的范畴，在中医历代文献中多见于许多以关节疼痛为主要特征的疾病当中，与"骨痹""筋痹""膝痹""鹤膝风""历节"相似。《素问·痹论》首提"五痹论"，为中医痹证理论的根源，成为后世进一步研究退行性膝关节炎的理论基础。张仲景《金匮要略·中风历节》有湿痹、血痹、历节之名，巢元方《诸病源候论·风诸病下》又称"历节风"，王焘《外台密要》称"白虎风"，王肯堂《证治准绳》对膝关节肿大者称为"鹤膝风"。推拿放松类手法作用于膝关节周围，使其深部组织温度升高，血管扩张、血液循环通畅而起到消瘀止痛的作用；推拿运动关节手法改善关节腔的压力，能促进关节液的产生与重吸收，维持两者之间的动态平衡，起到滑利关节的作用。

推拿治疗 KOA 的作用机理主要体现在改善微循环、延缓软骨退变、改善膝关节应力等方面。

（一）改善微循环障碍

骨内微循环的病理改变是引起的骨内高压最终形成 KOA 的重要因素，也是导致本病一系列临床症状如膝痛、休息痛的直接原因。其本质病理变化是骨内静脉瘀滞，静脉瘀滞后骨内压升高，由于骨内压升高后动静脉压力差缩小，营养血管血流减少，血氧分压下降及乳酸含量升高，局部营养障碍引起骨小梁坏死。坏死的骨小梁在修复改造过程中可引起骨质硬化。此外，骨内静脉瘀滞导致微循环的某些理化改变不可避免影响到滑膜，致使滑膜分泌酸性滑液，关节因此而发生退变。滑液的改变使关节内软骨营养障

碍，导致关节软骨中软骨母细胞活动紊乱，产生的软骨基质及硫酸含量下降而水的含量增加，容易导致 KOA。

目前没有直接证据证明推拿可通过改善膝关节部位的血液循环，促进炎症物质吸收，降低骨内压。但大量的证据证实，推拿手法能够影响微循环和血流动力学，如有学者应用彩色多普勒超声观察推拿对动脉血流动力学的影响，证实推拿可以加快血流速度，增加血流量。因此推拿手法作用于膝关节，可以加大膝关节血液流速，改善关节部位的血液循环，促进炎症物质吸收，降低骨内压，同时促进滑液向关节软骨浸透与扩散，从而改善关节软骨的营养和代谢，促进软骨的再生修复，进而改善关节的不稳定性，提高治疗效果。

（二）延缓软骨退变

软骨细胞外基质对软骨细胞具有保护作用，并为其提供营养和底物，传递信号。从病理角度看，关节软骨退变可以说是软骨细胞外基质降解与合成明显失衡引起的病变。许多体内外实验也说明骨性关节炎软骨局部细胞外基质的降解存在明显的病理性增强。

有实验结果表明，推拿能明显延缓早期兔膝骨性关节炎软骨退变，对软骨有保护作用，对骨性关节炎关节软骨中降解细胞外基质的基质金属蛋白酶 MMP-1、MMP-13 的表达起抑制作用，认为是推拿治疗膝骨性关节炎分子作用机制之一。目前有多家单位进行相关的研究，例如国家自然科学基金项目"揉髌手法对兔膝关节软骨细胞凋亡及相关基因表达影响的研究"证实，通过推拿手法可以抑制机体内 MMP-1、MMP-13 的 mRNA 转录表达，从而减少 MMP-1、MMP-13 胶原酶的复制，降低胶原酶的水平，减少胶原分解，从而进一步减少软骨组织的破坏，并且采用原位末端标记法检测软骨细胞凋亡表达，免疫组化法检测软骨细胞增殖表达、凋亡基因 Bcl-2、Bax 和 Fas 表达。证实手法可促进软骨细胞增殖，通过上调 Bcl-2 表达，下调 Bax、Fas 表达降低软骨细胞凋亡，达到延缓关节软骨组织退变（图4-5），从一定程度上揭示了推拿手法预防及治疗膝关节骨性关节炎的机制。

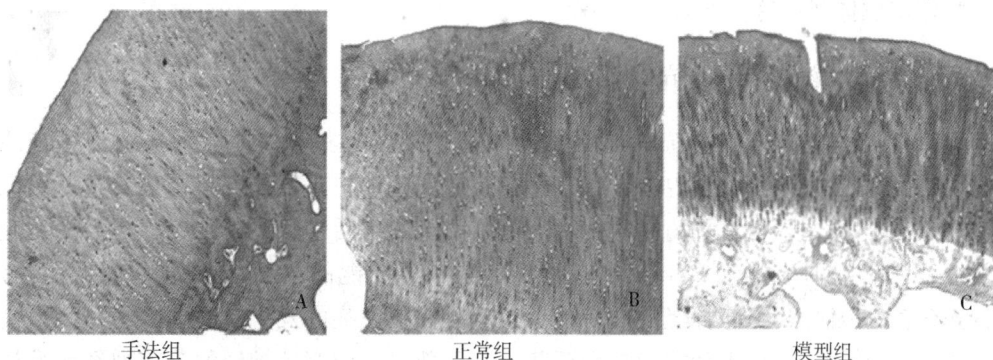

手法组　　　　　　　　　正常组　　　　　　　　　模型组

图4-5 兔膝关节软骨组织切片图

（三） 改善膝关节应力

膝关节在下肢的运动中上承髋关节，下启足踝部的运动，因此易致损伤。肌肉、韧带、滑膜等组织对膝关节的稳定性及运动功能具有重要的作用，是维系局部力学平衡的物质基础，任何因素导致力学失衡，均可影响膝关节的功能。膝关节受力的不均衡易造成局部解剖结构的微小变化，是骨刺形成的主要因素之一，是产生膝关节骨性关节炎的病理基础。

纠正力学失衡是治疗膝关节骨性关节炎的关键。运用手法治疗，能松解软组织，平衡肌力，解痉止痛，滑利关节，促进血液循环，加速代谢产物的排泄，纠正"筋出槽"及"骨错缝"，调整关节间隙。国家自然科学基金项目"伸筋易骨法调节 KOA 兔膝关节应力影响软骨细胞代谢的力学-生物信号转导机制研究"针对手法改善膝关节应力进行深入研究，认为应力的改变会通过力学-生物信号影响软骨细胞的代谢，进而改善膝关节的老化。而另一项国家自然科学基金项目"太极拳调节膝关节内侧间室应力的作用及其相关机制研究"则从功法锻炼的角度研究了太极拳倒卷肱通过降低膝关节应力，从而起到防治 KOA 的作用。

二、推拿治疗广泛性焦虑症的作用机制

广泛性焦虑症（generalized anxiety disorder，GAD）是最常见的焦虑症亚型，以缺乏明确的对象及具体的内容而表现出提心吊胆及紧张不安为主要特点，同时伴有显著的植物神经症状、肌肉紧张及运动性不安，患者因难以忍受又无法解脱而感到痛苦。

GAD 属于中医"郁证"的范畴，与"不寐""惊恐""心悸"等密切相关，是由于情志不舒、气机郁滞导致心情抑郁、情绪不宁、胸部满闷、胁肋胀痛，或易怒易哭，或咽中如有异物梗塞等症。

现代医学对广泛性焦虑症的病因及发病机制研究尚不清楚，认为 GAD 的发生主要与交感神经亢进、神经生化改变、脑血流及代谢异常等因素有关。推拿对广泛性焦虑症的治疗作用也体现在这些方面。

（一） 改善交感神经亢奋状态

交感神经是植物神经系统的重要组成部分，由脊髓发出的神经纤维到交感神经节，再由此发出纤维分布到内脏、心血管和腺体。人体在正常情况下，功能相反的交感和副交感神经处于相互平衡制约中。当机体处于紧张活动状态时，交感神经活动起着主要作用。有研究显示，GAD 患者常伴植物神经功能的改变：如心慌、胸闷、心前区憋闷感，因此，交感神经的改变可引起广泛性焦虑症的发生。交感神经功能由高级中枢，如下丘脑、脑干和网状结构调节，这些部位会向交感神经的节前神经元发送神经冲动，其中下丘脑与 GAD 的发生密切相关。当机体在外界刺激下激动下丘脑侧面会引起多个系统的交感神经性反应：①循环系统：皮肤和横纹肌，以及腹腔脏器的血管只接受交感神经的支配，当下丘脑受刺激引起交感神经反应时可使周围动脉及肌

肉收缩，出现心慌、胸闷、头痛等不适。②消化系统：交感神经对胃肠道的作用主要是抑制，使蠕动减慢，引起胃肠功能紊乱而出现食欲不振、消化不良等症。③呼吸系统：交感神经兴奋时，对小支气管的作用主要表现为抑制其平滑肌的活动，出现气喘、呼吸困难、窒息等症。

推拿手法作用于人体的经络穴位上，可调节神经系统功能。通过推拿调节植物神经系统来调节内分泌及内脏功能，手法刺激相应的本体感受器，使相应的器官功能状态产生一定的变化，从而达到治疗疾病的作用。有研究者通过刺激患者背俞穴治疗 GAD，取得了良好的治疗效果。从现代医学来看，第一，背俞穴的解剖位置正好是脊神经所在之处，附近均有脊神经后支平行伴行，其深层有交感神经干、交感神经椎旁节及其与脊神经相连的灰、白交通支分布，因此背俞穴与相应脊神经和交感神经密切联系，并通过神经体液调节，影响交感神经末梢释放化学物质而调节内脏功能。第二，交感神经、副交感神经和内脏感觉神经在到达所支配脏器的过程中，常互相交织共同构成内脏神经丛，脏器附近和器官内都有这些神经丛存在，因此对同一器官的作用互相拮抗又互相统一，可使机体维持正常的生理活动，并与同一腧穴具有双向良性调节作用吻合。第三，一个脏器的感觉纤维分支经过多个节段的脊神经进入中枢，一条脊神经又包含来自几个脏器的感觉纤维，这些为临床选择多个背俞穴配伍治疗相应脏腑功能失调引起的疾病提供了解剖依据。由此证明，当交感神经兴奋引起各系统的 GAD 症状时，可通过推拿治疗改善相关症状。

（二）改善神经生化指标

5-HT 属于单胺能神经递质，其在大脑皮质层及神经突触内含量很高，是一种抑制性神经递质。在外周组织中，5-HT 是一种强血管收缩剂和平滑肌收缩剂。中缝核是 5-HT 纤维的源起之处，也是多个不同脑区的关联之处，包括杏仁核和海马隔区，有研究表明这几个脑区都与广泛性焦虑症关系密切。当这些脑区受到损伤，或者使用丁螺环酮等兴奋剂作用于这些脑区时，就会产生抗焦虑作用。个体中枢神经系统释放过多的 5-HT 时，躯体会产生明显的焦虑反应。

推拿作为一种机械刺激，其手法作用于人体任何部位，均能刺激神经末梢，引起相应的冲动，促进神经抑制或者兴奋，从而反射性地引起机体的各种反应，使神经兴奋和抑制过程达到相抵平衡而起到治疗作用。研究发现推拿可促进血液中生物活性物质的改变，增加人体全血中 5-HT 含量和血清中内啡肽含量。对于广泛性焦虑症患者来说，全血中 5-HT 含量增加既可兴奋神经，改善患者因长期焦虑过度而引起的抑郁情绪，同时还能增强记忆力，并保护神经元免受"兴奋神经毒素"的损害。内啡肽是人体一类内源性的具有类似吗啡作用肽类物质。这些肽类除具有镇痛功能外，尚具有许多其他生理功能，如调节体温、心血管、呼吸功能。因此，在推拿治疗 GAD 患者过程中产生的内啡肽物质可改善因焦虑而引起的头、背、肩部疼痛及心跳加快、呼吸急促等不适。

（三） 改善脑血流及代谢异常

人的大脑血流量和代谢在应激时会发生适应性的变化。GAD 患者大脑基础血流量与健康人无明显差异，而在应激后血流量变化较健康人少。另外，现代临床医学研究在检测大脑局部葡萄糖代谢率时，发现 GAD 患者枕叶、颞叶、额叶、小脑和丘脑的代谢率较正常人高，基底核的代谢率较少，而在高警觉状态时，患者基底核的代谢率增高，因此推测患者警觉性增高可能与丘脑的代谢率增高有关。GAD 患者的局部脑血流在双侧颞叶、额上回、扣带回明显降低，而在中央前回、额叶眶部、左基底节血流明显增高，提示 GAD 患者的发病与局部脑血流变化有关。

有研究认为通过刺激任督二脉的腧穴可达到"阴平阳秘"的状态，从而起到治疗广泛性焦虑症的效果。任督二脉互相沟通，同源胞中，隶于肝肾，联系统帅诸经，总调一身阴阳，经气相汇，故取二脉经穴可达平调阴阳之功。而 GAD 患者的局部脑血流在双侧颞叶、额上回、扣带回明显降低，而在中央前回、额叶眶部、左基底节血流明显增高，而以上中枢在体表的投影区内有督脉循行经过，百会、上星、神庭穴皆为督脉循行于此的穴位，与脑密切相关，其深部又为大脑额叶、顶叶所在，通过刺激可使"气至病所"。而推拿手法首先作用于人体皮肤，使皮肤温度和生物电阻发生改变，皮下毛细血管扩张充血，皮温升高，温度升高也可导致局部血流量增加，手法的机械能转化为热能，使局部软组织代谢加快，从而达到气血双和，阴阳平衡的状态，使 GAD 患者焦虑不安的紧张情绪得到缓解。研究发现 GAD 患者因焦虑过度常常出现头痛、头晕等症，通过推拿刺激头部腧穴可对血管内皮细胞和平滑肌细胞等产生影响，使 Ca^{2+} 含量增多，在 Ca^{2+} 敏感的蛋白激酶的介导下，产生更多调节内源性血管扩张物质 NO，从而达到行气活血、缓解 GAD 患者头痛头晕的目的。

三、推拿治疗单纯性肥胖症的作用机制

肥胖是指由于体内脂肪堆积过多或分布异常、体重增加，包括遗传和环境在内的多种因素相互作用而引起的慢性代谢性疾病。一般当进食热量多于消耗热量时，多余热量以脂肪形式储存于体内，其量超过正常生理需要，且达到一定值时即可演变为肥胖症。根据肥胖的发病机制和病因分类，肥胖症可分为：单纯性肥胖和继发性肥胖。本节主要讨论单纯性症。单纯性肥胖是指无明确病因可查，仅仅由于体内脂肪蓄积过多，超过一定比例，造成对人体损害的一种疾病。

中医学认为肥胖多属本虚标实之证，并非是一脏一腑之因。其病因病机多归结为饮食不节、痰湿、血瘀、气虚、阳虚等因素，虚实夹杂而导致机体逐渐发展为肥胖。推拿治疗单纯性肥胖症是通过调整多种活性物质、多种代谢途径的综合作用，致使神经、内分泌和物质代谢正常，从而达到减肥效果，使病态机体得到改善。推拿对单纯性肥胖的调节主要体现在以下这些方面：

（一） 调整摄食中枢的兴奋性

人的食欲和饮食行为受神经系统控制，哺乳类动物与摄食活动反应相关的摄食中枢

存在于下丘脑的结节区内，下丘脑中存在着两对与摄食行为有关的神经核，即饱食中枢和饥饿中枢。两者的活动相互制约，以此来保持摄食的动态平衡。刺激饱食中枢和破坏饥饿中枢可以产生饱胀感，而刺激饥饿中枢和破坏饱食中枢则产生食欲亢进。

有实验研究发现，针刺可以降低饥饿中枢的兴奋性，提高饱食中枢的兴奋性，控制肥胖大鼠亢进的食欲，也能通过纠正肥胖大鼠杏仁核、中缝核群等下丘脑摄食中枢的上级神经中枢功能紊乱间接调控饱食中枢和饥饿中枢的异常。而手指点穴的作用机制与针刺有相似之处，其在临床上应用很广泛，是推拿减肥的重要手法之一，既可以点穴位，又可以点经络，应用在减肥中效果明显。从上述针刺机制中可以间接推断推拿点穴可能有良性调节作用。同时也有报道认为，推拿形成的机械刺激可产生神经冲动，通过迷走神经传至中枢神经，可以提高饱食中枢的兴奋性，增加神经冲动的发放频率，抑制了饥饿中枢的活动，使其兴奋性降低，从而控制了亢进的食欲，有效地调整了胃肠的运动和吸收功能，减少了摄食量，使能量的摄入低于能量的消耗，促使能量代谢转向消耗体内过剩脂肪。

（二）　调节内分泌系统

肥胖者体内的血浆胰岛素水平比正常人较高，在肥胖者中血浆胰岛素含量与患者的肥胖程度呈正相关，并且肥胖与大量摄入碳水化合物有关。这是一种恶性循环，碳水化合物刺激胰岛素的分泌，胰岛素分泌过多会引起饮食过量，即摄取过多的碳水化合物，与此同时胰岛素含量过高又会加剧高胰岛素血症和胰岛素抵抗。因此通过抑制胰岛素的分泌，可能是一种控制体重的有效方式。当机体受到轻柔而有节律的推拿手法刺激时，副交感神经功能增强，使血管舒张，消化道蠕动增强，括约肌松弛，腺体分泌增加，加快糖的代谢与利用，降低血糖的含量。副交感神经兴奋，还直接促进胰岛素的分泌，使血糖下降，降低血糖的含量；推拿还可影响促胃液素分泌的功能，可使肥胖患者对咸味变得敏感，并降低患者血浆肾素活性，从而改善机体水盐代谢。此外，推拿还可增强患者偏低的交感-肾上腺系统和下丘脑-垂体-肾上腺皮质系统及甲状腺系统功能，从而增加能量消耗，促进脂肪的动员与分解。打破了"代谢及调节异常-肥胖-代谢及调节异常"的恶性循环，实现了对神经、内分泌的调节，逆转了异常代谢，从而达到治疗肥胖的目的。

（三）　影响消化系统的功能

推拿对消化系统产生直接和间接两方面的影响。一是手法刺激可直接促使胃肠管腔发生形态和运动功能变化，促使胃肠蠕动速度发生改变，从而加快或延缓胃肠内容物的运动排泄过程。二是手法刺激通过神经的传导反射作用，间接增强胃肠的蠕动和消化液的分泌，促进食物的消化吸收过程，加强消化系统的功能。推拿的直接作用和间接作用，都能够调节平滑肌张力、弹力，使胃肠收缩能力和蠕动能力得以调控，胃肠功能得以改善。根据经络脏腑相关理论，推胃经可以调节胃腑功能，加速胃肠蠕动，促进消化与代谢。有研究证实，推拿可以延迟餐后胃排空，还可降低患者血清胃蛋白酶、胰淀粉酶水平，减少木糖排泄率。因此，推拿可以抑制肥胖患者亢进的胃肠道消化吸收机能，降低患者食欲，从而达到治疗肥胖目的。

（四） 改善脂肪代谢

过氧化物酶体增殖物激活受体（PPAR）是核内受体转录基因的一种，按功能可分为 PPARα、PPARβ、PPARγ 三种亚型，在人体中广泛分布，PPARγ 主要表达在脂肪组织，它是目前被证实的参与脂肪分化的调控基因。PPARγ 是脂肪细胞分化过程中所必需的，并起到核心作用，具有正向调节脂肪细胞分化的作用。实验研究表明，推拿手法治疗可以上调 PPARγ 表达水平，使其在脂肪组织内表达升高，降低肥胖患者的甘油三酯、胆固醇，提高低密度脂蛋白的含量，从而改善脂肪代谢，优化脂肪代谢的分布，减少脂肪数量。此外，推拿还可以提高患者血浆中环磷酸腺苷（cAMP）的含量，cAMP 通过激活蛋白酶进而激活脂肪酶，从而促进脂肪的分解。

另外，推拿可促进局部的血液循环，增加局部的氧化代谢。实验证明，在手法的作用下，肌肉断面单位面积中的毛细血管数量大大增加。推拿手法对人体体表组织的压力和所产生的摩擦力，可大量地消耗和清除血管壁上的脂类物质，改善血管的通透性，降低血液黏稠度，降低胆固醇、β-脂蛋白的作用，机械力产生的热能，也可大量地消耗过度丰厚的皮下脂肪，有一定的减肥效应。

四、推拿治疗慢性疲劳综合征的作用机制

慢性疲劳综合征（CSF）是现代高效快节奏生活方式下出现的一组以长期极度疲劳（包括体力疲劳和脑力疲劳）为主要表现的全身性症候群，其主要症状表现为短期记忆力或注意力明显下降，头痛，不能解乏的睡眠，运动后的疲劳持续超过 24 小时。近年来，社会竞争日趋激烈，人们的工作和生活压力也随之增大，慢性疲劳综合征的发病率呈逐年上升的趋势，严重地危害着人们的身心健康。

CFS 属于中医"虚劳"范畴，劳役过度、外感时邪、情志不畅、素体虚弱及久病大病皆可导致 CFS，其基本病机为虚与郁，病位涉及五脏，但主要在肝、脾、肾。肝、脾功能正常与否，可直接影响气血运行。肝、脾功能失常则虚，因虚又可致郁或瘀，而气血的瘀滞常又会加重脏腑功能失调和阴阳失衡，所以说气血不畅是 CFS 发病过程中的主要病机。推拿治疗能有效地改善患者的疲劳现象，亦能对其神经系统起较好的镇静作用，促进其心理疲劳的恢复，打断 CFS 发病的恶性循环。同时能作用于多系统，有效的针对 CFS 所涉及多脏腑多系统的功能失调疾患，改善 CFS 众多的临床症状，有利于对 CFS 的治疗。并且推拿作为中医传统技术，其具有讲究整体、多效应、多靶点的治疗作用，它依据中医的整体观念，以辨证论治为指导思想，利用经络腧穴理论，通过手法调节循环系统、神经系统、免疫系统、内分泌系统而达到治疗目的。具体的作用机制如下：

（一） 清除氧自由基

机体疲劳时清除代谢产物能力下降，体内可产生大量氧自由基、过氧化脂质。血清丙二醛（MDA）是间接反映机体自由基产生水平和体内脂质过氧化代谢情况的重要指标，机体疲劳时 MDA 水平升高，而血清超氧化物歧化酶（SOD）、血清谷胱甘肽过氧化

物酶（GSH-PX）是人体抗氧化系统中两种重要的抗氧化剂。CFS 患者 SOD、GSH-Px 活性降低，机体抗氧化能力减弱，体内多余的自由基不能及时清除，使机体产生疲劳反应。

推拿手法作用于机体，具有扩张血管，增强血液循环，促进胞内蛋白质分解，产生组织胺和类组织胺物质，使毛细血管扩张、开放、局部血流量增加，肢体循环加快。同时，研究表明推拿可降低 CFS 患者 MDA 水平并增强 SOD 活性，从一定程度上清除氧自由基及其代谢产物，增强机体抗氧化酶的活性，提高机体的抗氧化能力，加速体内自由基的清除，两者协同作用，共同减少多余自由基对机体的损伤，起到消除疲劳的作用。因此，通过推拿不仅能有效地使堆积在组织液中的乳酸得到及时、迅速地排泄，同时还能缓解或消除肢体的各种不良反应，提高机体清除自由基的功能，促进疲劳症状的改善，恢复身体的健康。

（二） 调整神经系统功能

调查发现 CFS 的发生与长期应激具有密切关系，长期处于慢性应激状态下，会导致边缘系统，特别是海马、额叶皮层中神经细胞凋亡与再生的平衡失调。该失调状态的持续将导致神经细胞的丢失，甚至出现局部性脑萎缩，从而导致机体不能适应环境应激因素的刺激，使得认知功能和情绪自我调节的能力下降，导致 CFS 的发生。

腹部推拿手法可以刺激皮肤感受器及腹部内脏神经丛完成信息传递，干预脑源性神经营养因子 BDNF 表达，激活 MAPK/ERK 信号通路，进而导致环磷酸腺苷反应元件结合蛋白（CREB）的表达，而磷酸化 CREB Ser-133 位点，介导神经元存活以及突触形成，激活相关基因的转录，上调具有重要作用的下游基因抗凋亡因子（Bcl-2）的合成（见图 4-6），继而影响海马突触可塑性和神经元的再生（图 4-7），改善疲劳症状。

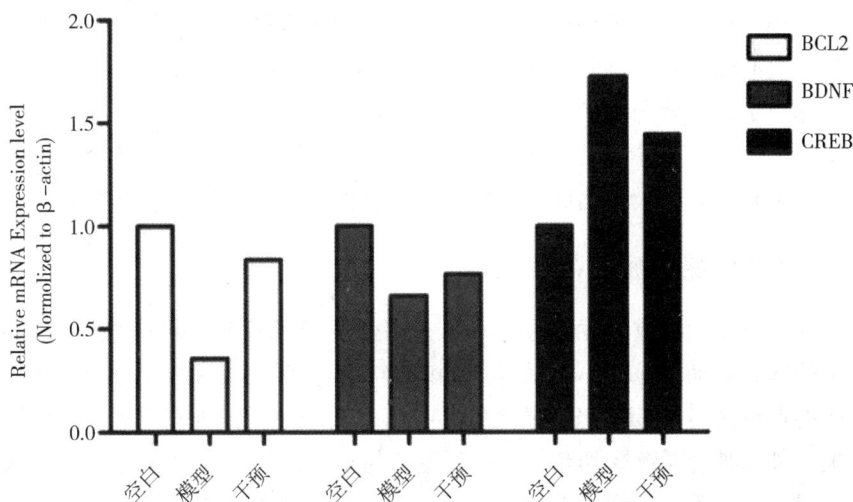

图 4-6 不同组 BDNF、CREB、Bcl-2mRNA

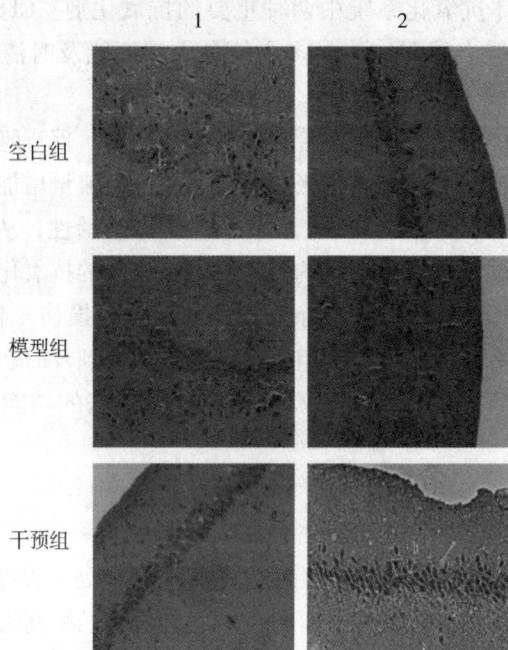

图4-7　不同组海马区组织细胞特点

　　轻柔节律性的推拿手法刺激人体特定区域，有较好的镇静安神作用，可减少神经兴奋的效应，解除大脑的紧张和疲劳状态。推拿对下丘脑和大脑边缘系统有良性调整作用，通过对内源性阿片肽的影响达到镇痛、消除焦虑、减轻痛苦、调节情绪、产生快感等治疗效应。推拿后神经系统、组织器官可释放出具有生物活性的化学物质，并可由此改善血液循环，加速致炎及致痛物质、酸性代谢产物的清除，从而产生镇痛效应。通过手法的刺激作用，可改善周围神经传导通路，促使周围神经产生兴奋，以加速其传导反射，促进局部血液循环来改善局部神经的营养状况，有利于神经细胞功能的恢复，从而起到治疗作用。手法还能调节同一节段神经支配的内脏和组织的功能活动，按揉相应穴位能使感受器兴奋，产生冲动沿躯体传入神经传到脊髓相应节段，经过交换神经元，再沿脊髓丘脑束传到丘脑，最后达到皮层感觉区，从而对机体产生调节作用。

（三）缓解骨骼肌疲劳与疼痛

　　持续或反复发作的严重慢性疲劳是 CFS 患者最主要的症状，可由强烈的体力活动、长久而紧张的脑力活动或睡眠不足诱发。同时伴有类似流感的肌痛和游走性的关节痛，其中骨骼肌的严重疲劳是 CFS 患者最典型的临床表现之一。有研究证实，骨骼肌疲劳的产生与中枢和外周神经系统密切相关，CFS 患者与正常人相比骨骼肌力量明显减低。由此推测，通过缓解 CFS 患者骨骼肌的疲劳可以在一定程度上改善其临床症状。有研究证实，推拿对血管的调节作用，可促进血液循环，改善组织营养，促进肌肉和骨骼的正常代谢；同时可以调节血中生物活性物质，提高局部的痛阈，解除肌肉痉挛，消除因局部损伤肿胀而积聚的病理产物，从而使损伤的组织恢复正常。推拿也可减少谷胱甘肽及过氧化物酶的外流，提高机体清除自由基的能力，使自由基减少，并促进钾离子向细胞内流动，从而减轻、修复组织损伤，促进肌肉疲劳的消除，预防肌肉劳损的发生。肌肉疲劳得到缓解，机体内部相关组织功能亦会在神经体液反馈机制作用下得到相应改善，继而使 CFS 得到治疗。还有研究证实，CFS 患者血氧含量下降导致氧的代谢率降低，肌肉疼痛，通过推拿增加血液中的氧含量可以有效改善 CFS 患者体内氧的新陈代谢水平，缓解疲劳。西医学还从多方面证实了推拿具有镇痛作用，其主要机理是推拿可以通过提高人体血清和脑脊液中内啡肽（END）含量，提高脑脊液中 5-HT 浓度，降低人血液中 DA 和 NA 含量而起到镇痛作用。

另外，推拿后机体血液中白细胞总数增加，吞噬功能加强。同时，推拿对血清免疫球蛋白 IgG、IgM、IgA 及补体 C3 有双向调节作用，还可使血清中补体效价提高，也能增加 T 淋巴细胞及其亚群的含量，从而发挥体液和细胞免疫功能的作用，从而起到防治疲劳的作用。

五、推拿治疗肠易激综合征的作用机制

肠易激综合征（IBS）是一种以慢性或反复发作的腹痛伴排便习惯改变为特征的功能性肠病。IBS 是一种全球性疾病，人群患病率较高，不同国家和地区、不同人群的 IBS 患病率及其分布特征不尽相同。影响 IBS 的危险因素主要包括社会心理、遗传、感染、食物、药物等。全球范围内 IBS 发病率为 7% ~ 21%，而我国普通人群发病率为 6.5%，且女性较多。目前对 IBS 的发病机制尚未完全阐明。近年的研究表明，IBS 发病是和遗传因素、精神因素、食物过敏、内脏高敏感、肠道感染、肠黏膜免疫和炎性反应、肠道菌群紊乱、肠道动力异常、脑 - 肠轴功能紊乱等多种因素相关。

中医学无"肠易激综合征"病名，但对相似症候群的论述却有着深入的临床研究。中医病名中的"泄泻"同 IBS 症候群的临床表现极为相似，且研究颇为丰富。早在《内经》中就有"溏泄肠鸣""绝泄""注泄"等相关病名，其病机可概括为诸病因导致脾失健运，运化失司，形成水湿、痰瘀、食积等病理产物，阻滞中焦气机，导致肠道功能紊乱；肝失疏泄，横逆犯脾，脾气不升则腹胀、腹泻；若腑气通降不利则腹痛；肠腑传导失司则便秘。本病病位在胃肠，因此推拿治疗 IBS 主要操作在腹部，其作用机制研究主要集中在以下几个方面：

（一）改善肠道动力

结直肠异常改变的频率以及收缩幅度是 IBS 重要的病理机制，临床根据罗马Ⅳ诊断标准将 IBS 分为便秘型（IBS - C）、腹泻型（IBS - D）、混合型（IBS - M）和不定型（IBS - U）4 种。不同类型的 IBS 肠道的收缩频率以及收缩幅度是不同的，其中以结肠和肛门直肠异常为主。在基础状态下 IBS 胃肠动力是正常的，但在食物、胆囊收缩素、精神心理等因素的刺激下，IBS 患者可以发生多种形式的动力紊乱。与正常人群相比，IBS - D 基础状态下乙状结肠动力指数升高，餐后或应激后结肠收缩蠕动增强，收缩频率增加，收缩幅度增大，其中高幅推进性收缩波数量增多且以丛集波的形式出现，并

传向远端结肠。而 IBS-C 患者结肠动力与之相反。同时结肠传输功能检查提示，IBS-C 患者肠道各段均可出现蠕动减缓传输变慢，但以右半结肠为主，在排便时肛门括约肌不能完全舒张，甚至呈现逆向的收缩，导致患者排便困难或便秘。

研究认为 ENS-ICC-SMC 网络是肠动力的物质基础，其为肠神经系统（ENS）、Cajal 间质细胞（ICC）、胃肠平滑肌细胞（SMC）网络，是 Cajal 间质细胞与肠神经及临近肌细胞间通过特殊的缝隙连接形成的。胃肠组织内 ENS、ICC、SMC 三者相互协调，相互影响，网络破坏和协调的失常可导致胃肠动力障碍。无论是 ICC 数量、分布及结构的改变，ICC 与肌间神经丛纤维的连接情况，平滑肌细胞胞浆钙离子浓度改变等均可导致该网络的破坏和失调。推拿手法通过物理信号向内传输，调控钙离子通道，影响 ICC 细胞的增殖和分化，保护 ENS 细胞、抑制其病变，从而调控 ENS-ICC-SMC 网络，改善 IBS 患者肠动力异常。有研究应用腹部推拿干预便秘型肠易激综合征模型兔并与空白对照组、模型对照组进行比较，结果显示，较空白对照组、模型对照组大鼠 ENS-ICC-SMC 网络结构中 C-Kit 和 nNOS 的阳性表达明显减少，且形态不明显；而经腹部推拿后，C-Kit 和 nNOS 的表达明显增加，且形态明显与空白组接近，如图 4-8。

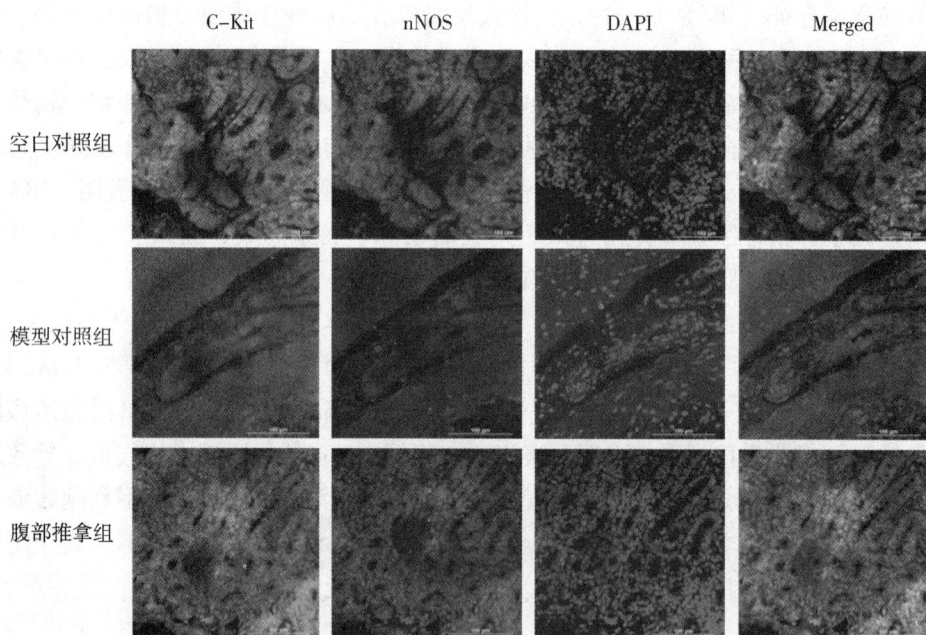

图 4-8 各组大鼠 ENS-ICC-SMC 网络结构（C-Kit 阳性荧光为绿色、nNOS 阳性荧光为红色）

有研究者通过推拿调整 IBS 患者的胃肠激素水平，观察其对胃肠动力的影响，发现手法操作于背俞穴及胃肠之下合穴有良好的双向调节作用，当胃肠蠕动加快时，刺激这些穴位可以抑制胃肠蠕动；反之，当胃肠蠕动降低时，推拿这些穴位就能增强其蠕动。因此，选用同样的穴位，既能治疗腹泻，又能治疗便秘。推拿上述穴位能显著改善胃肠动力，提高或减弱胃肠的应激性，达到治疗 IBS 的目的。

（二） 改善肠道免疫应激

肠黏膜的免疫系统由肠道固有层、上皮内淋巴细胞和肠黏膜下集合淋巴结组成。肠上皮淋巴细胞可以发挥多种免疫调节作用，如分泌细胞因子、调节黏膜免疫细胞的功能等。肠黏膜下集合淋巴结由多个淋巴滤泡组成，含有各种免疫细胞，通常被认为是黏膜组织发生特异性免疫应答的主要场所。研究表明，急性胃肠道感染后发生 IBS 的概率比正常人高出 6~7 倍。越来越多的研究证实，IBS 的发病与肠道黏膜的免疫失衡、低度炎症有关，甚至免疫失衡、低度炎症可能在 IBS 的发生和发展中起了至关重要的作用。肠道低度炎症导致肠黏膜上皮通透性增加，水钠吸收不畅及大量丢失而产生腹泻；另外，感染还激活肠道免疫系统和肠神经系统，引起肥大细胞、淋巴细胞等细胞的趋化和激活。

研究发现 IBS 患者肠黏膜内肥大细胞数量明显增多且以回盲部多见，腹泻型和感染后的患者更明显。炎症时肥大细胞活化促进肠嗜铬细胞分泌 5-HT。5-HT 可以调节肠道神经传递和平滑肌细胞的紧张性，并作用于不同的受体，参与胃肠道运动和痛觉的调节。5-HT 作用于不同的受体可以引起不同亚型的 IBS 患者产生不同类型的肠道动力紊乱。另外，肠道肥大细胞还可释放组胺、类胰蛋白酶，作用于感觉神经介导内脏疼痛反应。而腹部推拿可以调节 5-HT 及 5-HT$_4$ 受体水平，如图 4-9 所示，这可能是推拿抑制内脏高敏感性和改善肠动力的机制所在。

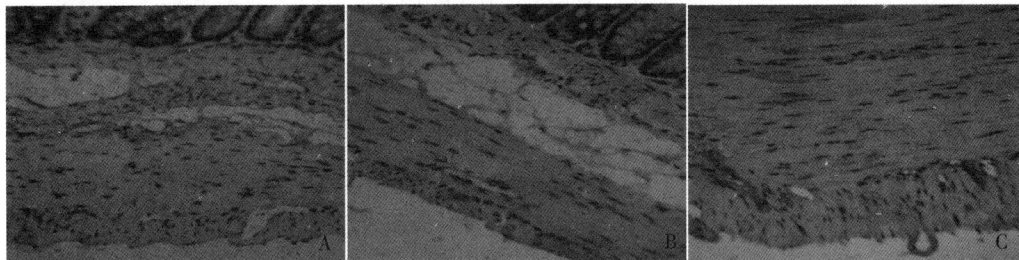

图 4-9　各组大鼠结肠组织 5-HT$_4$ 受体观察

注：5-HT$_4$ 受体被染成棕黄色颗粒，A 为正常组，B 为模型组，C 为推拿组

（三） 调整脑-肠轴功能

胃肠道由中枢神经系统（CNS）、肠神经系统（ENS）和自主神经系统（ANS）共同支配，脑-肠轴就是将这 3 种神经系统连接起来的神经双向通路。最新颁布的功能性胃肠病罗马Ⅳ诊断标准明确指出：脑-肠轴可将来自大脑的情感和认知中心的信息通过神经递质与胃肠道功能相联系，反之亦然。从结构上来说，CNS 与肌间神经丛之间的联系可以直接连接到内脏肌肉和其他末梢靶器官结构，而这些结构又能够影响感官、运动、内分泌、自主神经、免疫和炎症的作用。

"腹为万病机"，腹部施术可对脏腑起到治疗和调整作用，腹部推拿对 IBS 的临床研究显示具有良好疗效，如天津的津沽脏腑推拿流派就是通过按腹、揉腹、运腹、推腹起到疏肝健脾，调整脾胃气机升降的功能。有研究者运用 fMRI 探讨具有疏肝健脾的腹部推拿对新西兰白兔便秘型 IBS 模型的内脏中枢激活区域的作用影响，结果发现经揉腹可以激活的部位在丘脑、扣带前回、脑岛皮质、脑干，表明腹部推拿可以有效调控便秘型 IBS 模型内脏敏感化中枢。运用免疫组化技术观察腹部推拿对新西兰白兔 IBS 模型的结肠组织脑肠肽的作用影响，结果表明，结肠 SP 和 VIP 表达异常可能是 IBS 的致病因素之一，腹部推拿可通过调节局部肠道 SP 和 VIP 的功能来治疗 IBS。中医疏肝健脾和脑-肠互动机制高度相通，中医腹部推拿取得疗效的关键在于其疏肝健脾的功效，即通过调控脑-肠轴来治疗 IBS，为腹部推拿治疗 IBS 提供了依据。

IBS 发病率高，影响范围广，但其病理生理机制尚未完全阐明。以往提出的肠道运动异常、内脏感觉过敏、脑-肠互动、免疫异常等难以全面解释 IBS 的发病机制，IBS 的发生可能是由多种因素相互交叉共同作用的结果。由于推拿具有整体调节作用，推拿治疗 IBS 的作用机制可能是多环节、多层次、多靶点的。

六、推拿治疗紧张型头痛的作用机制

紧张型头痛（Tension type headache，TTH）又称紧张性头痛、肌收缩性头痛、心因性头痛、压力性头痛等，是原发性头痛最常见的类型。临床表现为头痛呈钝痛，无搏动性，无畏光或畏声，通常头痛位于顶部、颞部、额部及枕部，有时上述几个部位均有疼痛，头痛程度属轻或中度，患者常诉头顶重压感或紧箍感，另有枕部发紧、僵硬，转颈时尤为明显。随着生活节奏的加快，社会压力的增大，其患病率逐渐升高，在普通人群终生发病率达 30% ~78%。紧张型头痛确切的发病机制目前仍不清楚，近年研究表明，紧张型头痛的发病有其神经生物学基础，其病因学说主要包括：颅周肌肉和筋膜功能障碍学说、中枢调节机制异常学说、精神心理学说及血管因素学说等。

紧张型头痛属于中医学"头风""内伤头痛"等范畴。病位在头，涉及脾、肝、肾等脏腑，风、火、痰、瘀、虚为致病的主要因素。脉络闭阻，神机受累，清窍不利为本病基本病机。推拿治疗紧张性头痛多以头部操作为主，临床研究表明，结合腹部推拿治疗取得较好疗效。局部穴位刺激和舒筋手法直接起到了减轻或消除持续性肌肉收缩及舒张血管的作用，从而使局部血运得以改善，痉挛紧张的肌肉组织逐渐恢复，血液供应逐渐恢复正常，即起到"通则不痛"的作用；腹部推拿直接作用于腹部，能直接影响冲、任、督三脉的功能，具有调阴阳、强肝肾、健脾胃、行气血、通经脉之功。调整脏腑机能，使气机调畅，使患者得以身心放松，焦虑、紧张情绪得以缓解或消除，机体处于稳定的状态，气血平和，阴平阳秘，即起到了"调气"的作用，从而进一步缓解了持续紧张的肌肉组织，痉挛的血管得以舒张，达到头痛减轻或消失的目的。推拿对紧张型头痛的治疗机制研究如下：

（一）改善颅周肌肉和筋膜功能

TTH 患者存在明显的颅周肌肉紧张和肌肉压痛，颅周肌肉触痛先于头痛发生，是由皮质水平的一种疼痛感知过度调节的。颅周肌肉痉挛使周围的肌肉或肌筋膜结构缺血，致痛物质局部积累，从而使筋膜感受疼痛的感受器受到刺激，将信号向上二级神经元传递，继而导致其上级神经元高敏化，从而产生疼痛。此过程中椎动脉内的血运极易受颈肩部肌肉的挤压，使供血量降低，因此椎 - 基底动脉血流速度的改变也是导致 TTH 急性发作的重要因素。颅周肌肉痛敏感的增加可能是由于炎性介质的释放导致外周感觉传入兴奋及致敏所致。

额部、枕部、颈后、头顶和肩胛部等处肌肉由于各种原因而发生紧张痉挛、血管收缩，发生持久的头颈部肌肉疼痛，应用局部穴位刺激和舒筋手法能起到减轻或消除持续性肌肉收缩及舒张血管的作用，从而使局部血运得以改善，使痉挛紧张的肌肉组织逐渐恢复，痉挛的血管得以舒张，令头痛减轻或消失。

推拿手法直接作用于颅周病变肌肉，有舒筋活血、散结通络、行气止痛的功效，TTH 患者存在明显的颅周肌肉紧张和肌肉压痛，推拿手法可以解除颅周肌肉痉挛改善肌肉或肌筋膜结构缺血从而减少局部致痛物质的积累，继而解除其上级神经元的高敏化，从而减轻 TTH 的发作。推拿手法还能够通过在颈椎部位的操作改善椎 - 基底动脉血流速度而减轻 TTH 的急性发作。

（二） 调整神经介质代谢紊乱

TTH 患者头痛发作期唾液中 SP 含量显著升高。慢性紧张型头痛（CTTH）患者血小板 NOS 活性的增加，反映了脊髓或三叉神经及脊髓上参与对肌筋膜伤害性刺激调节，从而导致中枢致敏的 NOS 活性上调。NOS 活性增加与 5-HT 水平有关，尤其止痛药滥用患者更明显，这有可能导致 CTTH 患者中枢的致敏。

研究表明，腹部推拿治疗紧张型头痛具有良好疗效。从解剖学角度分析，腹部分布有丰富的内脏神经，包括最大的内脏神经丛-腹腔丛、腹主动脉丛和腹下丛。胃窦的分泌颗粒也具有储藏和分泌 β-内啡肽的功能。因此，腹部推拿治疗紧张型头痛可能通过刺激腹部内脏神经丛，抑制了交感神经的兴奋性，减少了递质如 NA 的释放；同时，刺激胃窦部，促进了 β-内啡肽的分泌，对颅周的炎症反应和脊神经背根/轴索反射产生抑制作用，减少了 SP 和兴奋性氨基酸（EAAs）的释放，从而降低了外周伤害性感受器的敏感性，使头痛得以改善。腹部推拿还可以影响外周血中 5-HT 水平，降低 CTTH 患者的中枢敏感性。

（三） 改善中枢调节机制

研究证实，TTH 是由于局部刺激的冲动传入大脑，再通过运动神经达到肌肉，引起肌肉收缩，肌肉收缩的冲动上行到达丘脑，感知到疼痛；丘脑、脑干网状结构的下行冲动激活传出系统，使肌肉持续性收缩；肌肉收缩的冲动通过单突触直接传至下行运动神经元，使其发放冲动增高，造成肌肉持续性收缩增强，组织损伤，使血浆 ET、5-HT 释放增多，形成恶性循环，引发头痛。

神经电生理研究技术为 TTH 这一病理机制提供了新的依据，特别是外感受抑制试验模式（Exteroceptive suppression patterns，ESP）被认为是研究 TTH 疼痛机制的客观标准方案。ESP 具有两个抑制期 ESP1（产生于刺激后 10～20ms）和 ESP2（产生于刺激后 45～55ms）。电或机械刺激三叉神经下颌支引起 A 类纤维兴奋产生神经冲动，经三叉神经传入纤维传至脑桥后，感觉信息沿两条感觉传导通路传导至边缘系统：一条是产生 ESP1 的少突触的脊束核至丘脑通路，另一条是产生 ESP2 的多突触的脊束核经脑干网状结构的一系列中间神经元至丘脑通路。边缘系统被激活兴奋后产生神经冲动经脑干网状结构中的抑制性中间神经元传导至三叉神经运动核，引起三叉神经运动支支配的颌闭合肌产生抑制性反射。TTH 患者抑制性中间神经元的兴奋性降低或抑制过度，导致边缘系统发放的神经冲动传导不良或被阻断，继而引起 ESP 缩短或消失。研究显示，发作性紧张型头痛（ETTH）的 ESP1 和 ESP2 及 CTTH 的 ESP1 与正常对照组比较均无明显差异，CTTH 的 ESP2 则表现为时限缩短。CTTH 的 ESP2 时限缩短是抑制性中间神经元的兴奋性降低或抑制过度的结果，TTH 是由于中枢性疼痛调节机制异常引起的。

因此，目前对于紧张型头痛多倾向于从内源性中枢神经疼痛控制系统受损导致肌肉收缩引起疼痛的角度解释，认为是由于焦虑及忧郁所致，从而造成肌肉紧张性痉挛血管收缩，继而发生持久的头颈部肌肉疼痛。而血管的收缩调节主要受体内的交感神经系统支配，推拿手法尤其是腹部推拿手法可以通过调节体内多种交感神经节的兴奋性继而对血管的收缩起到支配和调节作用。这种调节作用在头面部的小血管系统的管壁收缩方面的影响尤为明显。此外，腹部推拿手法对于交感神经系统的异常兴奋或抑制的调节，能够缓解机体的紧张或焦虑状态，减轻情志因素对于头痛的刺激作用。

七、推拿治疗原发性痛经的作用机制

痛经是妇科常见病和多发病，是指女性在月经前或行经期间出现周期性小腹疼痛或胀痛，或痛引腰骶，甚至剧痛晕厥，严重时伴有恶心呕吐、肢冷。经前或经后第 1、第 2 天小腹轻微胀痛，不影响工作、生活则不属病态。根据盆腔有器质性病变，分为原发性痛经和继发性痛经。原发性痛经是指盆腔无明显器质性病变的痛经，但是在月经期会发生下腹痛等症状，所以它也被称为功能性痛经。原发性痛经病因较多，病理也复杂。主要的病因和发病机理，一是子宫血管痉挛及其微循环障碍；二是神经传导和脊柱紊乱，以及腰-盆腔神经高敏感。

中医理论认为，痛经属"经行腹痛"范畴，与肝、脾、肾功能失调有关，其发病机制主要因气血运行不畅，冲任失调，从而致病。《素问·举痛论》曰："……血不得散，小络急引，故痛。按之则血气散，故按之痛止。"经行腹痛的发病机理是"不通则痛"，而治疗原则就是"通则不痛"，故通过辨证推拿，以手法刺激经络、穴位，达到活血化瘀，通经达络，改善微循环，缓解痉挛，进而缓解患者临床症状的目的。具体的治疗作用机理如下：

（一）改善子宫血管痉挛及其微循环障碍

西医学认为，子宫合成和释放 PGs 是发生原发性痛经的重要原因。非妊娠子宫的子宫内膜合成的 PGs 主要为 PGE_2 和 $PGF_{2\alpha}$，在月经期 $PGF_{2\alpha}$ 的含量明显增加，痛经越严重的妇女，其经血中 $PGF_{2\alpha}$ 浓度和 $PGF_{2\alpha}/PGE_2$ 比值较正常妇女显著升高。而在月经开始的最初 48h 症状最严重时，$PGF_{2\alpha}$ 水平达到最高峰，是引起子宫平滑肌痉挛性收缩，导致子宫血流减少，子宫缺血及盆腔神经末梢对化学、物理刺激使痛阈减低的原因。子宫缺血、缺氧，酸性代谢产物堆积于肌层，从而导致痛经。从子宫血液循环角度来看，原发性痛经患者子宫动脉血流呈高阻抗血流的特点，说明了原发性痛经患者子宫动脉血流阻力大，子宫局部血流量少，因此子宫肌壁缺血、缺氧导致子宫肌肉痉挛性收缩，引起腹痛。

推拿可加快原发性痛经患者子宫动脉在舒张末期血流速度，使外周阻力减小，子宫的血供增大，改善了子宫动脉高阻、低速的血流特征，从而改善子宫的循环功能，使子宫肌肉组织痉挛减轻或消失。其作用机制可能是通过调节患者异常的血清 $PGF_{2\alpha}$ 与 PGE_2 水平，降低 $PGF_{2\alpha}/PGE_2$，有效抑制子宫平滑肌痉挛性收缩，改善盆腔、子宫的血液循环，增加血流量，改善局部缺血缺氧状态，从而发挥止痛效应。

（二） 改善腰-盆腔神经高敏感性

脊柱（包括骨盆）紊乱（关节错位或半脱位）可妨碍神经感觉纤维的传导，既可导致腰背痛，又可导致内脏功能紊乱。腰椎小关节错位、骶髂关节错位、骨盆倾斜、腰-骨盆承重力线改变都会刺激神经，妨碍神经感觉纤维的传导，使腰-盆腔神经敏感性增高，导致痛经程度加重。由此认为，脊柱紊乱导致腰-盆腔神经高敏感性，可能诱发痛经；手法可降低痛觉感受器反应，使神经冲动的数量减少、强度减弱，从而提高痛阈，减轻或消除疼痛。脊柱推拿配合传统推拿，既能缓解肌肉痉挛，改善局部血液循环使气血通畅；又纠正脊柱解剖位置异常，解除神经刺激或受压，改善神经传导，降低腰-盆腔神经的高敏感性。

推拿手法所产生的酸、麻、重、胀等反应，通过神经系统传达至大脑皮质，并和疼痛信号同时在中枢、皮质内相互干扰，反射性地使疼痛信号减弱或消失，达到镇痛作用。这都表明推拿的镇痛效应与大脑皮质参与和神经中枢的作用有关。国内外研究表明，在疼痛患者相应穴或阿是穴（压痛点）进行针刺和按压后获得镇痛效应时，患者血浆和脑脊液中的内啡肽含量升高，其镇痛效应与升高幅度呈正相关。

另外，推拿可以降低血浆中 5-HT 的含量。5-HT 是一种致痛物质，并有收缩血管的作用。

目前推拿的作用机理以"前列腺素、子宫血管痉挛及其微循环障碍"和"神经传导、脊柱紊乱及其腰-盆腔神经高敏感性"的研究为主。而现代神经生理学已经证实，人体内存在调节疼痛的兴奋性神经递质和抑制性神经递质，二者相互协同，共同调节疼痛信号的传导。调节疼痛的兴奋性神经递质主要包括 5-HT、乙酰胆碱、儿茶酚胺等；抑制性神经递质主要包括 β-内啡肽和 γ-氨基丁酸。当人体受到伤害性刺激时，兴奋性神经递质水平升高，增加痛敏；相反，抑制性神经递质含量下降，疼痛加剧。提示疼痛可能和这两类神经递质失调有关，这为推拿治疗原发性痛经提供了新的思路，推拿对机体疼痛信号通路的调节，提高痛阈，亦可能是其治疗原发性痛经的机理所在，其具体神经生理机制仍有待进一步研究和揭示。

八、小儿推拿治疗支气管哮喘的作用机制

支气管哮喘简称哮喘，是儿童最常见的慢性呼吸道疾病，已成为一个严重的公共卫生问题。第三次中国城市儿童哮喘流行病学调查（2013）显示，我国主要城市城区儿童哮喘总患病率为3.02%，2年患病率为2.32%。哮喘是多种细胞（如嗜酸性粒细胞、肥大细胞、T淋巴细胞、中性粒细胞及气道上皮细胞等）和细胞组分共同参与的气道慢性炎症性疾病，发病机制极为复杂，尚未完全清楚，与免疫、神经、精神、内分泌因素和遗传学背景密切相关。哮喘可分为急性发作期、慢性持续期和临床缓解期。

中医学认为，哮喘的病因既有外因，也有内因。内因责之于肺、脾、肾三脏功能不足，导致痰饮留伏，成为哮喘夙根；外因责之于感受外邪、接触异物及嗜食酸咸等。急性发作期以邪实为主，当攻邪以治其标；慢性持续期和临床缓解期虚实夹杂，当扶正以治其本，消除伏痰夙根。小儿推拿防治哮喘主补肾经、兼补肺经、次补脾经、稍清肝经，重在补肾、肺、脾三经治其本，断其伏痰，清肝经以防肝旺乘脾侮肺；揉肺俞、膻中宽胸理气，宣肺化痰；揉中脘、板门、足三里，以及捏脊健脾化湿；揉丹田、外劳宫温补阳气。

小儿推拿能够有效地改善哮喘患儿体质、调节哮喘的免疫平衡，特别是在慢性持续期和临床缓解期，缓则治本，更能体现中医治未病的优势，其作用机制如下：

（一）小儿推拿治疗哮喘慢性持续期的作用机制

1. 小儿推拿对慢性持续期哮喘患儿组胺及受体和白三烯的影响

气道中存在组胺受体H1亚型（H1R）、组胺受体H2亚型（H2R）。组胺通过H1R激发气道平滑肌收缩，通过H2R介导平滑肌舒张。H1R兴奋亦引起微血管和气道上皮通透性增加，H2R兴奋则仅腺体分泌增加。H1R参与了哮喘的气道炎症病理过程，气道中H1R含量增高，而H2R降低，失去H1R/H2R平衡，临床症状加剧。而白三烯是哮喘发生、发展过程中的主要炎症性反应介质，不仅能增加血管通透性和黏液分泌，促进炎症性反应细胞在呼吸道内聚集，还引起呼吸道平滑肌收缩，促进呼吸道结构细胞增殖，从而参与呼吸道炎症性反应及重塑的发生过程。有研究者观察小儿推拿对慢性持续期哮喘患儿组胺及受体和白三烯表达水平的影响，对照组接受常规雾化治疗，实验组在常规雾化治疗的基础上应用小儿推拿，两组各观察3个月。治疗后两组喘息、咳嗽、咯痰、胸膈满闷、哮鸣音较治疗前均明显改善；两组治疗后外周血组胺、白三烯C4（LTC4）、白三烯D4（LTD4）、白三烯E4（LTE4）和淋巴细胞H1R、H2R水平与治疗前比较明显下降；治疗后两组组胺、LTC4、LTD4、LTE4和淋巴细胞H1R、H2R水平比较，实验组优于对照组。说明小儿推拿可有效降低外周血中的组胺、LTC4、LTD4及LTE4水平，纠正H1R/H2R平衡，降低血管通透性、黏液分泌和呼吸道炎症性反应，舒张呼吸道平滑肌，减轻哮喘症状，提高临床疗效。

2. 小儿推拿对慢性持续期哮喘患儿T淋巴细胞和免疫蛋白的影响

T淋巴细胞在免疫应答中调节免疫细胞，哮喘发生过程与T淋巴细胞调节有重要联

系。已知 CD4$^+$细胞可合成 IL-4、IL-13，促进 B 淋巴细胞合成 IgE 增多。CD8$^+$细胞可合成干扰素-γ（INF-γ），可抑制 IL-4、IL-13 诱导的 IgE 合成。哮喘患儿分泌转化生长因子-β（TGF-β）不足，明显低于正常儿童。已知激素可上调 Foxp3，促进 CD4$^+$CD25$^+$调节性 T 细胞分化，起到治疗哮喘作用；而 TGF-β 可介导免疫耐受，诱导 Foxp3$^+$CD4$^+$CD25$^+$调节性 T 细胞防止肺部的过敏反应。同时哮喘患儿 IgA、IgE、IgG、IgM 水平低下，导致呼吸道黏膜抵抗病毒、细菌或其他病原微生物入侵的能力较差，易发生感染。多项研究证实，小儿推拿可以有效提高 CD4$^+$、CD8$^+$、CD4$^+$CD25$^+$、CD4$^+$CD25$^+$Foxp3$^+$、TGF-β1 和 IgA、IgG、IgM，同时降低 IgE，间接证明了小儿推拿能够加强免疫应答，改善对刺激源的反应，减轻哮喘症状。

3. 小儿推拿对慢性持续期哮喘患儿血小板激活因子和前列腺素的影响

众多炎性介质直接或间接影响哮喘的发生和发展，血小板激活因子（PAF）是哮喘气道炎症的重要递质之一。PAF 能增加气道反应性，导致支气管痉挛、气道炎症反应和黏液栓的形成。血小板激活因子乙酰水解酶（PAF-AH）是 PAF 的降解酶，其活性直接决定了血浆 PAF 浓度，同时降低炎症细胞渗出及气道的阻力，减少气道黏液储留量，使间质炎症性细胞减少，巨噬细胞增多。PAF 可以通过激活的磷脂酶 A2 作用生成无活性的溶血性血小板激活因子（Lyso-PAF）。Lyso-PAF 在体内稳定性较强，含量又较高，是 PAF 的前体，同时是其水解产物，故能反映 PAF 活性。前列腺素 D2（PGD2）也与哮喘发病机制有关，可使气管强有力收缩，还能增加血管渗透性、扩张血管，加强嗜酸性粒细胞（EOS）的趋化性，导致气道炎症。EOS 表面受体以 DP1 为主，在哮喘发生时 CRTH2 表达明显增多。在免疫刺激下 PGD2 的分泌增多，过度表达 CRTH2 受体，导致了其介导的炎症反应增强，并产生炎症反应的恶性循环。小儿推拿可以有效降低慢性持续期哮喘患儿的 PAF、Lyso-PAF、PGD2、CRTH2 水平，提高 PAF-AH 和 DP1 水平，间接证明小儿推拿可能通过有效控制 PAF、PGD2 等炎性介质，来降低血管通透性、黏液分泌和呼吸道炎症性反应，舒张呼吸道平滑肌，改善哮喘症状。

（二）小儿推拿治疗哮喘临床缓解期的作用机制

1. 小儿推拿对临床缓解期哮喘患儿甲襞微循环状态的影响

微循环改变是哮喘患儿循环系统的病理变化之一。哮喘急性发作期呼吸困难，引起的低氧血症、二氧化碳潴留、呼吸性酸中毒等均影响循环系统，在甲襞微循环中可观察到管襻模糊、管襻数减少、血流减慢、襻顶瘀血、管周渗出增多。甲襞微循环与临床症状的改变并不成正比，临床缓解期哮喘患儿的临床症状虽消失，但其甲襞微循环的病理改变尚未完全恢复，说明哮喘临床缓解期仍需巩固治疗。在哮喘临床缓解期应用小儿推拿，可以改善管襻清晰度、管襻数、流速、红细胞聚集、管周渗出等甲襞微循环状态，降低哮喘复发率。

2. 小儿推拿对临床缓解期哮喘患儿 Toll 样受体的影响

巨噬细胞 Toll 样受体（Toll-like receptors，TLR）是固有免疫的病原模式识别受体，可以介导多种免疫细胞，激活炎症性细胞因子，调节炎症性反应。TLR1、TLR2 和

TLR4 表达于多种炎性细胞膜上，主要识别细菌的胞壁成分或病毒颗粒。TLR1 可以识别微生物脂肽，TLR2 和 TLR4 可识别细菌脂多糖、脂蛋白。TLR2 与葡萄球菌的肽聚糖结合释放组胺，同时合成分泌 IL-4、IL-6、IL-5、IL-13 和 TNF-α 等细胞因子，介导以 TLR2 细胞为主的炎症性反应，加强 TLR1 型免疫应答进而控制结核分枝杆菌的慢性感染。TLR4 与革兰阴性菌的脂多糖结合会使肥大细胞活化分泌 TNF、IL-6、IL-13 等细胞因子，进而诱导以 TLR1 细胞为主的炎症性反应，控制哮喘中固有免疫应答。有研究者应用小儿推拿对临床缓解期哮喘患儿进行干预，观察外周静脉血中性粒细胞、肥大细胞、巨噬细胞 TLR1、TLR2、TLR4 表达的变化。结果发现，小儿推拿可以有效地提高哮喘患儿外周血中性粒细胞、肥大细胞、巨噬细胞 TLR1、TLR2、TLR4 的表达，加强免疫应答，调节炎症反应，进而控制哮喘症状。

3. 小儿推拿对临床缓解期哮喘患儿免疫细胞失衡的影响

Th1/Th2 细胞失衡学说认为，Th1 型免疫反应减弱而 Th2 型免疫反应异常增强在哮喘的发病过程中起到重要作用。近年来发现 Th17 细胞/调节性 T 细胞（Treg）的免疫失衡也是哮喘发病的重要机制之一。干扰素-γ（IFN-γ）、IL-4、IL-17 分别是 Th1 细胞、Th2 细胞及 Th17 细胞的代表性细胞因子。IL-4 与哮喘气道重塑的发生存在内在关联性；IFN-γ 有利于 Th1 细胞的分化，抑制 Th2 细胞的分化，达到 Th1/Th2 的平衡状态，从而使哮喘患者的气道炎症得到控制；IL-17 在哮喘的炎症中发挥重要作用，表达水平与哮喘发作程度呈正相关。研究表明，小儿推拿可升高临床缓解期哮喘患儿血清 IFN-γ 水平，同时降低 IL-4 及 IL-17 水平，调节 Th1/Th2 类细胞因子的平衡。但小儿推拿能够调节 Th1/Th2 类细胞因子的平衡，并不能直接说明其能够调节 Th1/Th2 细胞的平衡；能够降低 IL-17 的水平，也不能直接说明其能够调节 Th17/Treg 细胞的平衡。小儿推拿对临床缓解期哮喘患儿免疫细胞失衡的影响，还需要采用流式细胞术等技术手段进一步分析研究。

4. 小儿推拿治疗临床缓解期哮喘的表观遗传学机制

表观遗传学的改变在哮喘的发病机制中起着重要作用。表观遗传学研究不涉及 DNA 序列改变的基因表达调控，主要包括组蛋白修饰、DNA 甲基化与非编码调节性 RNA 调控等。组蛋白修饰包括乙酰化、甲基化和磷酸化等，是动态的可逆的修饰，其中乙酰化及去乙酰化修饰研究较多。组蛋白乙酰转移酶（HAT）促进组蛋白乙酰化和相关基因的转录，而组蛋白去乙酰化酶（HDAC）促进组蛋白去乙酰化，抑制相关基因转录。哮喘患者支气管肺泡灌洗液巨噬细胞及活检肺组织标本中 HAT 活性增强伴随 HDAC 活性降低，外周血单个核细胞也存在同样的改变。研究结果显示，小儿推拿治疗 3 个月后，临床缓解期哮喘患儿外周血 $CD4^+T$ 淋巴细胞 HAT 活性显著降低而 HDAC 活性显著升高，说明小儿推拿可抑制 HAT 活性，增强 HDAC 活性，减弱组蛋白乙酰化。基于哮喘发病机制与 T 淋巴细胞调节的关系可知，上述改变可能是小儿推拿调节哮喘患儿免疫的表观遗传学机制之一，但能否长期保持这种表观遗传学状态，还需要进一步研究。

第四节　推拿功法的生物效应及机制

推拿功法是推拿学科的重要组成部分，推拿功法锻炼对身体有着整体的影响，通过外在躯干的活动带动内部气机的升降开合，从而调整气机、培育正气，起到"正气存内，邪不可干"的作用。近年来，运用现代科学技术和研究方法开展了一系列推拿功法的生物效应研究，研究结果表明，推拿功法对机体运动、循环、神经、内分泌、免疫等系统产生良性调节作用。

一、推拿功法调节运动系统

推拿医生需有一定的指力、臂力、腰腿力，以及身体的整体力量。推拿功法动作明确、锻炼全面、针对性强，练习推拿功法可以有效提升推拿医生手法的持久性、有力性、均匀性、柔和性，最终达到手法功力深透于患者体内。推拿功法不但有助于提高手法的功力，还可以有效地避免推拿医生自身的职业性损伤。对于患者而言，在医生指导下进行有针对性、计划性的推拿功法锻炼可以起到防治疾病的作用。

（一）推拿功法对肌肉的调节作用

1. 推拿功法对局部肌肉适应性的作用

推拿功法中常有一种档式或一个动作维持较长时间不变，这是一种静力性做功方式。所谓"静力"是指在运动过程中，肌肉长度不发生改变，使该处肢体位置保持相对不变，是与"动力"相对而言的。静力功法训练与跑步、游泳等动力练习有所不同，是一种肌肉等长收缩运动，是同一关节运动中取大肌群协调运动的一种方式，在不偏废关节运动整体性情况下，寻求某一位置的肌肉或关节运动过程中薄弱环节进行的练习。静力推拿功法训练能提高局部肌肉的适应性，并能改善心血管功能，提高有氧耐力及人体最大摄氧量等。也有学者通过研究发现，练功后与推拿有关的上下肢肌肉围度显著增加，证明练功有明显提高肌肉力量的作用，能满足推拿手法在临床应用中有力、深透的要求，从而提高临床疗效，增强专业素质。还有研究证实，练功可以明显提高上肢持续肌耐力。

因此，推拿功法是学习推拿手法的基础，如易筋经着重进行较长时间的肌肉静止性训练，以增强全身肌肉的持久力，即手法要求中的"持久性"，从而保证医生能够按照手法的动作要求操作足够的时间，保持动作和力量的连贯性，以达到满意的临床疗效；少林内功主要训练全身的"霸力"，有益于推拿手法如扳法、抖法等要求的特定"技巧力"的运用；"推手"主要训练推拿手法的均匀性、柔和性，可增强两上肢的耐力、灵活性及力量，使手法变换协调，连接自然，频率均匀，劲力缓和。

2. 推拿功法对骨骼肌组织结构的影响

静力性推拿功法训练时，不同训练量持续递增，对骨骼肌组织结构产生不同影响。适量静力训练可增加骨骼肌线粒体体积、数目，从而提高参与肌细胞内物质氧化和形成

ATP 的能力；而过量静力训练会对骨骼肌产生如肌丝紊乱、部分线粒体内外膜破裂等负面作用，说明静力性训练可以提高肌肉的功能水平，增加肌纤维数量及粗细度，使推拿相关肌肉的围度增加；同时也说明推拿功法训练需适度、适量。

3. 推拿功法干预骨骼肌减少症

易筋经练习或结合推拿手法可以减少骨骼肌减少症的发生，提高整体活动能力及体力、膝关节伸肌群肌力与稳定性、动作技能、下肢骨骼肌耐力及上下肢关节的灵活性等，对改善患者临床症状及日常生活质量具有明确疗效，是干预骨骼肌减少症的有效运动方法。基础研究也证实，静力训练结合推拿手法治疗，可以显著提高老年大鼠骨骼肌蛋白质，降低尿肌酚及 3-甲基组氨酸的排出量，提示静力训练结合推拿手法可以抑制骨骼肌蛋白质合成分解的异常状态，延缓骨骼肌的增龄性退变。

（二）推拿功法对骨骼的调节作用

1. 推拿功法防治骨质疏松

骨质疏松症是一种以低骨量和骨组织微结构破坏为特征的疾病，可增加骨折发生的危险性。骨量减少是骨质疏松的主要特征，骨密度测试可反映单位体积骨量，是诊断骨质疏松的主要依据，也是评价骨质疏松治疗效果的金标准。血清钙素（BGP）、碱性磷酸酶（ALP）是目前最为常用的反映骨代谢的血液生化指标。推拿功法锻炼可以使血 BGP 和 ALP 水平的明显降低，提高血清钙、磷、降钙素等生化指标，进而改善骨质疏松症患者的骨代谢水平，从而对骨质疏松导致的腰背疼痛产生积极治疗作用。

研究发现，五禽戏可以增加患者腰椎、股骨的骨密度值，并改善患者疼痛症状；易筋经可提高骨质疏松症患者腰椎、股骨颈骨密度值，改善腰背四肢疼痛，且优于步行、慢跑等运动疗法；太极拳练习一年以上，能够改善机体骨量和骨强度，促进骨健康状况，尤其是跟骨、股骨和腰椎等部位改善明显。

2. 推拿功法对骨骼发育的影响

有研究表明，太极拳练习一年以上，能够改善男大学生机体骨量和骨强度，促进骨健康状况，尤其是跟骨、股骨和腰椎等部位改善明显。

（三）推拿功法对脊柱和四肢关节的调节作用

有学者研究易筋经对神经根型颈椎病的临床疗效，发现在改善疼痛指数、血液流变学、炎性介质等指标方面具有一定优势，是治疗神经根型颈椎病的有效手段。在研究易筋经对腰椎间盘突出症的临床疗效中，发现可以明显提高患者腰部肌肉耐力，增强患者腰部稳定性，改善患者日常生活工作能力，有效改善疼痛症状。易筋经、八段锦等功法治疗腰肌劳损疗效显著。多项研究证实，推拿功法能改善肩关节周围炎患者的疼痛、活动受限、无力等症状及舌、脉象等中医证候，还能提高肩关节功能，临床疗效显著。对于膝骨性关节炎的研究也证实，推拿配合易筋经功法能改善疼痛、僵硬、活动受限等症状，其疗效优于单纯推拿手法治疗。

除了功法，还有另一种锻炼方法，是模仿古代农耕劳作或者动物肢体活动，这些锻炼方法一方面能增强肌肉肌力，另一方面可以重塑肌筋膜的张力，维持关节功能，促进关节营养和修复，从而发挥积极的治疗和康复作用。对于脊柱退行性变、椎间盘突出和脊柱周围软组织无菌性炎症，一些功法锻炼和接受手法被动治疗相似，可以调整突出的神经根和椎间盘的位置关系，松解粘连，减轻神经根受压迫的状态，促进局部血液循环，促进炎性物质消散和镇痛物质生成。一些功法涉及脊柱深层核心稳定肌群牵拉和力量强化，有助于解除深层软组织痉挛、挛缩、改善软组织无菌性炎症恶性循环，促进人体康复。

（四） 推拿功法对中风患者运动功能的调节作用

患者应在医生的指导下习练易筋经、八段锦等推拿功法，医生会根据患者肌肉力量大小、关节功能状态，灵活施加阻力或助力，促使患者肌肉恢复肌力，保持关节正常解剖功能状态，为后续的康复打下基础。如易筋经功法能够改善脑卒中偏瘫患者上下肢运动功能，它通过牵拉人体各部位的肌群、筋膜及肌腱、韧带、关节囊等结缔组织，增加关节活动度，防治粘连，提高柔韧性、平衡能力，增强肌肉力量，同时使挛缩的肌肉舒展，促进局部气血运行，改善疼痛症状；功法练习过程中，肌肉收缩和放松交替进行，能产生三磷酸和腺苷酸等具有扩血管作用的物质，反射性地引起血管扩张、增加血流量，促进活动部位血液循环，调节营养代谢，改善活动功能。其促进脑卒中患者运动功能改善的原因，可能与练习过程中注重意随形走、气意配合有关，促进了脑卒中偏瘫患者大脑皮层支配功能的恢复，以及高级中枢神经系统控制能力的恢复。

二、推拿功法调节循环系统

推拿功法对循环系统的影响是多方面的。研究表明，推拿功法可以改善机体心血管系统的功能状态，增强心肺功能，调节血管舒缩，改进人体的自身调节功能，增强体质；同时可以降低血压、血脂、血糖水平，提高血清 NO、NOS 等水平，从而降低心血管疾病的危险因素，有效防治心血管疾病。

（一） 推拿功法对心脏功能的调节作用

推拿功法能够明显改善心脏功能。有学者研究发现，少林内功、易筋经等功法可以使推拿专业学生心率显著下降，提示心输出量增加、舒张期延长，心脏的功能储备增强；哈佛台阶试验健适指数（PFI）明显上升，PFI 是心血管运动功能的指标之一，提示练功可提高心血管功能。五禽戏可以使习练者心率减缓，每搏输出量及最大摄氧量增加、PFI 升高，说明功法练习可以有效地改善和提高心功能。有研究者观察习练易筋经对老年人左心功能的影响，发现每搏射血量（SV），二尖瓣口血流速度（VE）增高、二尖瓣口血流速度（VA）未见明显改变、VE/VA 比值增高，说明练功后能增强人体的心脏功能。

八段锦可以使老年人每搏输出量、每分输出量、射血分数升高，心耗氧量（HOV）、左心搏功指数（LVWI）、心耗氧指数（HOI）等显著下降。HOV、LVWI、

HOI 综合反映了心脏的心肌供氧和做功状况。当 HOV、LVWI 偏高时，提示心脏负担过重、心肌缺氧，而缺氧是心肌缺血的主要有害因素。若 HOV、LVWI 长期偏高，则可导致心肌部分缺血性坏死，甚至心肌梗死等；而 HOV、LVWI 的降低，则缓解了心脏的压力。研究证实，八段锦可以提高心脏的泵血功能，增强心肌收缩力，改善心脏功能。

太极拳可以降低冠心病患者血清缺血修饰蛋白（IMA）浓度，IMA 被认为是心肌缺血的指标。由于太极拳运动最大的特点是有氧代谢，运动强度低、时间长，整个过程自始至终维持有氧代谢水平；同时要求气沉丹田，呼吸时膈肌与腹肌收缩与舒张使腹压不断改变，腹压增高使腹腔静脉受压，血液输入右心房，腹压减低时血液则向腹腔输入，从而改善血液循环状况，加强心肌营养，使心脏冠状动脉供血充足，心脏收缩有力，血液动力过程良好，改善心肌缺血情况，降低 IMA 浓度。

（二） 推拿功法对血管功能的调节作用

推拿功法可以改善血管系统中的血流动力学、动脉血压及微循环。老年人练习八段锦 1 年后，血管弹力扩张指数和血管顺度等指标显著提高；收缩压、总周阻力和主动脉排空系数等指标显著下降，说明功法习练能有效地改善血管的弹性，降低外周血管阻力，改善外周循环，从而增加血容量，改善血液的浓度和流动速度。另外，功法锻炼还可以降低身体质量指数、体脂百分比，使肥胖型高血压老年人的中心动脉压和反射波增压指数显著降低。太极拳能改善高血压患者血管内皮细胞功能，增强 Na^+-K^+-ATP 酶的活性，增加内皮舒张因子 NO 合成与释放；并影响中枢神经系统，降低平滑肌细胞对血管内皮收缩因子的反应性，改善血管内外阻力。

需要指出的是，功法训练对于人体血压调节具有双向性，这种作用与病情相关，也和意守部位、呼吸方式及功法特异性有关。当意守鼻尖时血压升高，意守下丹田时血压下降；吸气时交感神经兴奋性增强、血压偏高，呼气时迷走神经兴奋性增强、血压偏低，故快吸慢呼方式有助于降压。静功意念调息训练可以改善阴虚和阳虚患者甲皱微循环流态，使其手部的微循环缺血、缺氧状态和瘀血性缺氧状态得到不同程度的缓解。

（三） 推拿功法对血液成分的调节作用

1. 推拿功法降低血脂

功法训练不但可以改善个体衰老过程中的不利因素，促进血液流通，减少循环阻力，减轻心脏负担，还可以增强人体清理胆固醇的能力，调节和改善血脂代谢，减少高脂血症的发病率，进而降低动脉硬化和心脑血管病的发生，预防动脉粥样硬化症。

易筋经、八段锦、五禽戏等功法可以降低中老年人血脂中总胆固醇（TC）、甘油三酯（TG）和低密度脂蛋白胆固醇（LDL-C）含量，提高高密度脂蛋白胆固醇（HDL-C）的含量，调节和改善血脂代谢，减少高脂血症的发病率，进而降低动脉硬化和心脑血管病的发生。

八段锦还可调节载脂蛋白 A1（ApoAl）、载脂蛋白 B（ApoB）含量。血浆载脂蛋白是脂蛋白的蛋白质部分，其与动脉硬化的关系远较脂质大。ApoAl 是 HDL 最主要的载脂蛋白，而 ApoB 是 LDL 的主要载脂蛋白。临床研究发现，冠心病患者血清中 ApoA1 水平下降，ApoB 水平升高，且 ApoA1 越低，ApoB 越高，ApoA1/ApoB 越低，则冠脉病变程度愈重。18 个月的八段锦训练后，ApoA1，ApoA1/ApoB 显著增高，而 ApoB 显著降低，提示八段锦能有效改善脂蛋白的组成，增强清理胆固醇的能力。

2. 推拿功法清除自由基

自由基是动脉粥样硬化形成和发展的原因之一，且与肿瘤、心血管疾病等的发生有密切的关系，并且衰老在很大程度上与机体抗氧化功能减损和自由基累积损伤有关。正常情况下，机体存在着一个包括超氧化歧化酶（SOD）、过氧化氢酶（CAT）、谷胱甘肽（GSH）、谷胱甘肽过氧化物酶（GSH-PX）、维生素 E（VE）等在内的自由基清除系统。丙二醛（MDA）是一种过氧化产物，其含量可代表人体自由基的代谢水平。研究发现，经常参加太极拳练习，能有效降低血清 MDA 及 LDL-C 的水平，提高血清 GSH 水平，增强中老年妇女的抗氧化能力，加强机体对自由基的清除，对于延缓衰老、维持血脂正常水平、预防动脉粥样硬化的发生具有一定作用。

3. 推拿功法改善红细胞状态

血液浓度和流动速度主要取决于红细胞的变形力和聚集性。功法能有效抑制红细胞互相叠连形成所谓"缗钱状"聚集物，通过功法训练可以提高 SOD 的含量和活性，使红细胞抵御超氧自由基损伤的能力增强，红细胞变形性增加，红细胞膜弹性增强，使血液的流变性增加，促进血液流通，循环阻力减少，心脏负担减轻。通过对参加易筋经练习者血生化检测发现，可以提高机体血清 SOD 活性，降低血清 MDA 水平，延缓衰老进程。功法训练还可以使中老年人红细胞膜 Na^+-K^+-ATP 酶和 Ca^+-Mg^{2+}-ATP 酶的活性增高，从整体上调节生理功能，使 ATP 酶维持在较高功能水平，保证细胞代谢的正常进行。

三、推拿功法调节神经系统

人体复杂而又多样的活动都是在神经系统的调节下进行的。推拿功法通过对神经递质、自主神经及大脑高级功能等的调节改善机体整体的功能状况。多种养生功法对神经系统疾病有治疗和预防作用，其中包括：失眠、焦虑、抑郁、疼痛类疾病及中风偏瘫等。

（一）推拿功法对神经递质的调节作用

神经递质是由突触前膜释放，具有在神经元之间或神经元与效应细胞之间起信息传递作用的特殊化学物质。推拿功法可以使血中 5-HT 含量明显降低，NE 和 DA 含量上升。5-HT 在外周和中枢对心血管活动及消化系统功能的调节起重要作用；NE 对睡眠与觉醒、情绪、躯体运动及心血管活动等均有作用；DA 与调节肌紧张、躯体的运动、情绪精神活动及内分泌有关。推拿功法对心血管、消化、呼吸系统都有治疗作用，具有调节神经-体液内环境的功能，可能与推拿功法能够调整神经递质水平有关，例如研究发现太极拳可以降低失眠症患者香草基杏仁酸（VMA）的水平，VMA 是 NE 的降解产物，

VMA 水平的降低可以表明 NE 水平的降低，说明推拿功法治疗失眠的机制之一可能是引起中枢神经介质的变化。

（二） 推拿功法对自主神经的调节作用

心率变异性是指逐次心搏间的微小差异，反映了心脏交感与迷走神经的紧张性和均衡性，是一种定量评价人体心脏植物神经功能的有效方法。肌电指标可以反映人体放松的程度，皮肤温度可以作为交感神经功能变化的指标。推拿功法练习放松功后，受试者的肌电基础值、最小值降低，肌电曲线得到显著改善，肌电下降能力增高；皮肤温度最大值和升温能力增高，皮温曲线得到改善。当人体处于放松状态时，交感神经受抑制，使手指血管平滑肌舒张，血流增加，皮温增高，提示功法练习后交感神经的紧张性下降，受试者的自我调整能力明显增强。

（三） 推拿功法对本体感觉的调节作用

老年人跌倒风险的评估和预防非常重要。推拿功法能够改善老年人的平衡能力。研究显示，太极拳能改善并维持老年女性踝关节本体感觉功能，从而改善机体的平衡能力。有学者应用肌电诱发电位仪观察太极拳等有氧运动对老年人神经电生理指标的影响，发现长期锻炼在肢体肌肉用力收缩时，其峰值电位、募集电位及神经传导速度均明显优于极少锻炼者，说明长期锻炼有助于缓解和改善老年人运动和感觉神经的减弱。多项研究表明，推拿功法可以改善闭眼单腿站立和反应时等指标。闭眼单腿站立主要反映下肢肌肉的本体感觉功能及肢体的整体平衡能力；反应时是衡量神经肌肉组织兴奋性高低的常用指标之一，是指人体从接受刺激到出现反应所需要的时间，是大脑对外界刺激做出反应的潜伏期。研究结果证实，推拿功法可以增强机体的本体感觉能力。此外，推拿功法可以增强神经对肌肉的募集能力，提高肌肉、肌腱、韧带等软组织的柔韧性、灵活性，以及骨骼、关节、肌肉等组织的活动功能，有效改善老年人的平衡能力。

（四） 推拿功法对脑电活动的影响

功法不是简单的休息、放松，也不是介于清醒与睡眠之间的一种安静状态，而是通过心理过程对自身的生理活动进行积极地调整。功法练习时，大脑进行复杂的电活动与信息转换，可使脑电波指数发生变化。有研究者采用脑电图仪记录练养功法和站桩功时的自发脑电活动的图形，结果显示，额部 α 频段相对功率增加，肾上腺素排出量增加，两者间呈明显的正相关；脉率增加，δ 频段相对功率显著下降。另有研究发现功法练习可以应用意念来改变植物神经系统的兴奋性，从而增强机体对内外环境刺激的调节能力，使人体功能达到最佳状态。练习放松功后，各脑区的 α 指数均增高，其中两额、两颞、两中央增高更为显著，而 β 指数普遍下降；左右脑区、前后脑区的脑电相干函数及脑电综合指标得到改善。脑电的活力系数普遍下降，说明大脑的积极思维活动减弱，趋于安静与休息状态，但又与睡眠或嗜睡状态不同，使大脑的活动更加同步、协调、有序。而另一项通过运用脑地形图技术观察内养功练习者练功的意识活动研究发现，脑电

α波下降，起到了脱离安静状态的指示作用，表明练功中即使人体静止也非普通安静态，而是有明显指向的意识活动。

四、推拿功法调节免疫系统

推拿功法可以增强人体免疫力，对人体的免疫系统有积极的影响，对亚健康、慢性疲劳综合征等免疫功能低下疾病，以及类风湿性关节炎、强直性脊柱炎、系统性红斑狼疮等自身免疫性疾病有较好的防治效果。

（一）推拿功法对体液免疫的调节作用

推拿功法对体液免疫的影响主要体现在功法练习后血清免疫球蛋白含量的变化。易筋经可使大学生血清 IgA、IgG、IgM 含量升高；练习太极拳后，大学生的 IgG、IgM、IgA 水平均有提高，以 IgM 提高较显著；练习易筋经 6 个月后，健康老年人血清 IgG 较无锻炼者含量增高明显，而 IgM、IgA 含量则无明显变化；"周天六字诀"可以提高经前期紧张综合征患者 IgM、降低 IgG 水平，而 IgA 无明显变化；另有研究发现，亚健康患者 IgG、IgM、IgA 水平较健康人偏低，练习易筋经 6 个月后，三者水平均升高并接近健康人，其中 IgM 的变化较早。

以上研究表明，推拿功法可以提高机体免疫力，但各研究间的 IgG、IgM、IgA 指标变化存在差异，这可能与功法的特性以及研究对象间的差异有关，相关问题仍需要进一步研究和探讨。

（二）推拿功法对细胞免疫的调节作用

易筋经可使大学生外周血 T 淋巴细胞的增殖能力明显提高；练习六字诀可以提高经前期紧张综合征患者 CD3$^+$、CD4$^+$、CD4$^+$/CD8$^+$ 比值，降低 CD8$^+$ 水平，改善患者免疫功能；五禽戏可以影响中老年人外周血 T 细胞亚群，其中女性受试者的免疫力提高较快，60~69 岁受试者免疫力提高较快；太极拳可使非小细胞肺癌患者 CD8$^+$ 降低，CD4$^+$/CD8$^+$ 比值明显升高，提示干预后非小细胞性肺癌患者 T 淋巴细胞免疫功能增强，淋巴细胞表面 CD55 表达增加、CD59 表达减少，红细胞表面 CD55 表达减少、CD59 表达升高，CD55、CD59 可能参与 T 淋巴细胞活化、增殖、分化，以及凋亡的整个过程，说明太极拳干预具有很好的敏感性。

太极拳运动可使大学生外周血 Th 细胞及 Th/Tc 比值明显增加，而 Tc 细胞无明显变化，提示推拿功法能增强机体的细胞免疫功能。另外发现，外周血 Th1 细胞、Th/Tc 比值明显升高，但 Th2、Tc1、Tc2 细胞，以及 Tc1/Tc2 比值无明显变化，结果呈明显的Th1 优势，说明其可促进 T 细胞亚群向 Th1 细胞分化，而 Th1 细胞在抗病毒和胞内细菌感染的免疫应答中发挥作用。研究结果提示，太极拳运动可使机体抵抗细菌和病毒感染的能力得到明显增强。中老年女性在太极拳运动后的外周血白细胞 IFN-γ，IL-4 百分率明显上升，且 IFN-γ 上升幅度较 IL-4 明显，IFN-γ/IL-4 比值显著上升，提示其对细胞免疫和体液免疫均有促进作用，且促进免疫功能的重心向细胞免疫方向漂移。

NK 细胞是机体对抗肿瘤及某些病原体感染进行免疫监视的重要成分，是机体抗肿瘤及慢性感染的第一道防线，其活性与肿瘤的发生、发展和预后有密切关系。研究表明，推拿功法可以显著提高中老年人 NK 细胞活性。易筋经也可以使大学生外周血 NK 细胞活性显著增加，提高大学生的免疫功能。

五、推拿功法调节内分泌系统

推拿功法能够通过大脑皮质–下丘脑–垂体–内分泌轴，对内分泌系统产生调节作用，改善机体的功能状态，对肥胖症、高血糖、高血脂、更年期综合征等有较好的治疗作用。

（一） 推拿功法对激素水平的调节作用

功法训练通过特定信息的介导，影响皮层–下丘脑–垂体–靶腺的活动，从而调节人体的神经生化–内分泌激素的活动，调控人体生命活动，促进其病理生理指标的恢复。

1. 推拿功法对性激素水平的调节作用

推拿功法可以调节老年人的性激素水平，具有延缓衰老的作用。女性主要表现为血清睾酮/皮质醇（T/C 比值）、雌二醇（E_2）、生长激素（GH）升高，T、T/C 比值升高，提示推拿功法使老年女性内分泌功能得到改善，提高了雌激素水平，促进了合成代谢与物质代谢过程，提高了运动能力，对骨骼、肌肉及内脏器官起到了良好调节作用；男性主要表现为血清 T、游离睾酮、双氢睾酮增高，而性激素结合球蛋白降低，说明推拿功法通过调节老年男性激素，延缓雄激素的下降趋势发挥延缓衰老的作用。

2. 推拿功法对褪黑素及前列腺素的调节作用

通过对八段锦治疗大学生失眠的研究发现，失眠患者褪黑素浓度低于正常人，功法练习可以提高其浓度，改善睡眠质量。褪黑素是松果体分泌的一种神经内分泌激素，在调节动物和人的生物节律、睡眠、觉醒节律方面，起着尤为重要的作用，八段锦治疗失眠可能是通过影响褪黑素的分泌而产生作用的。

原发性痛经在我国女性中发病率较高，也是女大学生的常见病，西医学认为其发病机制与 PGs 含量的改变有关。通过对治疗女大学生原发性痛经效果及相关机制的研究发现，患者痛经程度与前列腺素 $F_2\alpha$（$PGF_2\alpha$）含量的关系密切。习练太极拳 3 个月后，$PGF_2\alpha$ 含量明显降低，提示推拿功法能降低经血 $PGF_2\alpha$ 含量，达到缓解疼痛的目的。

（二） 推拿功法对血糖代谢的调节作用

功法锻炼不但可以消耗血糖，还可以提高胰岛素敏感指数。多项研究表明，易筋经、八段锦等功法可以降低血糖、胰岛素抵抗及糖化血红蛋白。其机制可能是运动加强了人体内过氧化脂的降解、转运和排出，使肌肉组织代谢率增加，对糖的需求增多，促使糖化血红蛋白分解，使血糖降低；同时，增强了胰岛素与肌细胞膜上受体的结合能力，改善了肌细胞对胰岛素的抵抗，提高了人体对胰岛素的敏感性，从而增加肌肉、脂肪等组织对葡萄糖的利用，促进葡萄糖进入细胞内，使血糖降低。推拿功法还能缓解患者因焦虑、心理压力等不良情绪所引起的生长激素、胰高血糖素、肾上腺素等激素的大量分泌，有利于控制血糖。

（三）　推拿功法对脂肪代谢的调节作用

肥胖合并高胰岛素血症患者与健康人相比，其基础水平已有代谢紊乱、内分泌和免疫功能相关基因表达异常。推拿功法在减肥、防治代谢综合征等方面具有重要作用。

有学者通过研究太极拳运动对肥胖患者全基因组表达的影响，发现肥胖合并高胰岛素血症患者体内 AMPK 活性有恢复正常水平的趋势，且使 AMPK 三种亚型（1、2 和 β1）的表达趋于正常。肥胖合并高胰岛素血症患者与健康人相比，其基础水平已有代谢紊乱、内分泌和免疫功能相关基因表达异常。有氧运动后，其异常差异表达基因数目减少，部分有氧氧化、糖异生、胰岛素信号等代谢途径相关基因表达也发生变化，从而增强脂肪酸氧化能力、增加糖有氧氧化，出现能量经济化；同时，减少乳酸生成，增加肌糖原、肝糖原生成，阻止向 II 型糖尿病发展的趋势。练太极拳可使组织纤维蛋白溶酶原激活剂、结缔组织激活肽 III，以及四连接素基因表达发生改变，这些基因表达异常是导致代谢综合征的重要原因。另一项通过观察太极拳对骨骼肌全基因组表达的影响，发现其可使三羧酸循环相关酶基因表达上调，肌肉蛋白合成相关基因和神经鞘脂类相关基因表达下调，提示太极拳练习有助于保护神经细胞的完整性，对抗衰老有积极作用；同时，可加速体内脂类物质有氧代谢，对减肥或控制体重有积极作用。其他研究也表明，推拿功法对超重或肥胖代谢综合征患者的脂质代谢、糖代谢及脂联素水平等相关指标有良好的调节作用，说明其在减肥、防治代谢综合征等方面具有重要作用。

目前推拿功法的现代研究取得一定进展，但研究的深度、广度均需进一步拓展和丰富。应当加强与生物力学、生物化学，以及分子生物学等学科的交叉，多角度、多层面地深化推拿功法的生物效应及作用机制研究。

第五章　实验指导 ▷▷▷▷

实验一　观察不同力度拿法对腘动脉血流量变化的影响

【实验目的】

观察不同力度拿法对腘动脉血流量变化的影响，并进一步理解推拿手法的量效关系。

【实验对象】

正常成年人9名，男女不限，16～30岁。

【实验器材】

彩色超声多普勒，推拿手法参数测定仪。

【实验步骤】

（1）手法训练　实验前，在推拿手法测定仪上进行拿法的操作，以保证实验过程中拿法操作力度的稳定性。

（2）基线测定　选择条件相似的受试者9名，用彩色超声多普勒测定右侧腘动脉的内径和血流速度。

（3）分组　将9名受试者分成2kg力组、4kg力组和6kg力组，每组3人。

（4）干预方法　术者在每组受试者的右侧下肢后侧从上至下进行拿法操作，治疗时间均为5分钟。

（5）观察指标　治疗结束后，测量右侧腘动脉的内径和血流速度，并记录具体数值。根据公式 $Q = \pi r^2 \times V \times T$，计算出腘动脉血流量，其中 Q 为血流量（mL/min），r 为腘动脉半径（cm），V 为平均流速（cm/s），T 为时间（取60s）。

（6）数据分析　整理统计分析实验结果。

【提示】

（1）实验原理　在作用时间等因素相同的条件下，推拿手法的不同力度将会对人体的生理、病理变化产生不同的影响，本实验主要观察不同力度的拿法对腘动脉血流量变化的影响，以进一步了解推拿手法的量效关系。

（2）实验设计　本实验属于自身对照，实验与对照为同一受试对象。本实验采用同一受试者推拿前、后的右侧腘动脉的内径和血流速度的自身前后对照，观察推拿对腘动脉血流的影响。同时对比不同力度2kg、4kg和6kg的拿法对腘动脉血流影响的变化，作为推拿量效关系的研究的依据。

（3）注意事项 室温要相对恒定，检测指标时严格按照各检测仪器操作规程执行。

实验二 推拿对解除臂肌前群紧张、缓解酸痛的作用

【实验目的】

通过实验证实推拿对劳损肌肉的恢复及止痛作用。

【实验对象】

选取健康男性大学生共10人，身高、体重、年龄无显著性差异。

【实验器材】

10kg哑铃，等速肌力测试仪，全自动生化分析仪。

【实验步骤】

（1）分组 将10名学生随机分成2组，对照组5例、推拿组5例。

（2）造模 采用手握10kg哑铃快速屈伸肘关节方式造模，屈伸肘关节5组，每组20次，组间间歇2分钟。

（3）干预方法 推拿组，两上肢分别施行揉法3分钟、拿捏法2分钟、㨰法3分钟、推法1分钟、抖法1分钟。对照组，不进行任何处理。

（4）观察指标 分别在运动前、运动后即刻、推拿后即刻、24h、48h，对受试者进行相关指标测定。①肌肉力量的检测：运用等速肌力测试仪测试，取坐位，椅背倾斜90°，要求固定躯干和股部，患者双手紧握椅边把手，测力计旋转轴对准肱骨外上髁，受试者上肢进行角速度为90°/s的3次等动向心屈伸肌力测试，和二次固定角度为60°的等长收缩测试，取最高值作为测试峰力矩结果。②肌酸激酶的检测：抽取肘静脉血3mL，静置，3500转/分离心，利用免疫抑制动力学方法检测，仪器为全自动生化分析仪。

（5）数据分析 整理统计分析实验结果。

【提示】

（1）实验原理 推拿有消除体内代谢产物，帮助修复受损的肌肉组织，使肌肉功能尽快恢复的作用。损伤修复的基础是组织细胞的新陈代谢，而细胞的新陈代谢必须依赖于充分的能量和营养物质的供应。实验证实，推拿可以明显增加组织内的血流量，使损伤组织得到良好的血流供给。血流的增加使损伤组织内的微循环大量开放，一方面使组织细胞得到充分的能量和组织修复所必需的一些物质，加快组织修复过程，另一方面，血流畅通使组织中的各种分解产物，代谢废物和有毒物质等及时排出，使组织细胞处于有利于修复的良好的内环境中，从而加速损伤修复的进程。推拿增加修复组织血流量与加快组织修复是密切相关的。

（2）实验设计 选取健康男性大学生共10人，身高、体重、年龄无显著性差异，将10名学生随机分成2组。体现了实验设计的4大原则的"随机""对照""重复"原则，而另一原则"盲法"在推拿学的临床试验中往往很难实现。

（3）注意事项 检测指标时严格按照各检测仪器操作规程。

实验三　推拿对焦虑大鼠模型行为学影响

【实验目的】

通过观察推拿对焦虑大鼠模型行为学的影响，证实推拿抗焦虑的作用，为临床应用提供依据。

【实验对象】

健康 Wistar 雄性大鼠，体重 200±10g。

【实验器材】

高架十字迷宫图像跟踪系统、大鼠固定板。

【实验步骤】

(1) 造模　定时喂水训练 7 天，即每天早 9：00 ~ 9：10 和晚 21：00 ~ 21：10 给大鼠饮水 10 分钟，其余时间撤去水瓶不给水。定时喂水期结束后开始应激试验，在上述两个时间段内给予不确定空瓶刺激，维持 1 天 1 次或 1 天 2 次，持续 2 周。在应激结束后进行高架十字迷宫实验行为学测定。

(2) 筛选模型　开启高架十字迷宫图像跟踪系统进行实验参数设置后，将大鼠轻柔抓起置于迷宫中央区，使其头部正对其中一个开放臂，释放后即开始记录 5 分钟内大鼠分别进入开臂和闭臂的次数，以及在两臂滞留的时间。并以两臂滞留时间的比值为标准，剔除造模不成功者。

(3) 分组　将造模成功的大鼠随机分为对照组、推拿组，每组 10 只。

(4) 干预方法　推拿组大鼠从造模成功后开始干预，每天固定大鼠，以摩腹法作用于大鼠腹部，操作 5 分钟，连续干预 6 天。对照组每天进行固定，不予任何干预处理。

(5) 观察指标　干预结束后，再次进行高架十字迷宫试验，观察推拿干预后大鼠的焦虑情况。

(6) 数据分析　整理统计，分析实验结果。

【提示】

(1) 实验原理　本实验采用高架十字迷宫实验，高架十字迷宫作为众多焦虑症动物模型评价中较为成熟经典之方法，它利用大鼠对未知新环境喜好探究的特性，以及其处于高悬开臂后会形成恐惧的心理，造成矛盾心理应激，模拟焦虑样症状产生的环境。实验中大鼠对高悬而空旷的开放臂的选择性偏好与大鼠的焦虑程度呈负相关，即进入开放臂的时间延长、次数增多提示大鼠焦虑程度降低。如果给予处理因素后在开放臂的停留时间延长、进入次数增多，可提示处理因素具有抗焦虑作用，反之，则提示处理因素具有增加焦虑程度的作用。

(2) 实验设计　将造模成功的大鼠随机分为对照组、推拿组，每组 10 只，体现了随机、对照、重复原则，而干预方法中"推拿组大鼠从造模成功后开始干预，每天固定大鼠，以摩腹法作用于大鼠腹部"和"对照组每天进行固定，不予任何干预处理"，也体现了"除处理因素外，其他实验条件相同的"对照原则的要求。

（3）注意事项　高架十字迷宫试验操作时必须保持实验环境的安静，实验时严格按照高架十字迷宫图像跟踪系统操作规程执行。

实验四　推拿对更年期综合征大鼠模型性激素的影响

【实验目的】

通过观察推拿对更年期综合征大鼠模型性激素的调节和更年期症状改善情况，证实推拿治疗更年期综合征的作用，为临床应用提供依据。

【实验对象】

13～14周龄Wistar雌性大鼠，体重140～180g。

【实验器材】

磁分离酶联免疫测定仪，电子天平，雌二醇（E2）、黄体生成激素（LH）、促卵泡生成素（FSH）、放射免疫（RIA）试剂盒。

【实验步骤】

（1）造模　大鼠进实验室静置2天后，用3%水合氯醛麻醉大鼠，仰卧位固定后，于肋骨下沿中线距肛门2cm处剪除皮毛，切开皮肤和腹肌夹出一侧卵巢并分离脂肪，结扎卵巢下输卵管后切除，同一程序再切除另一侧卵巢，术后腹内注以抗生素青霉素后缝合，每日正常供食及饮水。

（2）分组　将10只正常大鼠设为A组，为正常对照组；造模后大鼠随机分为B组和C组，B组为模型对照组，C组为推拿治疗组，每组10只。

（3）干预方法　B组大鼠造模后每日正常供食及饮水，不做任何处理。C组大鼠造模后静养1周待伤口愈合后，给予推拿治疗。

具体推拿方案如下：仰卧位固定大鼠后，以手指指腹于大鼠腹部施以摩法，以补法为主，指力略透至腹部使皮肤轻凹，使大鼠感觉舒适放松不再挣扎为度，而后按揉大鼠气海、关元、足三里、三阴交，每次3～5分钟，每日上下午各做1次，共治疗7天。

（4）取样　7天后，迅速将大鼠断头处死，取血2mL置于普通试管内，于4℃静置凝固后低温离心（3500r/min，15分钟），分离血清，-20℃保存备用。

（5）观察指标　①大鼠的一般状况，包括毛发状态、体重、饮水次数等。②大鼠血清E2、LH、FSH含量比较。

（6）数据分析　整理统计，分析实验结果。

【提示】

（1）实验原理　根据乐杰主编的《妇产科学》第四版，更年期综合征定义中"除自然绝经外，两侧卵巢手术切除或受放射线毁坏，可导致自然绝经，继之也可发生更年期综合征"。故本实验选择去势的造模方法，人为制造一个雌激素突然降低的环境来模拟更年期发生的过程，该类模型能较好地体现更年期综合征中雌激素水平下降这一重要病因，且造模因素单一，动物均在同一天造模，使其受试条件更加一致，增加了动物间的均衡性和可比性。切除卵巢，导致卵巢分泌的激素水平降低，对下丘脑-垂体的反馈作用减弱，因而 E2 水平下降，LH、FSH 等促性腺激素释放激素、促性腺激素水平上升，体内内分泌平衡状况被打破。如果给予处理因素后 E2 水平上升，LH、FSH 水平下降，可提示处理因素具有调节内分泌作用。

（2）实验设计　"将 10 只正常大鼠设为 A 组，为正常对照组；造模后大鼠随机分为 B 组和 C 组，B 组为模型对照组，C 组为推拿治疗组，每组 10 只"体现了随机、对照、重复原则。

（3）注意事项　指标检查时严格按照试剂盒指定的操作规程。

实验五　推拿对阳虚型大鼠模型 T 淋巴细胞亚群 CD4⁺/CD8⁺ 的影响

【实验目的】

观察推拿手法对阳虚型大鼠模型 T 细胞亚群 CD4⁺/CD8⁺ 的影响，证实推拿调节免疫的作用，为临床应用提供依据。

【实验对象】

6～7 周龄 Wistar 大鼠 30 只，200～250g，雌雄兼用。

【实验器材】

流式细胞仪，LD5-2A 型离心机，TCS-200A 型电子秤，试管振荡器，小型电动按摩仪，大鼠固定板，醋酸泼尼松注射液，FITC（异硫氰酸荧光素），PE（藻红蛋白），FACS 溶红细胞液，0.9% 氯化钠注射液，5% 葡萄糖注射液，1% 肝素钠注射液，自配PPS 液。

【实验步骤】

（1）造模　将 Wistar 大鼠每天每鼠按照 3mg/100g 标准进行大腿肌肉注射醋酸泼尼松注射液，连续 5 天。大鼠出现拱背、蜷曲、肢尾冷、挤卧在一起、神疲、反应迟钝、少食、畏寒等虚损症状，表示造模成功。

（2）分组　将 10 只正常大鼠设为 A 组，为正常对照组；造模后大鼠随机分为 B 组和 C 组，B 组为模型对照组，C 组为推拿治疗组，每组 10 只。

（3）干预方法　A 组大鼠及 B 组大鼠造模后每日正常供食及饮水，不做任何处理。C 组大鼠用按摩治疗仪在大鼠足三里、肾俞两穴行定量推拿，频率约 240 次/分，力度约为 250 牛/次，每天 2 次，每次每穴 10 分钟，连续 2 周，相当于推拿手法中的振动类手法。

（4）检测方法　①准备一次性 EP 管并编号，用于测量 CD4⁺T 淋巴细胞的编为 A1～A30 号，用于测量 CD8⁺T 淋巴细胞的编为 B1～B30 号，各管中均加入 5μL 肝素钠作为抗凝剂。②采用大鼠眼球摘除取血法，取被检测大鼠新鲜全血 2～3mL 加入各 EP 管，立即用力摇晃 EP 管，以充分抗凝。③取 FITC-CD3 和 PE-CD4 各 10μL 到 A1～A30 号 EP管中，同时取 FITC-CD3 和 PE-CD8 各 10μL 到 B1～B30 号 EP 管中，与已经抗凝的大鼠全血均匀混合，室温静置反应 15 分钟。④各 EP 管中加入 FACS 溶红细胞液，与 EP 管中内容物充分混匀，室温静置反应 12 分钟后，上离心机低速（500×g）离心 5 分钟，弃除上清液。⑤各 EP 管中加入 PPS，0.5 分钟，重悬细胞，过 300 目尼龙网，上流式细胞仪检测，用 CELL Quest 软件分析。

（5）观察指标 T 淋巴细胞亚群 CD4$^+$、CD8$^+$、CD4$^+$/CD8$^+$。

（6）数据分析 整理统计分析实验结果。

【提示】

（1）实验原理 T 淋巴细胞按其抗原及其在免疫应答中功能之不同而分为两大亚群。CD4$^+$具有固定补体的功效，还对其他免疫细胞起着辅助、诱导等作用，CD8$^+$则具有抑制其他免疫活性细胞包括辅助细胞的活性、直接杀伤靶细胞等效应。在 T 细胞亚群中，CD4$^+$/CD8$^+$的数量和适当的比例是免疫调节的关键，CD4$^+$/CD8$^+$比值是反映细胞免疫平衡与否的敏感指标。本实验以 PE（藻红蛋白）标记小鼠抗大鼠 CD4$^+$单克隆抗体；PE（藻红蛋白）标记小鼠抗大鼠 CD8$^+$单克隆抗体，检测 T 淋巴细胞亚群 CD4$^+$、CD8$^+$、CD4$^+$/CD8$^+$比值，若推拿干预后 CD4$^+$、CD4$^+$/CD8$^+$比值升高，CD8$^+$降低，提示推拿能够提高免疫系统作用。

（2）实验设计 "将 10 只正常大鼠设为 A 组，为正常对照组；造模后大鼠随机分为 B 组和 C 组，B 组为模型对照组，C 组为推拿治疗组，每组 10 只"体现了随机、对照、重复原则。

（3）注意事项 指标检查时严格按照试剂盒指定的操作规程执行。

实验六 推拿对小鼠胃肠蠕动的调整作用

【实验目的】

通过观察推拿对小鼠胃肠蠕动的影响，证实推拿对胃肠道蠕动的调节作用，为临床应用提供依据。

【实验对象】

健康成年小鼠 20 只，雌雄不拘，20±2g。

【实验器材】

淀粉、炭末、50mL 烧杯、天平、灌胃针头、2mL 注射器、小镊子、眼科剪、直尺、小鼠固定板、胶布、蒸馏水、苦味酸等。

【实验步骤】

（1）灌胃 取淀粉 3g，炭末 3g，水 50mL，加热制成糊状备用。用 2mL 注射器抽取炭末淀粉糊 1mL，给小鼠灌胃，将小鼠四肢末端用胶布固定，使小鼠仰卧于小鼠固定板上。

（2）分组 随机分为 2 组，推拿组和对照组，每组 10 只。

（3）干预方法 推拿组具体推拿方案如下：以手指指腹于小鼠腹部施以顺时针摩法，指力略透至腹部使皮肤轻凹，使小鼠感觉舒适放松；对照组不予任何干预。

（4）观察指标 推拿20分钟后，以颈椎脱臼方式处死动物，剖腹取出胃肠。在实验台上将胃和肠管拉直，用直尺测量其被淀粉炭末糊显示的黑色距离。

（5）数据分析 分别计算出两组小鼠胃肠道被炭末淀粉糊充满距离的平均值，作为胃肠蠕动的指标。

【提示】

（1）实验原理 推拿对消化系统有直接和间接的作用，可以通过直接的作用力促使胃肠蠕动速度的加快和力量的加大，从而加快胃肠内容物的运动排泄过程，同时通过手法的良性刺激，能够使胃肠神经兴奋，促使胃肠消化液的分泌，改善胃肠血液淋巴的循环。其具体作用机制，仍有待进一步研究。

（2）实验设计 "随机分为2组，推拿组和对照组，每组10只"体现了随机、对照、重复原则。

（3）注意事项 小鼠实验前禁食24小时；淀粉炭末糊不能过稠，要求在37℃中保持糊状；灌胃时动作应轻柔、熟练、准确，尤其要防止误灌入气管；取出胃肠后，应轻柔地理直胃肠道，用眼科剪剪断肠系膜，以自然的状态不加牵拉地于解剖台上测量幽门至被炭末淀粉糊充满的消化道末端的距离。

实验七　推拿对非酒精性脂肪肝大鼠模型的影响

【实验目的】

通过观察推拿对非酒精性脂肪肝大鼠模型肝功能的影响，证实推拿治疗非酒精性脂肪肝的作用，为临床应用提供依据。

【实验对象】

8周龄健康SD雄性大鼠，体重150~200g。

【实验器材】

显微镜，分析天平，普通饲料，高脂饲料（配方：基础饲料71.8%、猪油18%、胆固醇2.0%、胆盐0.2%、蛋黄粉8%）。

【实验步骤】

（1）分组 所有大鼠适应性喂养3天后，将30只大鼠随机分为3组，A组为空白对照组，B组为模型组，C组为推拿治疗组，每组10只。

（2）造模及干预 A组给予普通饲料喂养，自由饮水。B组予以高脂饲料喂养，自由饮水。C组按照B组方法给予喂养，同时给予推拿预防治疗，推拿方案：先点按大鼠足三里穴位100次，再顺时针摩腹30次。

（3）取样 第4周称重。血液样本：球后取血，制备血清贮存于-80℃超低温冰箱；肝脏样本：断颈处死所有大鼠，立即取出肝脏，4℃生理盐水反复冲洗4~5次，称全肝重量，选最大肝叶沿最长径取肝组织一块，10%中性甲醛固定，石蜡包埋，常规切片，HE染色。

（4）观察指标及检测方法 ①大鼠的一般状况。②肝湿重、肝指数及肝脏大体标本观察，肝指数计算方法：肝指数＝肝湿重/大鼠体重。③血脂：甘油三酯（TG），总胆固醇（TC），高密度脂蛋白（HDL-C）。④肝功能：丙氨酸氨基转移酶（ALT），天冬氨酸氨基转移酶（AST）。⑤组织病理学观察：待肝脏固定后取出，沿肝脏最厚处纵向切 3mm，石蜡包埋，切片，HE 染色，光学显微镜下行组织病理学观察。

（5）数据分析 整理统计分析实验结果。

【提示】

（1）实验原理 足三里在治疗消化系统疾病中起到非常重要的作用，现代研究证实足三里有良好的降血脂作用，能有效地改善微循环，提高细胞免疫功能，对防治脂肪肝具有重要意义。而腹部是许多经脉循行和汇聚之所，腹部推拿不仅对局部起治疗作用，而且能够对全身各个组织和器官起到调整和促进作用。目前多项动物及人体试验的研究显示肠道黏膜通透性与非酒精性脂肪肝的发生、发展有明显相关性，而腹部推拿可能通过改善肠道通透性，达到干预非酒精性脂肪肝的目的。

（2）实验设计 "所有大鼠适应性喂养 3 天后，将 30 只大鼠随机分为 3 组，A 组为空白对照组；B 组为模型组；C 组为推拿治疗组，每组 10 只"体现了随机、对照、重复原则。

（3）注意事项 检测指标时严格按照各检测仪器操作规程操作。

实验八 推拿对急性心肌缺血家兔模型心律的影响

【实验目的】

观察按揉内关穴对急性实验性心肌缺血的影响，证实推拿治疗心肌缺血的作用，为临床应用提供依据。

【实验对象】

健康成年家兔 2 只，雌雄不限，体重 2~2.5kg，要求体重、性别一致。

【实验器材】

生理信号处理系统，电极针，垂体后叶素注射液，20% 乌拉坦溶液，生理盐水50mL，5mL 和 10mL 注射器，注射针头，75% 乙醇棉球，纱布，兔台等。

【实验步骤】

（1）仪器准备 开启电源，预热仪器，调试生理信号处理系统，稳定生理信号。

（2）分组 实验分为两组，一组实验组，另一组为对照组。

（3）连接仪器 兔称重后，用 20% 乌拉坦溶液，按 5mL/kg 的剂量，经耳缘静脉注射麻醉后，背位固定于兔台上。将电极针分别插入四肢皮下，并于生理信号处理系统导入电极相连。按导入电极上标出的左、右、手、足正确连接。记录正常 II 导联的心电图5~8 个波。

（4）干预方法 根据分组，实验组按揉内关穴 30 分钟，对照组不做任何推拿干预，其他与实验组相同。

（5）造模 经耳缘静脉注入垂体后叶素注射液 2.5U/kg（溶于 2mL 生理盐水中）

分别于注射后的30秒、1分钟、3分钟、5分钟、10分钟、20分钟、30分钟，各记录Ⅱ导联的心电图5~8个波。

（6）图像分析　比较两只实验兔心电图变化差异，特别注意心率、T波及ST段的变化。

【提示】

（1）实验原理　经静脉一次性注射垂体后叶素溶液复制急性心肌缺血家兔模型后，模型兔会出现ST段水平偏移，向上或向下偏移≥0.1mV；T波高耸，超过同导联R波1/2，T波高耸伴有ST段移位。若经推拿干预后的模型兔不出现上述表现，或者T波及ST段的变化不显著，均表示推拿能够改善急性心肌缺血家兔模型心律。

（2）实验设计　"健康成年家兔2只，雌雄不限，体重2~2.5kg，要求体重、性别一致。"体现了实验设计四大原则的"对照"原则。

（3）注意事项　模型复制前记录家兔正常心电图，排除心电图异常者；家兔心率较快，心电图标准走纸速度应设置为50mm/s，电压幅度1mv/cm。

实验九　腹部推拿对家兔膀胱内压的影响

【实验目的】

以膀胱内压变化为指标，观察腹部推拿调节膀胱内压力、逼尿肌的运动的作用。

【实验对象】

健康成年雄性家兔，体重2~2.5kg。

【实验器材】

生理记录仪，兔台，导尿管，三通管，人工呼吸器，手术器械，注射器（50mL、10mL、5mL），20%氨基甲酸乙酯，20%葡萄糖液，液状石蜡，0.2%三碘季胺酚，生理盐水，利多卡因注射液，广口保温瓶。

【实验步骤】

（1）造模　取家兔称重后，由耳缘静脉注射20%氨基甲酸乙酯（5mL/kg），麻醉后将家兔仰卧位固定于兔台上。用利多卡因浸润麻醉尿道外口后，将涂有液状石蜡的导尿管经尿道外口插入膀胱，然后用线将导尿管连同阴茎头一起固定。导尿管的另一端与压力传感描记装置相连，放开导尿管夹，使之与膀胱相通。切开气管，插入套管，连接人工呼吸器，调匀呼吸后，静脉注射三碘季胺酚（2mL/kg）。

（2）观察兔膀胱内压　先抽尽膀胱内残余尿，观察排空状态的膀胱内压。再依次注入温（37℃）生理盐水，每次注入（10mL）后观察膀胱内压与容量变化的关系和引起排尿收缩时的注水量、内压数值。最后调整膀胱内的充盈度（抽出少量注水），使其充水量为引起排尿容量的4/5，再观察并记录其内压曲线变化。

（3）干预方法　将大鱼际置于家兔中极穴，做顺时针方向按揉，持续15分钟后，依次点压中极、关元、气海等穴，每穴持续1分钟

（4）观察指标　观察推拿时膀胱内压变化强弱（数值）及快慢。

（5）数据分析 整理统计分析实验结果。

【提示】

（1）实验原理 生理状态下，尿液的不断产生和对膀胱壁的充盈刺激是影响储尿和排尿的重要因素。当膀胱内容量充盈到一定程度时，即产生足够的牵张刺激，使逼尿肌兴奋性增高，诱发其收缩，从而启动膀胱的排空。因此，当推拿手法直接作用于膀胱区，产生足够的机械作用力，即相当于尿液充盈量对膀胱壁机械牵张刺激的力度，可使膀胱逼尿自发性兴奋，进而产生节律性收缩，尿道内括约肌松弛，从而启动膀胱排尿反射。这是推拿直接调节膀胱功能，推拿手法同样可以通过刺激膀胱远离部位组织神经传导通路上的相应穴位，产生神经冲动，刺激大脑排尿中枢发出排尿信号而产生的自主性排尿。

（2）实验设计 本实验属于观察性实验，采用自身前后对照的方法，观察推拿时膀胱内压变化。

（3）注意事项 导尿管宜深插（6～8cm），插入膀胱后压迫耻骨上方，若有尿液流出说明插管深度适当；家兔的膀胱容量有一定的个体差异，所以必须通过步骤（2）探明膀胱容量和排尿临界容量；水检压计内空气须全部排净；膀胱内须灌注一定量温盐水，以保持内压（50～60mmH$_2$O）。

附　录 ▷▷▷▷

附录一　实验推拿学常用技术和方法

实验推拿学借助于现代科学技术和方法研究推拿学，因而所使用的技术和方法涉及层面较广，从形态到机能，从常规的生物化学到分子生物学、免疫学、细胞生物学等，具有多学科、多层次的特征。下面就常用技术和方法作以基本介绍。

一、组织学技术和方法

组织学是研究人体的微细结构及其相关功能的一门学科。在组织学的基础上发展起来的组织化学和细胞化学，是应用物理、化学和免疫方法对组织、细胞内某些化学成分进行定性、定位和定量研究，从而探讨其相关功能活动的学科。

1. 切片标本的制备

把所有要观察的材料制成薄片，应用显微镜观察其内部的微细结构，是组织学常用的技术。最基本的就是切片方法，其中石蜡切片最为常用。

（1）石蜡切片法　石蜡切片法包括固定、包埋、切片、染色、脱水和封固等步骤。关键是把生物材料用石蜡包埋，以石蜡为支持物，把浸在蜡块中的生物材料切成理想的薄片。

（2）冰冻切片法　冰冻切片是借助低温冷冻将活体组织快速冻结达到一定的硬度进行制片的方法。手术中常采用冰冻切片快速报告病理结果的方法，依病理结果及病变性质而决定手术方式和范围。将组织迅速冻结后切片，能保留组织细胞内的脂类成分和某些酶活性，可作细胞酶化学染色观察。

（3）超薄切片技术　常用于电镜观察，是生物学中研究组织超微结构最常用、最基本的技术，也是最关键的技术。由于电子射线穿透能力很差，对于厚 $0.1\mu m$ 的切片就很难透过，所以必须把生物标本切得很薄才能在电镜下观察。超薄切片技术，就是通过固定、脱水、包埋、切片和染色等步骤，将生物标本切成厚度为 $10\sim100nm$ 超薄切片的样品制备技术。常应用于生物组织内部超微结构研究。

2. 涂片、铺片、磨片

血液等液体材料，可直接在玻片上涂片，干燥后再进行固定和染色。疏松结缔组织和肠系膜等薄层组织，可在玻片上撕开展平，制成铺片，待干燥后进行固定和染色。骨和牙等坚硬组织除用酸（稀硝酸等）脱钙后再按常规制成切片外，还可直接研磨成薄的磨片进行染色观察。

3. 显微观察技术主要使用的各种显微镜

（1）普通光学显微镜　现代普通光学显微镜是利用目镜和物镜两组透镜系统来放大成像的，故又被称为复式显微镜。它们由机械装置和光学系统两部分组成，机械装置包括镜座、支架、载物台、调焦螺旋等部件，主要保证光学系统的准确配置和灵活调控；光学系统由目镜、物镜、聚光器等组成，直接影响着显微镜的性能，是显微镜的核心。

（2）荧光显微镜　荧光显微镜主要用于观察标本中的自发荧光物质或以荧光素染色或标记的细胞和结构。荧光显微镜是以高压汞灯产生的短波紫外线为光源，并配有激发、阻断、吸热和吸收紫外线等滤片系统，标本中的荧光物质在紫外线激发下产生各种颜色的荧光，借以研究该荧光物质在细胞和组织内的分布。

（3）相差显微镜　相差显微镜主要用于观察组织培养中活细胞形态结构。活细胞无色透明，一般光镜下不易分辨细胞轮廓及其结构。相差显微镜的特点是将活细胞不同层面及细胞内各种结构对光产生的不同折射作用，转换为光密度差异（明暗差），使镜下结构反差明显，影像清楚。组织培养研究常用的是倒置相差显微镜，它的光源和聚光器在载物台的上方，物镜在载物台的下方，便于观察贴附在培养器皿底壁上的活细胞。

（4）暗视野显微镜　暗视野显微镜主要用于观察在亮视野下反差或分辨率不足的微小颗粒。此种显微镜主要是有一个暗视野集光器，使光线不直接进入物镜，故呈暗视野，而标本内的小颗粒产生的衍射光或散射光进入物镜，暗视野中的颗粒呈明亮小点，如同在暗室可见一束光线中的微小尘粒一般。普通光镜最大分辨率为 $0.2\,\mu m$，暗视野显微镜则可分辨 $0.004 \sim 0.2\,\mu m$ 的微粒，适用于观察细胞内线粒体运动及标本中细菌等微粒的运动等。

（5）共聚焦激光扫描显微镜　共聚焦激光扫描显微镜是一种高光敏度、高分辨率的新型仪器。它以激光为光源，光束经聚焦后落在样品（组织厚片或细胞）不同层面的微小一点，并作移动扫描，通过电信号彩色显像，经过微机图像分析系统进行二维和三维分析处理。可对细胞进行三维结构图像分析，细胞内各种荧光标记物的微量分析，细胞内 Ca^{2+}、pH 值等的动态分析测定，细胞的受体移动、膜电位变化、酶活性和物质转运的测定，并以激光对细胞及其染色体进行切割、分离、筛选和克隆。因此，共聚焦激光扫描显微镜可对细胞的多种功能进行全自动、高效、快速的微量定性和定量测定。

（6）电子显微镜　电子显微镜是利用高速电子束聚焦，使微小物体形成放大倍数很高的图像的设备。通过电镜，可直接观察到原子像。

透射电子显微镜，通常称作电子显微镜或电镜，使用广泛，其主要特点是应用电子射线穿透样品，再经多级电子放大后成像在荧光屏上。主要优点是分辨率高，可用来观察组织及细胞内的超微结构，透射电镜的分辨率为 $0.1 \sim 0.2\,nm$，放大倍数为几万至几十万倍。由于电子易散射或被物体吸收，故穿透力低，必须制备更薄的超薄切片（通常为 $50 \sim 100\,nm$）。电子束投射到样品时，可随组织构成成分的密度不同而发生相应的电子发射，如电子束投射到质量大的结构时，电子被散射得多，因此投射到荧光屏上的电子少而呈暗像，在电子照片上则呈黑色，称为电子密度高。反之，则称为电子密度低。

扫描电子显微镜，它的主要特点是应用电子射线在样品表面做光栅扫描运动，引起二次电子等信号的发射，经检测装置接收后成像。主要用来观察物体外表形貌结构，应用冷冻割裂法可观察样品割裂面的结构，用铸型方法可观察管腔内表面的结构。扫描电镜是用极细的电子束在样品表面扫描，将产生的二次电子用特制的探测器收集，形成电信号运送到显像管，在荧光屏上显示物体。表面的立体构象，可摄制成照片。扫描电镜样品用戊二醛和锇酸等固定，经脱水和临界点干燥后，再于样品表面喷镀薄层金膜，以增加二次电子数。扫描电镜能观察较大的组织表面结构，由于它的景深长，1mm 左右的凹凸不平面能清楚成像，故样品图像富有立体感。

分析电镜是利用电子射线对样品产生 X 射线或俄歇电子，从而对样品元素进行分析的电镜。主要用来在观察超微结构的同时，对样品中一个极微小的区域进行化学分析，测定各种细胞结构的化学成分及其变化规律。

扫描透射电镜是较先进的电镜技术，兼有透射电子显微镜、扫描电子显微镜和分析电镜特点，能观察较厚的样品，分辨能力和成像质量都很好。

4. 形态计量学

形态计量学是对组织和细胞形态结构及其化学成分进行定量研究的一门新兴学科。以量的测定及其数据变化阐述组织和细胞的生长、分化、代谢和功能的演变，以及对环境因素和致病因素的反应。

（1）显微分光光度定量术　此方法是应用显微分光光度计测定组织化学和免疫组织化学染色标本的反应强弱，进行化学成分的定量分析。基本原理是细胞内某种物质的含量不同，其染色反应的深浅不一，对一定波长的光吸收也就不同，即某物质的吸光度与一定厚度和面积内的该物质浓度成正比。通过光电组合自动控制系统将吸光度转换为电信号，即得出光密度值（OD 值），可进行定量分析比较。荧光素染色、酶和核酸组织化学染色、多肽和蛋白质免疫组化染色、放射自显影和原位杂交等标本，均可应用显微分光光度计做定量分析。

（2）形态计量术　形态计量术是运用数学和统计学原理对组织和细胞进行二维和三维的形态测量，如细胞及其微细结构成分的数量、体积、表面积、周长等的相对和绝对值的测量，其中三维立体结构的研究又称体视学。通过组织切片或照片平面图像的测量，推算其立体结构数值，传统方法是将测试系统投影或覆盖在切片上或照片上，把若干样品的平面测量数据通过数学公式推算出其立体数值。目前已广泛应用图像分析仪进行形态计量研究，它是将切片或照片图像通过摄像机显示于监视器屏幕上，并根据不同结构的颜色深浅及各像点的大小位置，快速准确地得出所需的各种形态数据。组织化学和免疫组织化学染色标本，也可应用图像分析仪测定其光密度值，进行定量分析。

5. 细胞化学和免疫细胞化学技术

（1）细胞化学技术　其原理是在组织切片上或被取材料上加某种试剂，使它与组织或细胞内某些物质发生化学反应，形成最终反应产物。光镜组织化学，要求其最终产物是有色的沉着物；电镜细胞化学，要求其最终产物是重金属沉着物。观察其沉着物的颜色、深浅或电子密度，从而对某种物质进行定性、定位和定量。

（2）免疫细胞化学技术　是将免疫学基本理论与细胞化学技术相结合而建立起来的新技术。主要是应用抗原与抗体特异性结合的特点，检测细胞内某些肽类和蛋白质等大分子物质的分布。

免疫荧光细胞化学技术是采用荧光标记的已知抗体（或抗原）作为探针，检测待测组织、细胞标本中的靶抗原（或抗体），形成的抗原抗体复合物带有荧光素，在荧光显微镜下，由于受高压汞灯光源的紫外光照射，荧光素发出明亮的荧光，这样就可利用荧光定量技术计算抗原的含量，以达到对抗原物质定位、定性和定量测定的目的。常用的荧光素为异硫氰酸荧光素。

免疫酶细胞化学技术是用酶（如辣根过氧化物酶）标记已知抗体（或抗原），然后与组织标本在一定条件下反应，如果组织中含有相应抗原（或抗体），抗原抗体相互结合形成的复合物中所带酶分子遇到底物时，能催化底物水解、氧化或还原，产生显色反应，这样就可以识别出标本抗原（抗体）分布的位置和性质，并通过图像分析达到定量的目的。

6. 免疫组织化学法

应用于解剖学研究，特别是神经解剖学研究，开辟了免疫神经组织化学或化学的神经解剖学，并作为生物化学与神经解剖学之间的桥梁，有效地显示各神经递质、合成递质的酶以及与递质结合的受体在细胞水平的定位。其基本步骤是：①以抗原（经过提纯）注入动物体内产生特异抗体，并将其血清分离出来。②用此血清作试剂于脑切片上孵育，神经组织内的这种抗原即与抗体结合，再结合荧光素或过氧化物酶以显色。此法的特异性强，如无交叉反应，凡被染色的神经细胞或纤维都含有同一化学物质，所以用免疫组织化学方法可把一个核团内含不同化学成分的亚群区别出来，也可追踪含某一种物质的神经元及其纤维走向，甚至从下丘脑追踪到脊髓。

7. 辣根过氧化物酶法

此法是利用轴浆运输现象追踪神经元之间联系的一种方法。因为轴浆运输是神经元的一项基本活动，即沿着轴突从胞体向末梢（顺向）及从末梢向胞体（逆向）的物质运输。不同物质有不同的运输速度。辣根过氧化物酶法可运动到顺向和逆向神经元追踪的标记胞体和终末，借此可以了解一个核团的传入和传出的联系。辣根过氧化物酶法可用于中枢内核团间联系的追踪，也可用于对周围神经的传出、传入的追踪。

8. 放射自显影技术

放射自显影技术旨在追踪某些物质在体内、组织或细胞中的分布与代谢径路。首先，将放射性同位素或放射性同位素的标记物注入动物体内或加入培养基中，间隔一定时间取材，制成标本（如切片），在暗室中于标本的上面涂以液体原子核乳胶，置暗处曝光，数日后再经显影和定影处理，或经染色后光镜观察，在放射性同位素或其标记物存在的部位，溴化银被还原成黑色的微细银颗粒，也可在电镜下观察，则称之为电镜放射自显影术。由此可获知被检物质在机体、组织与细胞内的分布、数量及代谢径路。

二、生理学技术和方法

生理学是揭示生物机体正常生命活动规律的一门学科。生理学可分为微生物生理学、植物生理学、动物生理学和人体生理学等。

（一）计算机在生理学实验中的应用

计算机在生理学实验中的应用，可归纳为生理信息的采集与处理、实时控制、统计分析和动态模拟等几个方面。其中生物信息的采集与处理是计算机应用的主要方面。

1. 生物信息的采集与处理

计算机采集、处理生物信息的一般过程如下：生物体→生物信息→传感器→放大器→A/D 转换器→计算机（显示、储存、分析、控制、打印、绘图）。

（1）传感器和放大器：生物所产生的信息，其形式多种多样，有物理的（如振动、压力、流量、温度、电场、磁场等），也有化学的（如 pH、CO_2 浓度等）。除生物电信号可直接检取外，其他形式的生物信号必须先转换成电信号，才能作进一步的处理。传感器的作用就是完成这种信号的识取和转换工作。从传感器传出的生物信号通常很弱（毫伏或微伏级），需经生物放大器放大后（达伏特级）才能传送给记录、分析设备进行处理。

（2）生物信号的采集：计算机在采集生物信号时，通常按照一定的时间间隔对生物信号取样，并将其转换为数字信号后放入内存。这个过程称为采样。

①数模转换器：生物信号通常为模拟信号（analog），需转换成数字信号（digit）方能为计算机所接受。A/D 转换设备一般能够提供多路的模/数（A/D）转换和数/模（D/A）转换。A/D 转换需要一定的时间，该时间的长短通常就决定了系统的最高采样速率。A/D 转换的结果以一定精度的数字量表示，精度愈高，幅度的连续性愈好，对一般生物信号的采样精度不应低于 12 位。转换速度和转换精度是衡量 A/D 转换器性能的重要指标。

②采样：与采样有关的参数包括通道选择、采样间隔、采样方式和采样长度等方面。

通道选择：一个实验往往要记录多路信号，如心电、心音、血压等。在一个很短暂的时间内，计算机通过模拟开关对各路信号分别选通道、采样。这样，尽管对各路信号的采样是有先后的，但由于这个"时间差"极短暂，因此可以认为对各路信号的采样是"同步"进行的。

采样间隔：原始信号是连续的，而采样是间断进行的。对某一路信号而言，两个相邻采样之间的时间间隔称为采样间隔。间隔愈短，单位时间内的采样次数愈多。经采样后连续的模拟信号变成了离散的数字序列。采样间隔的选取与生物信号的频率有关。采样速率过低，就会使信号的高频成分丢失。根据采样定律，采样频率应大于信号最高频率的 2 倍。当然，采样也不是愈快愈好。采样太快，会产生大量不必要的数据，给处理和储存带来困难。实际应用时，常取信号最高频率的 3~5 倍来作为采样速率。

采样方式：采样通常有连续采样和触发采样两种方式。在记录自发生物信号（如心电、血压）时，采用连续采样方式，而在记录诱发生物信号（如皮层诱发电位）时，常采用触发采样方式。后者又可根据触发信号的来源分为外触发和内触发。

采样长度：在触发采样方式中，启动采样后，采样持续的时间称为采样长度。它一般应略长于一次生理反应所持续的时间。这样既记录到了有用的波形，又不会采集太多无用的数据造成内存的浪费。

（3）生物信号的处理：计算机对生物信号的处理一般包括以下几个方面：

①直接测量：在选定的区间内，计算机可直接测量出波形的宽度、幅度、斜率、积分、零交点数等参数。

②数字滤波：在一定的算法支持下，可进行高通、低通、带通及带阻滤波。其滤波效果远远超过模拟电路，是性能优越的理想滤波器。

③率谱分析：它可以给出各频率分能量在信号总能量中所占的比重，这在对脑电、肌电及心率变异信号的分析中具有非常重要的意义。

④叠加平均：用来恢复被噪声淹没的重复性生物信号，可大幅度地提高信噪比。信噪比提高的幅度与叠加次数的平方根成正比。

⑤波形识别：计算机可按照一定的规则对波形进行自动识别，供计算机进行识别的波形特征有波幅、斜率、夹角、顶点、谷点、零交点、转折点和拐点等。对所识别的波形还可进一步作分类统计，以计数或序列密度直方图的形式显示出来。

⑥信号源定位：对矩阵电极引导的多路生物信号进行综合分析，可绘出等势线，进而对信号源进行定位分析。

⑦数据压缩：为节省存储空间，计算机可对其所获得的数据按一定的算法进行压缩。如果算法选择合理，压缩比常可达到 1∶10 以上。

⑧图像分析：来自摄像机或扫描仪的图像信息经转换后，可输入计算机进行分析。计算机可完成血管口径、细胞核质比例等项目的图像分析，可对连续切片的影像进行 3D 立体重建，还可使模糊的 X 线照片变得更加清晰。CT 就是计算机图像处理的典型范例。

2. 实时控制

利用输出设备，计算机可发出一些模拟的或数字的控制信号，用来控制与之相连接的其他设备。控制信号的大小、方式及发出的时刻可随所采集的生物信息的特征而做出相应的改变。这样，就可自动完成组织兴奋性测定、无创血压测定和假肢控制等较为复杂的工作。

3. 统计分析

用计算机进行统计分析具有快速、准确、便捷的特点。现有的统计程序非常丰富，除能完成方差分析、t 检验和线性回归等常用统计分析外，尚能完成逐步回归曲线拟合等较为复杂的统计分析。数据可为多种统计方法所共享，结果可以图形方式输出，使用非常方便。

4. 动态模拟

通过建立一定的数学模型，计算机可以仿真模拟一些生物活动过程。例如，激素或药物在体内的分布过程、心脏的起搏过程、动作电位的产生过程等，均可用计算机进行模拟。除过程模拟外，利用计算机多媒体技术，还可在荧光屏上动画显示心脏泵血、胃肠蠕动、尿液生成、兴奋的传导等过程。基于计算机多媒体技术的多媒体教学，可将复杂的生命活动过程通过二维或三维动画的方式演示出来，再配上同步的声音，可以达到非常独特的教学效果。

总之，计算机在生理学实验领域中的应用是十分广泛的，它不仅使原有的研究方法变得更加快捷、准确，而且开辟了生物学研究的新领域，如数字滤波、叠加平均等技术使得微弱信号的检测成为可能。而率谱分析、数据压缩、波形识别和图像处理等项功能则非其他仪器所能代替。随着计算机技术和信息理论的发展，计算机在生理学实验乃至整个生命科学领域中的应用，将有着越来越广泛的前景。

（二） 电压钳技术

电压钳又叫电压钳制或电压固定。其设计原理是根据离子作跨膜移动时形成跨膜离子电流（I），而通透性即离子通过膜的难易程度，其膜电阻（R）的倒数也就是膜电导（G）。因此，膜对某种离子通透性增大时，实际上使膜电阻变小，即膜对该离子的电导加大。

根据欧姆定律 $V=IR$，即 $I=V/R=VG$，所以，只要固定膜两侧电位差（V）时，测出的跨膜电流（I）的变化，就可作为膜电导变化的度量，即可了解膜通透性的改变情况。但该技术由于在细胞内插入两根电极，对细胞损伤很大，在小细胞中难以实现，又因细胞形态复杂，很难保持细胞膜各处生物特性的一致，而逐渐被膜片钳技术所取代。

（三） 膜片钳技术

膜片钳技术是从分子水平研究细胞膜离子通道功能的一种技术，可以检测到 1pA 的灵敏度、1m 的分辨率和 10s 的时间分辨率，为从分子水平研究生物膜离子通道的开启和关闭、动力学、选择性等膜信息提供了直接手段。其设计原理是将适当参数的玻璃管微电极吸附于细胞表面形成高阻抗封接后，使与电极尖端开口处相接的细胞膜的细小区域与其周围膜片在电学上分离，然后将电位保持在钳制电位上，或从钳制电位跳跃到不同特定的方波电位上，监测记录细胞膜上微小通道电流的变化。

（四） 肌电图

肌电图是通过特殊仪器检查和记录神经肌肉生物电活动的图形。其记录方法有细胞内记录和细胞外记录两种，多使用针电极在细胞外进行记录。检查方法包括直接记录肌电位和刺激神经肌肉诱发电位。通过肌电图检查，可借以判定肌肉所处的功能状态，从而有助于运动神经肌肉疾患的诊断，如重症肌无力、脑脊髓损伤引起的后遗症等原发性或继发性神经肌肉病变。

（五） 脑电图

脑电图是通过脑电图描记仪将脑自身微弱的生物电放大记录成为一种曲线图，以帮助诊断疾病的一种现代辅助检查方法，它对被检查者没有任何创伤。其方法是：常规放置电极于头皮各规定部位，应用单极或双极的连接方法描记。如做开颅手术，可将电极直接放置于暴露的大脑皮质上，称脑皮质电图，也可将电极插入颞叶内侧面海马、杏仁核等部位记录。

脑电地形图是在脑电图的基础上，将脑电信号输入微机内进行再处理，通过模数转换和傅立叶转换，将脑电信号转换为数字信号，处理成为脑电功率谱，按照不同频率进行分类，依功率的多少分级，最终使脑电信号转换成一种能够定量的二维脑波图像。此种图像能客观地反映各部电位变化的空间分布状态，其定量标志可以用数字或颜色表示，再用打印机打印在颅脑模式图上，或贮存在移动存储工具上。它的优越性在于能发现脑电图中较难判别的细微异常，提高了阳性率，且病变部位图像直观醒目、定位比较准确，从而可对大脑机能进行客观评价。BEAM 主要应用于缺血性脑血管病的早期诊断及疗效预后的评价，小儿脑发育与脑波变化的研究，视觉功能的研究，肿瘤的定位以及精神药物的研究等。

（六） 血流量测定法

血流量是指单位时间内血液流过血管某一截面积的流量。血流量作为血流动力学研究的重要指标，是反映心血管功能的重要指标，也是反映组织器官供氧状况的重要指标。血流量的测定方法很多，常用的且可精确测量平均血流量及搏动血流量的方法有：电磁感应法、脉冲多普勒超声法、染料稀释法及放射线同位素法等。这些方法中有些需要通过手术辅助完成测量，对人或动物组织具有一定的创伤性，有些是无创伤的。目前，越来越受到关注的测量方法是接在心导管尖端上的微型电磁流量计法和无创多普勒超声流量计法。无创多普勒超声流量计与超声切面扫描仪结合，可在测定血流量的同时观察并拍摄血管舒缩状态的图像，其在临床辅助诊断上有着重要的意义。

经颅多普勒超声是一种非损伤性颅内血流动力学检查方法。它可显示血管中血流的特性，临床上主要应用于检查颅内外动脉血包括颈总、颈内、颈外、眼动脉及其分支和大脑前、中、后动脉及椎-基底动脉等的血流速度、波形及搏动指数等多种参数，同时还能很好地显示血管有无阻塞或狭窄，对正确评估脑血管病的部位及程度有较好的参考价值。

（七） 心电图

心电图是根据心肌细胞每一时刻产生的电活动通过心脏周围的组织和体液传到体表，在体表放置引导电极并采用一定的方法，把这些周期性心电变化记录下来的电活动图形。在各种心脏疾病、电解质平衡失调、某些药物中毒等疾患的诊断和治疗中具有重要的参考价值。

三、生物化学技术和方法

生物化学是在分子水平上研究生物体内基本物质的化学组成、结构、性质及生命活动过程中（如生殖、代谢和运动）化学变化规律，从而阐明生命现象的化学本质的学科。生物化学的发展可以分为静态生化、动态生化和功能生化 3 个阶段。近半个世纪以来，生物化学已从一门描述性科学发展成为具有统一原理、相互联系的分子水平的科学。

1. 化学传感器技术

化学传感器指的是对各种化学物质敏感并将其浓度转换为电信号的传感器。如 CO_2 传感器、O_2 传感器、Na^+ 传感器、pH 值传感器、酒精浓度传感器等。近年来，研制成功了针形化学传感器，亦称传感针，可刺入机体组织，在体连续动态检测组织中化学物质的浓度变化，在针灸推拿的研究中被广泛应用。

2. 色谱法

色谱法是一种物理的分离方法，主要是有一个固定相加一个流动相，当两相做相对运动时，利用混合物中各组分在理化性质上的差异，如吸附力、溶解度、分子的形状与大小、分子的电荷性及亲和力等，使各组分在两相间进行反复多次的分配而分离。

色谱法有多种类型，也有多种分类方法。按两相所处的状态分类，以液体作为流动相，称为液相色谱；用气体作为流动相，称为气相色谱。

层析分离技术在蛋白质化学乃至生命科学研究中起到非常重要的作用。主要的分析方法有：

（1）吸附层析法　常叫做液–固色谱法（LSC），根据混合物随流动相通过由吸附剂组成的固定相时，吸附剂对各组分的吸附能力的不同，而造成各组分流动速度不同，从而将各组分分离。由于支持物装填方式不同又可分为柱层析和薄层层析。柱层析用来分离非极性或极性小的有机物；薄层层析用来分离氨基酸、类固醇激素等。

（2）离子交换层析　离子交换剂分为两大类，即阳离子交换剂和阴离子交换剂。各类交换剂根据其解离性大小，还可分为强、弱两种。

（3）分配色谱法　也称体液–色谱法，即溶质分子在两种不相混溶的液相即固定相和流动相之间按照它们的相对溶解度进行分配。固定相均匀地覆盖于惰性载体孔，或非多孔的固体细粒，或多孔纸上。为避免两相的混合，两种分配液体在极性上必须显著不同。若固定液是极性的（例如乙二醇），流动相是非极性的（例如乙烷），那么极性组分将较强烈地被保留，这是通常的操作方式。反之，若固定相是非极性的（例如癸烷），流动相是极性的（例如水），则极性组分易分配于流动相，从而洗脱得较快。后一种方法称为反相液–色谱法。由于溶解度差别的细微效应，所以体液–色谱法很适于分离同系物的同分异构体。在液–色谱法中，固定相几乎都被化学键合在载体物质上，而不是机械覆盖在它的表面。这种色谱法称作键合相色谱法。

（4）凝胶色谱技术　当含有各种分子的样品溶液缓慢地流经凝胶色谱柱时，各分子在柱内同时进行着两种不同的运动：垂直向下的移动和无定向的扩散运动。大分子物质由于直径较大，不易进入凝胶颗粒的微孔，而只能分布在颗粒之间，所以在洗脱时向下移动的速度较快。小分子物质除了可在凝胶颗粒间隙中扩散外，还可以进入凝胶颗粒的微孔中，即进入凝胶相内，在向下移动的过程中，从一个凝胶内扩散到颗粒间隙后再进入另一凝胶颗粒，如此不断地进入和扩散，小分子物质的下移速度落后于大分子物质，从而使样品中分子人的先流出色谱柱，中等分子的后流出，分子最小的最后流出，这种现象叫分子筛效应。具有多孔的凝胶就是分子筛。各种分子筛的孔隙大小分布有一定范围，有最大极限和最小极限。分子直径比凝胶最大孔隙直径大的，就会全部被排阻在凝胶颗粒之外，这种情况叫全排阻。两种全排阻的分子即使大小不同，也不能有分离效果。直径比凝胶最小孔直径小的分子能进入凝胶的全部孔隙。如果两种分子都能全部进入凝胶孔隙，即使它们的大小有差别，也不会有好的分离效果。因此，一定的分子筛有其一定的使用范围。

（5）亲和色谱法　在生物体内，许多大分子具有与某些相对应的专一分子可逆结合的特性。例如抗原和抗体、酶和底物及辅酶、激素和受体、RNA 和其互补的 DNA 等，都具有这种特性。生物分子之间这种特异的结合能力称为亲和力。根据生物分子间亲和吸附和解离的原理建立起来的色谱法，称为亲和色谱法。亲和色谱中两个进行专一结合的分子互称对方为配基，如抗原和抗体。将一个水溶性配基在不伤害其生物学功能的情况下与水不溶性载体结合称为配基的固相化。

（6）高压液相色谱　也被称为高速液相色谱、高效液相色谱。根据分离过程中溶质分子与固定相相互作用的差别，高效液相色谱可分为 4 个基本类型，即液–固色谱、液–液色谱、离子交换色谱和体积排阻色谱。高效液相色谱在生物领域中被广泛用于下列产物的分离和鉴定：氨基酸及其衍生物，有机酸，甾体化合物，生物碱，抗生素，糖类，卟啉，核酸及其降解产物，蛋白质、酶和多肽，脂类等。

3. 生物质谱技术

质谱技术的重要进展使得通过酶解、质量分析、序列分析及其数据库检索对蛋白质进行高通量快速鉴定的技术方法应运而生，并成为"后基因组时代"的关键核心技术。这种技术的应用范围已经从细胞、组织，以及整个有机体中蛋白质的表达发展到蛋白质翻译后修饰等方面。作为一个新的研究领域，蛋白质组学发展的关键是近年来质谱技术的革新。这种革新极大地促进了质谱技术在生命科学研究中的应用。质谱成为现代蛋白质科学中最重要和不可缺少的组成部分。

4. 电泳技术

电泳是指在外界电场作用下，带电物质向所带电荷的相反电极方向移动。由于各种物质各自的带电性、带电量、分子颗粒大小和形态等的不同，在电场中的迁移方向和速度不同，主要适用于物质性质的研究、种类的鉴定、分离纯化、纯度的分析等。在电泳过程中，带电颗粒的迁移率在一定条件下与其所带电量、颗粒半径及溶液的黏度相关。电场程度、溶液的 pH 值、溶液的离子强度、电渗作用等可以影响物质的电泳迁移率。凝胶电泳可鉴别或分离相对分子质量不同的 DNA 或 RNA 片段。

5. 光谱技术

光谱技术是利用各种化学物质所具有的发射吸收或散射辐射能的特性，对物质进行定性或定量的一类分析技术。光谱技术具有灵敏度高、简便、快速、试样不被破坏等优点，是目前最常用的生化测定技术。

（1）比色分析法　它利用有色物质对一定波长的光的吸收特性来进行定量的一种分析法。比色法是指在一定浓度范围内，溶液中有色物质的浓度与溶液颜色的深度成正比，并用可见光（400～760nm）作光源，比较溶液颜色的深浅度以测定所含有色物质浓度的方法。常用的有标准对照法和标准曲线法。

（2）分光光度法　它利用被测物质对各种波长光的吸收能力，绘制吸收光谱曲线，由于物质不同，分子结构不同，吸收曲线各有特殊形式，根据曲线的特征，用于物质的定性定量。因为分光光度法波长范围较大（200～1000nm），所以它既可用于可见光，也可用于紫外光和红外光的分光测定，使应用范围扩大，适用于有色物和无色物的测定。

（3）荧光光度法　当物质被辐射能照射后，分子内部获得外源能量，基态分子能级的电子跃迁到较高能态转变成激发态分子能级，使分子处在高能域不稳定状态，因此，它必须释放多余的能量变成稳定状态分子。在由激发态能级回到基态能级的过程中以光的形式释放多余的能量，并发射出比原波长更长的光谱，这一过程称为分子发光。把检测分子发射光谱的分析方法称为荧光光度分析法。

6. 生物大分子物质的分离和提纯

蛋白质、核酸、糖类和脂类是生物大分子，制备高度纯化的生物大分子是研究大分子结构与功能的前提。整个分离提纯过程可分为：

（1）选择材料　一般选取成分含量较高、物美价廉的材料，制作过程要在低温条件下进行，以防止生物大分子变性、失活。

（2）破碎细胞　由于生物大分子大部分存在于细胞内，故可选取匀浆器研磨，高速组织捣碎器研磨，反复冻融、超声波破碎、自溶、酶消化、表面活性剂处理等。

分离亚细胞器　由于各类生物大分子在细胞内分布是区域化的，故细胞破碎后，先分离亚细胞器，这样有助于制备纯度更高的生物大分子。主要是采用不同密度梯度介质，经差速离心法制备。

（3）提取　先分离生物大分子与其他物质，使大分子物质充分释放出来，在提取过程中要注意溶剂性质、pH值、离子强度、介电常数、抽提温度等多种影响溶解度的因素。

（4）分离纯化　提取的大分子物质含有很多杂质为粗制品，必须进一步分离纯化。在分离纯化时要根据各种物质的分子大小、溶解度、带电性、亲和力等差异，选用有机溶剂沉淀、等电点沉淀、盐析、层析、电泳、超离心、吸附、结晶等方法。

（5）浓缩、干燥及保存　经过分离纯化后得到提取液有时很稀、体积较大，需要采用蒸馏法、冰冻法、吸收法、超滤法等除去水分而浓缩，然后低温保存。为了防止生物大分子变性失活，还需加入防腐剂或稳定剂。

四、生物物理学技术和方法

物理学是研究物质运动的普遍性质和基本规律的科学。生物物理学是应用物理学的概念和方法研究生物各层次结构与功能的关系，是生命活动的物理、物理化学过程和物质在生命活动过程中表现的物理特性的生物学分支学科。生物物理学旨在阐明生物在一定的空间、时间内有关物质、能量与信息的运动规律。

1. 生物电阻抗测定

生物电阻抗简称阻抗技术，是一种利用生物组织与器官的电特性及其变化规律提取与人体生理、病理状况相关的生物医学信息的检测技术。它通常是借助置于体表的电极系统向检测对象送入一微小的交流测量电流或电压，检测相应的电阻抗及其变化，然后根据不同的应用目的，获取相关的生理和病理信息。它具有无创、无害、廉价、操作简单和功能信息丰富等特点，生物电阻抗测定常用于穴位电阻的探测。

2. 皮肤热学探测仪

皮肤温度测定可以在无创情况下获得客观的、定量的数据。但在测温方法方面，现有的研究涉及温度计测温、液晶显像测温和红外测温及热像图技术。其中液晶测温技术因操作过于繁琐，目前已经很少应用。使用温度计测温最为简便，但应注意选择具备足够精度的测试仪器，测温仪精度不足必然导致数据可靠程度下降。红外热像技术应用较多，其优点是成像范围内所有点的温度能够被同时记录，且测温时不需与被测物体接触，对人体没有干扰，但对于具体部位则存在定位困难的缺憾，故红外热像技术在定位上还需要进一步的探索。

3. 放射性核素示踪

以放射性核素为示踪剂的示踪技术称为放射性核素示踪技术。由于放射性核素发出的射线能被核仪器测定和定量，或被核乳胶显示，可将其引入体内，追踪它们的行径和归宿，用以研究各种化学物质和用放射性核素标记的物质、原子、分子、活的生物体等在体内的吸收、分布、代谢、转运、排泄等变化，还可显示脏器的图形及动态变化。近年来又将放射性核素标记化合物示踪方法与免疫化学反应相结合，发展了放射免疫分析法，用于测定血液、体液、尿液和人体组织中微量物质，不需将放射性核素引入体内。

4. 生物磁测定技术

生物磁学又称磁生物学，是一门介于生物学和磁学之间的边缘学科。超导量子干涉仪是应用超导量子化原理制成的超高灵敏度磁传感器，可检测出非常微弱的磁。超导量子干涉仪比传统磁传感器有100倍以上的高感度，可检出地磁场的一亿分之一以下的微弱磁场。

五、免疫学技术和方法

免疫学是研究机体自我识别和对抗抗原性异物排斥反应的一门学科。

1. 体液免疫检测法

体液免疫检测主要是利用抗原与相应抗体在体外发生特异性结合，并在一些辅助因子参与下出现反应，用已知抗原或抗体来测定未知抗原或抗体的方法。主要有：

（1）凝集反应　是指细菌或红细胞等颗粒性抗原与相应的抗体结合后，在电解质参与下出现肉眼可见的凝集现象的反应。反应分2个阶段，即抗原抗体的特异结合和出现可见的颗粒凝聚。一般将凝集反应分为直接凝集反应和间接凝集反应两大类，是一种定性的检测方法，即根据凝集现象的出现与否判定结果阳性或阴性。

（2）沉淀反应　是指可溶性抗原（外毒素、血清、细菌培养的滤液、组织浸出液等）与相应抗体特异性结合，在电解质参与下形成沉淀物反应。沉淀反应的抗原多为多糖、类脂、蛋白质等。沉淀反应分两个阶段，即第一阶段发生抗原抗体特异性结合；第二阶段形成可见的免疫复合物。沉淀反应分为环状沉淀反应、絮状沉淀反应和琼脂扩散试验3种。

（3）荧光免疫技术　指应用荧光物质标记抗体而进行抗原定位的技术。用已知种类的荧光抗体浸染待检的含有抗原的细胞或组织切片，如有相应抗原存在，则抗原与此抗体发生特异性结合，形成复合物粘在细胞上，不易洗脱，在荧光显微镜下视之可见，主要用作细菌、病毒和寄生虫的检验及自身免疫病的诊断。

（4）免疫转印技术　是应用十二烷基磺酸钠-聚丙烯酰胺凝胶电泳（SDS-PAGE）将蛋白样品分离后，通过转移电泳或直接印渍方式原位转印至固相介质上，并保持其原有的物质类型和生物学活性不变，然后应用抗原抗体反应进行特异性检测。由于此技术具有 SDS-PAGE 的高分辨率和固相免疫测定的高度特异性及敏感性，标本可长期保存，便于比较，且方法简便易行，是医学研究常用的重要方法。

2. 细胞免疫检测法

随着细胞免疫学的不断发展，新的细胞免疫检测技术不断出现，除传统的如淋巴细胞转化试验、E 花环法、T 细胞亚群检测、细胞毒试验、巨噬细胞吞噬功能的测定等外，目前主要集中在对有关细胞因子以及细胞受体方面的检测。主要技术有：

（1）时间分辨荧光测量技术　是一种新型的超微量非放射性分析技术。因其敏感度和特异性与放射性检测技术相似，但没有放射测量的弊端，故发展迅速，并有取代放射测量之势。其原理是以镧系金属元素为示踪物，与有机螯合剂结合后，经紫外光激发，便产生特征性的荧光。

（2）细胞因子检测技术　主要在机体的免疫调节、炎症应答、肿瘤转移等生理病理研究过程中起重要作用。检测的主要方法包括生物学检测法、免疫学检测法和分子生物学检测法。3 种方法可互相弥补，其中生物学检测比较敏感，可直接测定生物学功能，是最可靠的方法；免疫学检测法比较简单、迅速、重复性好，但测定值只代表相应细胞因子的量，而不代表其活性，敏感性也低于生物活性检测法；分子生物学检测法可测定基因表达情况，但不能直接提供有关因子的浓度及活性等资料，主要用于机制探讨。

（3）细胞受体检测　通过检测细胞受体，可以了解细胞的功能，因为受体是细胞表面或亚细胞组分中的一种分子，存在于许多细胞表面，在调节补体级联反应中起关键作用，并参与同细胞表面补体成分的结合。不同的疾病状态，细胞受体的表达不同。

3. 酶联免疫吸附实验

酶联免疫吸附实验的基本原理是：①使抗原或抗体结合到某种固相载体表面，并保持其免疫活性。②使抗原或抗体与某种酶连接成酶标抗原或抗体，这种酶标抗原或抗体既保留其免疫活性，又保留酶的活性。在测定时，将受检标本（测定其中的抗体或抗原）和酶标抗原或抗体按不同的步骤与固相载体表面的抗原或抗体起反应。用洗涤的方法使固相载体上形成的抗原抗体复合物与其他物质分开，最后结合在固相载体上的酶量与标本中受检物质的量成一定的比例。加入酶反应的底物后，底物被酶催化变为有色产物，产物的量与标本中受检物质的量直接相关，故可根据颜色反应的深浅定性或定量分析。由于酶的催化频率很高，故可极大地放大反应效果，从而使测定方法达到很高的敏感度。

4. 放射免疫分析法

放射免疫分析法是以抗原抗体的免疫反应为基础，利用待测抗原和定量的标记抗原与有限的特异抗体竞争结合、放射性核素示踪技术的高灵敏度作为微量定量手段，来获取样品中待测抗原浓度的方法。

六、细胞生物学技术和方法

细胞生物学是从细胞、亚细胞和分子 3 个水平研究细胞生命活动的科学，是现代生命科学的前沿领域之一。细胞生物学主要包括以下几个方面：①细胞的结构和化学组成；②细胞及细胞器官的功能；③细胞的增殖与分化；④细胞的衰老与死亡。细胞生物学研究技术很多，包括形态学观察技术、细胞化学技术、分析细胞学技术、细胞培养和细胞融合技术等。

1. 细胞培养技术

把体内的细胞、组织和器官放在类似体内的体外环境中，可使其存活、生长、繁殖或传代，借以观察研究其生长发育、细胞形态和功能，从而研究某些疾病的发病机制。在体外培养细胞必须能够维持和模拟细胞在体内生存的良好环境和物质代谢过程，为此必须提供必需的营养、适宜的酸碱度、严格的无菌条件、渗透压、温度和二氧化碳等。可在倒置显微镜下直接观察细胞的增殖、分化、运动、吞噬等动态变化，并可用显微录像真实地记录活细胞的连续变化过程。

2. 显微操作技术

在光学显微镜视野内，使用微玻璃针、解剖刀、吸量管等器具对细胞进行解剖手术、人工授精、细胞核移植、基因注入、细胞内微量注射、胚胎切割等操作。显微操作器是用以控制显微注射针在显微镜视野内移动的机械装置。显微操作技术在核质关系、基因表达、胚胎发育机制等的研究中具有重要意义。细胞核移植技术已有几十年的历史，Gordon 等人于 1962 年对非洲爪蟾进行核移植获得成功。我国著名学者童第周等在鱼类细胞核移植方面进行了许多工作，并取得了丰硕成果。如分离出微生物，或孢子，或培养细胞，进行单细胞培养；对生长点等施以显微手术，进行功能的研究；插入微电极，进行细胞和细胞间的电位差测量；将细胞核等细胞器进行摘除或移入的生理学或遗传学实验等。

3. 流式细胞术

流式细胞术是一种细胞分类和定量研究技术，它是应用流式细胞仪（或称荧光激活细胞分类器）对单个细胞生物化学和生物物理特性进行快速的定量测定。工作原理是先分离被检细胞制成悬液，并作荧光染色或标记，使单细胞液快速通过该仪器的激光器照射分析区，被检细胞产生的不同荧光信号转变为电脉冲，分别输入计算机内贮存，并显示于示波器屏幕上，即可获得该细胞群体中不同类型细胞的有关数据，如不同细胞的数量、荧光强度以及细胞体积、表面积和内部结构等参数；还可使细胞附有不同电荷，分类收集各种细胞。该技术的特点是速度快、精确性和灵敏度高，已成为一种重要手段，广泛应用于细胞动力学、遗传学、免疫学、肿瘤学等的研究。

流式细胞计可用于测量细胞的多种参数，其中有些细胞参数不经染色处理就能直接测量，如细胞大小、形状、胞浆颗粒、色素含量、蛋白荧光及氧化还原状态等；一些参数必须经染色后才能测量，如 DNA 含量与碱基比、染色质结构、RNA 含量、总蛋白、碱性蛋白、巯基、表面抗原、细胞骨架组成、膜完整性与通透性、酶活性、内吞作用、表面电荷、细胞内受体、DNA 合成、凋亡、膜流动性与微黏度、表面受体、胞浆与线粒体膜电位、膜结合 Ca^{2+}、胞浆 Ca^{2+}、细胞内 pH 值等。

4. 细胞融合

细胞融合又称细胞杂交，是指两个或两个以上的细胞融合成一个细胞的现象。体外动物细胞的融合，一般多用灭活的仙台病毒或聚乙二醇（PEG）诱导两种细胞融合，制成一种新品系的杂交细胞，此杂交细胞具有很强的生命力，增殖旺盛。细胞融合术是细胞遗传学、细胞免疫学、病毒学、肿瘤学等研究的一个重要手段，也是制备单克隆细胞株的重要技术。细胞融合使两个或两个以上的细胞合并成一个细胞，最初两个细胞只有胞浆合在一起，核各自独立，这种细胞叫异型核合胞体。经过培养，通过有丝分裂两种亲细胞的染色体才彼此混合在一起，分到两个子细胞核里去，再经过胞浆的分裂，变成两个单核杂交细胞。这种杂交细胞与有性过程的合子不一样。受精有严格的种族界限，另外性细胞是单倍体，受精后形成未分化的双倍体细胞，然后通过发育过程而逐渐分化。而融合细胞是利用人工的方法，突破了生物界的各种屏障，按照人们的意志把各种分化的或未分化的动物细胞、植物细胞、动植物细胞合并在一起，因而产生了自然界很少发生的杂交种。这种杂交种细胞在遗传组成上及表现型上必定与有性过程所产生的杂种会有很大的不同。

由于细胞融合技术可以按照人的意志进行各种组合，因此实际上它是一项细胞重组技术，是一项重要的细胞工程技术。尤其随着科学技术的发展，现在已能利用化学药物如细胞松弛素 B、秋水仙素等使细胞质和核分离，制备出有活性的胞质体和胞核体；还可以利用秋水仙素和离心技术制备只含少数染色体的小细胞；由于染色体分离技术及人工膜技术的发展，现在已经可以用不同细胞的细胞成分来重组细胞，因此细胞融合技术的潜力很大。

5. 细胞凋亡及其观察技术

细胞凋亡又称细胞程序性死亡（programmed cell death，PCD），是指细胞在一定的生理或病理条件下，遵循自身的程序，自己结束其生命的过程。它是一个主动的、高度有序的、基因控制的一系列酶参与的过程。细胞凋亡的分子生物学检测方法：

（1）细胞凋亡的形态学检测　利用光学显微镜、荧光显微镜、共聚焦激光扫描显微镜或透射电子显微镜观察细胞在未染色或染色后，是否出现典型的凋亡形态。

（2）线粒体膜势能的检测　受到凋亡诱导后线粒体转膜电位会发生变化，导致膜穿透性的改变。细胞核凋亡特征（染色质浓缩、DNA 断裂）出现之前，线粒体跨膜电位 DYmt 的下降，使一些亲脂性阳离子荧光染料可结合到线粒体基质，其荧光的增强或减弱说明线粒体内膜电负性的增高或降低。

（3）DNA 片段化检测　细胞凋亡时主要的生化特征是染色质发生浓缩。早期染色体断裂成 50 ~ 300kb 长的 DNA 大片段。采用脉冲电泳技术可将 DNA 按其分子量大小分开。晚期染色质 DNA 在核小体单位之间的连接处断裂，形成 50 ~ 300kb 长的 DNA 大片段，或 180 ~ 200bp 整数倍的寡核苷酸片段，在凝胶电泳上表现为梯形电泳图谱。

（4）TUNEL 法　在细胞凋亡过程中，细胞核内染色体 DNA 发生双链断裂或单链断裂而产生大量的黏性 3′-OH 末端。利用脱氧核糖核苷酸末端转移酶（TdT）的作用，可将荧光素、过氧化物酶、碱性磷酸酶或生物素标记到 DNA 的 3′末端，从而可进行凋亡细胞的检测，这类方法称为脱氧核糖核苷酸末端转移酶介导的缺口末端标记法（TUNEL）。

6. 干细胞

干细胞是一种未充分分化、尚不成熟的细胞，具有再生各种组织器官和人体的潜在功能，医学界称之为"万用细胞"。人体干细胞分两种类型，一种是全功能干细胞，可直接克隆人体；另一种是多功能干细胞，可直接复制各种脏器和修复组织。人类寄希望于利用干细胞的分离和体外培养，在体外繁育出组织或器官，并最终通过组织或器官移植，实现对临床疾病的治疗。"原位培植皮肤干细胞再生新皮肤技术"不仅实现了利用干细胞复制皮肤器官，而且做到了人体原位皮肤器官的复制，从而使人类从干细胞体外培植组织或器官移植治疗，直接跨入了人体原位干细胞复制器官的阶段。

7. 克隆技术

克隆技术即无性繁殖技术。通常的有性生殖是由雌雄交配，精子和卵子结合发育成胚胎，经妊娠后产生新的个体。克隆技术不需要雌雄交配，不需要精子和卵子的结合，只需从动物身上提取一个单细胞，用人工的方法将其培养成胚胎，再将胚胎植入雌性动物体内，就可孕育出新的个体。这种以单细胞培养出来的克隆动物，具有与单细胞供体完全相同的特征，是单细胞供体的"复制品"。

七、分子生物学技术和方法

分子生物学是从分子水平上研究生物体生命活动及其规律的一门学科。分子生物学是当今发展迅速的一门学科，应用领域十分广泛，其技术已成为医学领域中使用最为广泛的技术，在揭示新的生命现象、认识和战胜疾病等方面起着愈来愈重要的作用，被公认为医药学研究中新兴的带头学科，处于生命科学前沿。从学科体系来看，凡是传统生物学涉及的领域，都可以成为分子生物学的研究领域，故一大群交叉学科或分支学科已经或正在形成，有些已初步形成体系，如分子流行病学、分子病理学、分子遗传学、分子免疫学、神经分子生物学、发育分子生物学、衰老分子生物学、肿瘤分子生物学等。

1. DNA 定量

DNA 在 260nm 波长处有最大的吸收峰，蛋白质在 280nm 处有最大的吸收峰，盐和小分子则集中在 230nm 处。因此，可以用 260nm 波长进行分光测定 DNA 浓度，OD 值为 1 相当于大约 $50\mu g/mL$ 双链 DNA。

2. RNA 定量

RNA 定量方法与 DNA 定量相似。RNA 在 260nm 波长处有最大的吸收峰，因此，可以用 260nm 波长分光测定 RNA 浓度，OD 值为 1 相当于大约 $40\mu g/mL$ 单链 RNA。

3. 载体

载体是将外源 DNA（目的 DNA）片段引入宿主细胞的运载工具。在分子生物学实验中经常要重组、扩增某一 DNA 片段，用以标记探针、测序、建立基因组或 cDNA 文库等。重组、扩增目的 DNA 主要借助载体的重组技术。

4. 真核细胞 DNA 的制备

制备基因组 DNA 是进行基因结构和功能研究的重要步骤，通常要求得到的片段长度不小于 $100 \sim 200kb$。在 DNA 提取过程中应尽量避免使 DNA 断裂和降解的各种因素，以保证 DNA 的完整性，为后续的实验打下基础。一般真核细胞基因组 DNA 有 $107 \sim 109bp$，可以从新鲜组织、培养细胞或低温保存的组织细胞中提取，常是采用在 EDTA 以及 SDS 等试剂存在下用蛋白酶 K 消化细胞，随后用酚抽提的方法而实现。这一方法获得的 DNA 不仅经酶切后可用于 Southern 分析，还可用于 PCR 的模板、文库构建等实验。根据材料来源不同，采取不同的材料处理方法，而后的 DNA 提取方法大体类似，但都应考虑以下两个原则：防止和抑制 DNase 对 DNA 的降解；尽量减少对溶液中 DNA 的机械剪切破坏。

5. 组织和细胞 RNA 的制备

真核细胞 RNA 的制备方法有多种，比较常用的是一步法制备总 RNA。该方法操作简便，一次可以分离大量 RNA，原理是采用强 RNA 酶抑制剂异硫氰酸胍等，抑制 RNA 的降解，并使 RNA 与蛋白质分离进入溶液，离心后，RNA 选择性地进入 DNA 和蛋白质的水相，之后被异丙醇沉淀，提取的 RNA 可用于 Northern blot 和过 Oligo dT 柱，后者用于分离 mRNA。

6. mRNA 的分离与纯化

真核细胞的 mRNA 分子最显著的结构特征是具有 5′端帽子结构（m7G）和 3′端 poly（A）尾巴。绝大多数哺乳类动物细胞 mRNA 的 3′端存在 $20 \sim 30$ 个腺苷酸组成的 poly（A）尾巴，通常用 poly（A+）表示。这种结构为真核 mRNA 的提取提供了极为方便的选择性标志，寡聚（dT）纤维素或寡聚（U）琼脂糖亲合层析分离纯化 mRNA 的理论基础就在于此。mRNA 的分离方法较多，其中以寡聚（dT）-纤维素柱层析法最为有效，已成为常规方法。此法利用 mRNA 3′末端含有 poly（A+）的特点，在 RNA 流经寡聚（dT）纤维素柱时，在高盐缓冲液的作用下，mRNA 被特异地结合在柱上，当逐渐降低盐的浓度时或在低盐溶液和蒸馏水的情况下，mRNA 被洗脱，经过两次寡聚（dT）纤维素柱后，即可得到较高纯度的 mRNA。

7. 分子生物学实验中的常用酶

（1）限制性内切酶　可在特定位点切开 DNA，产生可体外连接的基因片段。研究者很快发现内切酶是研究基因组成、功能及表达非常有用的工具。

（2）DNA 聚合酶　主要用于催化 DNA 体外合成反应。

（3）逆转录酶　可以将 RNA 作为模板合成互补 DNA 链。

（4）连接酶　用于将两段 DNA 拼接起来，最常用的是 T4 噬菌体连接酶。

8. 基因枪技术

基因枪技术又称微粒轰击技术，是将外源质粒 DNA 包裹在直径为 $1 \sim 5 \mu m$ 的金颗粒或钨粉中，利用高压氮气作为动力，对靶细胞进行轰击，使其穿透细胞壁，将目的基因导入，从而达到基因转移效果的方法。

9. 活体电穿孔法

活体电穿孔法是将外源基因通过电场作用，导入动物目标组织或器官。由于这种方法能有效导入外源基因，可在多种组织器官上应用，并且效率较高。活体电穿孔法的原理很简单，在直流电场作用的瞬间，细胞膜表面产生疏水或亲水的微小通道（$105 \sim 115 \mu m$），这种通道能维持几毫秒到几秒，然后自行恢复，在此期间生物大分子如 DNA 即可通过这种微小的通道进入细胞。

10. 聚合酶链反应

一种选择性体外扩增 DNA 或 RNA 的方法。其特点是可以在几小时内方便、快捷地将微量 DNA（含由 RNA 反转录成的微量 DNA）扩增达 106 倍，得到微克（μg）级的 DNA。PCR 的原理是选用两段引物，分别与拟扩增的模板 DNA 两条链上各一段序列互补，且分别位于模板 DNA 中拟扩增 DNA 片段两条链的 $3'$ 端，加热使模板 DNA 变性，降温时两段引物分别与靶序列发生退火，然后两段引物在 DNA 聚合酶的作用下延伸。在摩尔数大大过量的两段引物和 4 种 dNTP 的反应体中，位于两段引物间的 DNA 在反复变性、退火、延伸的循环里，每一轮扩增的产物又充当下一轮扩增的模板，使其产物增加 1 倍。经过 $30 \sim 40$ 个循环，目的 DNA 可由原来的 1pg 扩增到 $1\mu g$。

（1）RT-PCR（逆转录-聚合酶链反应）　其原理为先提取组织或细胞中的总 RNA，以其中的 mRNA 作为模板，采用 Oligo（dT）或随机引物利用转录酶反转录成 cDNA，再以 cDNA 为模板进行 PCR 扩增，而获得目的基因或检测基因表达。RT-PCR 使 RNA 检测的灵敏性提高了几个数量级，使一些极为微量的 RNA 样品分析成为可能。该技术主要用于：分析基因的转录产物、获取目的基因、合成 cDNA 探针、构建 RNA 高效转录系统。

（2）原位 PCR　就是在组织细胞里进行 PCR 反应，它结合了具有细胞定位能力的原位杂交和高度特异敏感的 PCR 技术的优点，是细胞学科研与临床诊断领域里的一项有较大潜力的新技术。原位 PCR 既能分辨鉴定带有靶序列的细胞，又能标出靶序列在细胞内的位置，对于在分子和细胞水平上研究疾病的发病机理和临床过程及病理的转归有重大的实用价值，其特异性和敏感性高于一般的 PCR。

11. 克隆化基因所表达蛋白质的检测和分析

此项实验包括两个部分。其一，单克隆抗体的制备和纯化，即分离出表达的蛋白质，例如采用电泳分离方法，以此蛋白作为抗原，激发免疫系统产生单抗，再予以纯化。其二，应用此抗体检测靶组织相应蛋白（抗原）是否存在及其含量。这类方法主要包括免疫沉淀法、固相放射免疫测定（RNA）法和固定化蛋白质的免疫测定。

12. 标记 DNA 或 RNA 探针分子

以已知 DNA 或 RNA 为模板，用特定的方法把一些易于检测的化学物质标记到合成的另一条核酸链上，以便检测之用，称为标记探针。通过杂交，使探针与被检测的样本 DNA 或 RNA 结合，而使衡量的 DNA 或 RNA 得以显示出来。虽然近年来发展出一些非放射性标记方法，但常用的仍是放射性标记法。因为该方法灵敏度高，通过放射性自显影可以显示出极其微量的 DNA 或 RNA。由于 RNA 易被到处存在的 RNA 酶降解，实验难度大，而标记的 DNA 探针可用于 DNA 或 RNA 杂交，因此标记 DNA 探针更为常用。

附录二　常用实验动物的生殖和生理常数

指标	小鼠	大鼠	豚鼠	家兔	猫	犬
适用体重（kg）	0.018~0.025	0.12~0.20	0.2~0.5	1.5~2.5	2~3	5~15
寿命（y）	1.5~2.0	2.0~3.5	6~8	4~9	8~10	10~15
性成熟年龄（mo）	1.2~1.7	2~8	4~6	5~6	6~8	8~10
性周期（d）	4~5	4~5	15~18	刺激排卵	春、秋各1次	1~2月和6~8月
妊娠期（d）	18~21（19）	22~24（23）	62~68（66）	28~33（30）	52~60（56）	58~65
产仔数（只）	4~15（10）	8~15（10）	1~6（4）	4~10（7）	3~6	4~10
哺乳期（wk）	3	3	3	4~6	4~6	4~6
平均体温（℃）	37.4	38.0	39.0	39.0	38.5	38.5
呼吸（次/分）	136~216	100~150	100~150	50~90	30~50	20~30
心率（次/分）	400~600	250~400	180~250	150~220	120~180	100~200
血压（kPa，mmHg）	95~125	100~120	75~90	75~105	75~130	25~70
血量（mL/100g 体重）	7.8	6.0	5.8	7.2	7.2	7.8
红细胞 10^x/L（百万/mm³）	$7.7 \sim 12.5 \times 10^{12}$（7.7~12.5）	$7.2 \sim 9.6 \times 10^{12}$（7.2~9.6）	$4.5 \sim 7.0 \times 10^{12}$（4.5~7.0）	$4.5 \sim 7.0 \times 10^{12}$（4.5~7.0）	$6.5 \sim 9.5 \times 10^{12}$（6.5~9.5）	$4.5 \sim 7.0 \times 10^{12}$（4.5~7.0）
血红蛋白 g/L（g%）	100~190（10.0~19.0）	120~170	110~165	80~150	70~155	110~180
血小板 10^x/L（万/mm³）	$60 \sim 110 \times 10^9$（60~110）	$50 \sim 100 \times 10^9$（50~100）	$68 \sim 87 \times 10^9$（68~87）	$38 \sim 52 \times 10^9$（38~52）	$10 \sim 50 \times 10^9$（10~50）	$10 \sim 60 \times 10^9$（10~60）
白细胞总数 10^x/L（千/mm³）	$6.0 \sim 10.0 \times 10^9$（6.0~10.0）	$6.0 \sim 15.0 \times 10^9$（6.0~15.0）	$8.0 \sim 12.0 \times 10^9$（8.0~12.0）	$7.0 \sim 11.3 \times 10^9$（7.0~11.3）	$14.0 \sim 18.0 \times 10^9$（14.0~18.0）	$9.0 \sim 13.0 \times 10^9$（9.0~13.0）

指标		小鼠	大鼠	豚鼠	家兔	猫	犬
白细胞分类（%）	嗜中性	0.12~0.44 (12~44)	0.09~0.34 (9~34)	0.22~0.50 (22~50)	0.26~0.52 (26~52)	0.44~0.82 (44~82)	0.62~0.80 (62~80)
	嗜酸性	0~0.05 (0~5)	0.01~0.06 (1~6)	0.05~0.12 (5~12)	0.01~0.04 (1~4)	0.02~0.11 (2~11)	0.02~0.24 (2~24)
	嗜碱性	0~0.01 (0~1)	0~0.015 (0~1.5)	0~0.02 (0~2)	0.01~0.03 (1~3)	0~0.005 (0~0.5)	0~0.02 (0~2)
	淋巴	0.54~0.85 (54~85)	0.65~0.84 (65~84)	0.36~0.64 (36~64)	0.30~0.82 (30~82)	0.15~0.44 (15~44)	0.10~0.28 (10~28)
	大单核	0~0.15 (0~15)	0~0.05 (0~5)	0.03~0.13 (3~13)	0.01~0.04 (1~4)	0005~0.007 (0.5~0.7)	0.03~0.09 (3~9)

附录三　常用实验动物穴位

一、家兔常用穴位表

穴名	定位	局部解剖
尺泽	肘关节内侧前部凹陷中	臂二头肌腱与腕桡侧伸肌之间，有桡侧动脉、静脉，神经和前臂外侧皮神经分布
少商	第1指桡侧，爪根角旁开0.1cm处	有指掌侧固有动脉、静脉、神经形成的血管网和末梢神经网
商阳	第2指桡侧，爪根角旁开0.1cm处	有第2指伸肌腱，指及掌背侧动、静脉网，指桡侧固有神经
合谷	掌背侧第1、第2掌骨间，约当第2掌骨中点桡侧	骨间肌中，深达指深后肌腱，有桡动脉、神经和正中动脉、静脉、神经分布
手三里	桡骨前缘曲池穴下1.5cm，当前臂上1/6折点处桡骨前缘	腕桡侧伸肌偏尺侧，有桡动脉、神经及前臂背侧皮神经分布
曲池	肘关节外侧前部凹陷中	腕桡侧伸肌起始部，有桡动脉、神经，头静脉和前臂背侧皮神经分布
臂臑	肩关节外侧稍下方即三角形隆起下方凹陷中	三角肌和肱肌交界处有肱动脉、静脉和腋神经、桡神经分布
迎香	鼻孔外侧上端，有毛与无毛交界处	有鼻翼提肌、上层动脉、眶下动脉、静脉及鼻外侧静脉和面神经上颊支分布
承泣	眼眶下缘中点处	眼球和眶下缘之间，有眼轮匝肌和眼球下直肌、下斜肌，眶下动脉、静脉，眼动脉、静脉分支和动眼神经、眶下神经、面神经颞支分布
天枢	脐旁开3cm处	腹直肌，有腹壁后浅动脉、静脉分支和最后肋间神经分支分布

续表

穴名	定位	局部解剖
足三里	小腿背外侧上 1/5 折点处，约当腓骨头下 1.2cm，胫骨嵴后 1cm	胫骨前肌与趾长伸肌之间，深层为胫、腓骨间隙，有胫前动脉、静脉和胫神经分布
上巨虚	小腿背外侧上 2/5 折点处，约当后三里穴下 1.5cm	胫骨前肌与趾长伸肌之间，深达胫、腓骨间隙，有胫前动脉、静脉和腓神经分布
丰隆	小腿中点处腓骨后缘	腓骨长肌与趾长伸肌之间，有胫前动脉、静脉和腓浅神经分布
解溪	踝关节背侧中部两筋之间	趾长伸肌与胫前肌两腱之间，有胫前动脉、静脉和腓神经分布
厉兑	第 2 趾腓侧，爪根角旁开 0.1cm 处	有趾背侧动脉、静脉网和腓浅神经的趾背神经分布
商丘	内踝高点前下方凹陷中，当内踝与中央跗骨结节之间	有跗内侧动脉、静脉，大隐动脉和小腿内侧皮神经、腓神经浅支分布
三阴交	内踝高点上约 3cm，约当小腿下 1/5 折点处胫骨后缘	趾深屈肌前缘与胫骨后缘之间，有胫后动脉、静脉和胫神经分布
大包	第 7 肋间中点处	肋间肌，有胸背动脉、静脉及第 7 肋间动脉、静脉、神经和胸长神经分支分布
少海	肘关节内侧，臂骨内上髁近前方凹陷中	臂肌，有尺侧动脉、静脉和前臂内侧皮神经、正中神经肌支分布
神门	腕部掌外侧凹陷中，当尺骨远端与尺腕骨之间	腕尺侧屈肌腱与趾浅屈肌腱之间，有尺动脉、静脉及腕掌侧静脉网和尺神经分布
少冲	小指桡侧，爪根角旁开 0.1cm 处	有指掌侧固有动脉、静脉、神经形成的血管网和末梢神经网
少泽	小指尺侧，爪根角旁开 0.1cm 处	有指掌侧固有动脉、静脉、神经和指背侧动脉、神经形成的血管、神经网
阳谷	桡腕关节背外侧，尺骨远端与尺腕骨之间凹陷中	腕尺侧伸肌与腕尺侧屈肌之间，有腕背侧动脉、尺神经分布
天宗	肩胛冈中点后方冈下窝中	冈下窝中，有旋肩胛动脉、静脉分支和肩胛上神经分布
听宫	耳根部，耳屏切迹正下方开口呈凹处	有颞浅动脉、静脉的耳前支、面神经及耳后神经分支分布
晴明	内眼角、上下眼睑交界处	皮下有眼轮匝肌结缔组织，有三叉神经的眼神经和眼角动脉、静脉分布
肺俞	第 3 胸椎下旁开 1.5cm 处	髂肋肌沟，有第 3 胸神经背支和第 3 肋间动脉、静脉分布
心俞	第 5、第 6 胸椎棘突间旁开 1.5cm 处	髂肋肌沟中，有第 5 胸神经背支及第 5 肋间动脉、静脉背支分布
肝俞	第 9、第 10 胸椎棘突间旁开 1.5cm 处	髂肋肌沟中，有第 9 胸神经和肋间动脉、静脉背支分布
脾俞	第 11、第 12 胸椎棘突间旁开 1.5cm 处	髂肋肌沟中，有第 11 胸神经和肋间动脉、静脉背支分布
三焦俞	第 1、第 2 腰椎棘突间旁开 1.5cm 处	髂肋肌沟中，有第 1 腰动脉、静脉、神经背支分布
肾俞	第 2、第 3 腰椎棘突间旁开 1.5cm 处	髂肋肌沟中，有第 2 腰动脉、静脉、神经背支分布

续表

穴名	定位	局部解剖
委中	膝关节正后方凹陷中	穿过股二头肌与半腱肌之间，深达腘肌，有腘动脉、静脉和胫神经分布
昆仑	踝关节外侧后方，外踝高点与跟结节之间凹陷中	跟腱与趾深屈肌腱之间，有胫前动脉、静脉和胫神经分布
至阴	第5趾腓侧，爪根角旁开0.1cm处	有足背动脉，趾跖侧固有动脉、静脉、神经和足背外侧皮神经分布
涌泉	第2、第3跖骨间跖侧，跖骨前1/3折点处	趾浅、深层肌腱和跖骨间肌，有足底内侧动脉、静脉、神经分支分布
太溪	内踝与跟结节之间凹陷中	有胫后动脉、静脉和胫神经分布
复溜	小腿下部内侧，小腿下1/8折点处跟腱前缘	有隐动脉、静脉和胫神经分布
曲泽	肘关节内侧近前部凹陷中	臂二头肌后缘，有臂动脉、静脉和正中神经分布
内关	前臂下1/6折点处内侧，桡、尺骨间隙中	腕桡侧屈肌与指浅屈肌腱之间，深达桡、尺骨间，有正中动脉、静脉、神经分布
中冲	第3指掌侧顶端正中，距爪根0.1cm	有指掌侧固有动脉、静脉、神经形成的血管神经网
关冲	第4指尺侧爪根角旁开0.1cm处	有指掌侧固有动脉、静脉、神经形成的血管、神经网分布
外关	前臂下1/6折点处外侧，桡、尺骨缝中	指总伸肌与第4指固有伸肌之间，有桡动脉、静脉、神经分布
四渎	前臂上1/3折点处外侧，桡、尺骨缝中	指总伸肌与第4指固有伸肌之间，有骨间背侧动脉、静脉和桡神经分布
臑会	肩关节后下方，臂骨三角肌隆起后上方凹陷中	三角肌后缘与臂三头肌长头、外侧头交界处，有臂动脉、静脉及桡神经、腋神经分布
丝竹空	眶上突外端处	有眼轮匝肌，有颞浅动脉、静脉和面神经颧眶支分布
瞳子髎	眼外角旁开0.5cm处	有眼轮匝肌，有颞浅动脉、静脉和面神经颧颞支分布
风池	寰椎翼前缘直上方凹陷中	头夹肌、头上斜肌，有枕动脉、静脉和第1颈神经分支分布
环跳	股骨大转子与最后荐椎棘突连线后1/3折点处	股二头肌、臀浅肌、臀中肌，有臀后动脉、静脉、神经分布
阳陵泉	腓骨头下方凹陷中	胫前肌与腓骨长肌中，有胫前动脉、静脉和腓神经分布
阳辅	小腿下1/4折点处腓骨头与外踝连线上	趾长伸肌与腓骨长肌之间，有胫前动脉、静脉和腓神经分布
足窍阴	第4趾腓侧，爪根角旁开0.1cm处	有趾背、跖侧动脉、静脉形成的血管网和趾背侧神经分布
太冲	第2趾胫侧，跖骨头后方凹陷中	有第2趾伸肌腱、骨间背侧肌，跖背侧动脉、静脉、神经和足底神经分布
曲泉	股骨内踝后缘凹陷中	缝匠肌与半腱肌、半膜肌的止点之间，有隐动脉、静脉、神经分布

穴名	定位	局部解剖
期门	第6肋间肋骨与肋软骨交界处	腹内、外斜肌腱膜及腹横肌中,有第6肋间动脉、静脉、神经腹侧支分布
会阴	肛门与阴茎根部或阴唇上联合之间	坐骨海绵体肌或阴门外括约肌与肛门外括约肌之间,有会阴动脉、静脉、神经分布
中脘	腹中线上,脐与剑状软骨连线中点处	腹白线,有第7、第8肋间神经腹支和腹壁前动脉、静脉分支分布
膻中	胸正中线上,平第4肋间隙处约当胸骨后1/3折点处	两侧胸肌交界处,有胸外动脉、静脉、胸肌神经和第4肋间神经腹支分布
承浆	下唇正中有毛无毛交界处	口轮匝肌下缘,有下唇动脉、静脉和下颌神经的颏神经分布
长强	尾根与肛门之间的凹陷中	肛门外括约肌与尾肌之间的疏松结缔组织中,有阴部内动脉、静脉及阴部神经、直肠后神经分布
腰俞	背中线上,第4荐椎与第1尾椎棘突间	荐尾棘上韧带、棘间肌,有荐尾神经和髂内、荐中动脉、静脉分布
腰阳关	背中线上,第4、第5腰椎棘突间	腰背筋膜,腰棘上韧带、棘间韧带,有第4腰神经和腰动脉、静脉背侧支分布
命门	背中线上,第2、第3腰椎棘突间	腰背筋膜、棘上韧带、棘间韧带,有第2腰神经和腰动脉、静脉背支分布
筋缩	背中线上,第9、第10胸椎棘突间	腰背筋膜、棘上韧带、棘间韧带,有第9胸神经和肋间动脉、静脉背支分布
至阳	背中线上,第7、第8胸椎棘突间	腰背筋膜、棘上韧带、棘间韧带,有第7胸神经和肋间动脉、静脉背支分布
身柱	背中线上,第3、第4胸椎棘突间	腰背筋膜、棘上韧带、棘间韧带,有第3胸神经和肋间动脉、静脉背支分布
陶道	背中线上,第1、第2胸椎棘突间	腰背筋膜、棘上韧带、棘间韧带,有第1胸神经和肋间动脉、静脉背支分布
大椎	背中线上,第7颈椎与第1胸椎棘突间	棘上韧带、棘间韧带,有第8颈神经背支和颈上动脉、静脉分布
风府	枕骨顶嵴后方,枕寰关节背侧凹陷中	项韧带及两侧夹肌、头半棘肌之间,有颈外动脉、静脉和第1颈神经背支分布
水沟	鼻下唇裂上端正中处	有口轮匝肌,上唇动脉、静脉和眶下神经的分支
太阳	外眼角后上方颞窝中	深部有颞深神经和颞浅动脉、静脉
耳尖	耳尖背侧血管上	耳郭后静脉
顺气	上腭褶前方,门齿后缘2mm处两侧鼻腭管开口处	鼻腭管中
十七椎	第7腰椎与第1荐椎棘突间	腰背筋膜、棘上韧带、棘间韧带,有腰动脉、静脉、神经背支分布

续表

穴名	定位	局部解剖
尾尖	尾末端	有尾动脉、静脉、神经分布
催情	髋结节内侧前缘与第6腰椎横突后缘间	背最长肌，有第6腰动脉、静脉、神经背支分布
乳根	每个乳头外侧缘	乳腺筋膜，深部为乳腺组织，有乳动脉、静脉、神经网
肘俞	肘窝中关节外侧鹰嘴前方凹陷中	肱三头肌、肘肌，有肱动脉、静脉及尺神经分布
八邪	第1至5指间缝纹端	指部肌肉达掌骨头之间，有掌背侧总动脉、静脉及指背侧神经和尺神经背支分布
八风	第1至5趾间缝纹端	趾部肌肉达跖骨头之间，有趾背侧动脉、静脉、神经分布

二、大鼠常用穴位表

穴名	定位	局部解剖
水沟	唇裂鼻尖下1mm正中处	皮下为提鼻唇肌及口轮匝肌，有三叉神经的鼻外神经及面神经、颊肌神经，上唇动、静脉及颌外动、静脉分布
百会	顶骨正中	皮下有第3、第4颈脊神经分支、枕小神经及颈外动、静脉分支分布
风府	枕骨顶嵴后枕寰关节背凹陷处	皮下是夹肌和头背侧大直肌起点，有耳后动、静脉及枕小神经分布
耳尖	耳尖后缘	皮下为耳郭软骨、有耳前动、静脉，耳后动、静脉吻合支及耳后神经分布
大椎	第7颈椎与第1胸椎间，背部正中	刺入棘间肌及棘间韧带，有第8颈神经及第1胸神经后支分布，由锁骨下动脉分支、颈横动脉分支供应血液
肺俞	第3胸椎下两旁肋间	皮下有肋间肌、肋间神经及肋间动、静脉分布
心俞	第5胸椎下两旁肋间	同上
膈俞	第7胸椎下两旁肋间	同上
脊中	第11、第12胸椎棘突间	在背最长肌、多裂肌之间，有脊神经后支及肋间动、静脉背支分布
脾俞	第12胸椎下两旁肋间	皮下有肋间肌、肋间神经及肋间动、静脉分布
肾俞	第2腰椎下两旁	皮下有多裂肌、腰最长肌和髂腰动脉的腰支、腰静脉、腰二侧脊神经分布
十七椎下	第6腰椎横突的前内侧	皮下有棘间韧带、棘间肌和腰荐神经背支及腰动、静脉分支
环跳	后肢髋关节后上缘	皮下有臀浅肌、股二头肌及臀中肌、髂外动、静脉分支和臀后神经及坐骨神经分布
长强	尾根与肛门之间的凹陷处	皮下有肛外括约肌及髂坐耻尾肌，有阴部神经及阴部动、静脉分布

穴名	定位	局部解剖
阳陵泉	距后三里上外侧 5mm	在腓骨头前下方凹陷处，皮下有股二头肌、膝下外侧动、静脉和腓浅及腓深神经分布
后三里	膝关节后外侧，在腓骨小头下约 5mm 处	在胫、腓骨间隙中，皮下有腓骨肌、腓神经及胫前动、静脉分布
照海	后肢内踝下 1mm	皮下有跖方肌和胫后动、静脉及隐神经分布
三阴交	后肢内踝尖直上 10mm	皮下有趾深屈肌、胫神经及胫后动、静脉分布
昆仑	后肢外踝与跟腱之间的凹陷中	在趾浅屈肌与腓长肌外侧头及比目鱼肌肌腱之间，有隐动脉及大隐静脉的分支及腓浅神经分布
申脉	后肢外踝正下方凹陷中	皮下有跖方肌，神经与血管的分布与跟端相同
太冲	后肢足背第 1、第 2 跖骨间凹陷处	皮下有趾短伸肌、胫前动、静脉的足背分支及腓深神经分布
八风	后肢第 14 跖趾关节后缘，左右侧各三穴	皮下有趾短肌和趾背动、静脉及跖骨背动脉、趾总神经分布
涌泉	后肢掌心前正中	有蚓状肌，跖骨底动、静脉及足底内侧神经分布
关元	脐下约 25mm 处	在腹白线上，皮下有腹壁浅动、静脉分支和腹壁下动、静脉及 T12L2 的脊神经发出的腹壁神经分布
膝前	后肢膝盖前方	在髌骨前，皮下有膝上动、静脉的分支及股前皮神经分布
尾尖	尾部尖端	在末节尾骨尖端，皮下有尾中动、静脉的末梢及尾下神经干发出的尾神经分布
神阙	脐中央	在腹中线上，皮下有腹壁浅动、静脉分支和腹壁下动、静脉及 T12L2 的脊神经发出的腹壁神经分布
中脘	脐上约 20mm	在腹白线上，皮下有腹壁动、静脉及第 10 脊神经分布
手三里	在曲池穴下 10mm 左右肌肉形成的皱折处	在腕桡侧伸肌与指总伸肌之间，有桡动、静脉返支和桡神经分布
外关	腕关节 3mm，尺、桡骨间	在指总伸肌与指侧伸肌之间，皮下有皮神经背支，深部有桡神经、正中神经的分支及桡动、静脉分支及分布
内关	前肢内侧、离腕关节约 3mm 左右的尺桡骨缝间	在趾深屈肌之间，有正中神经和正中动、静脉分布
曲池	桡骨近端的关节外侧前方的凹陷中	在腕桡侧伸肌与指总伸肌之间，有桡神经及正中动、静脉分布
肘节	肘突与臂骨外上髁间的凹陷中	在肱三头肌的肘头，有尺神经及肱动、静脉的分支分布
合谷	前肢第 1、第 2 掌骨之间	皮下有腕桡侧伸肌的肌腱，深部有拇短屈肌、桡神经分支及正中动、静脉的分支分布
八邪	前肢第 14 掌指关节的后缘取穴，左右侧各三穴	皮下有骨间肌和掌心动、静脉分支及桡浅神经、指掌侧总神经、尺神经掌支的分支分布
后溪	第 5 掌骨头后方掌横纹头	皮下有第 5 指展肌、第 5 指心固有动、静脉及尺神经的掌支分布

穴名	定位	局部解剖
神门	前肢内侧腕部横纹尺骨边缘	皮下有腕尺侧屈肌和尺动、静脉及尺神经掌支分布
太渊	腕横纹之桡侧凹陷处	皮下有腕桡侧屈肌和桡动、静脉及桡神经浅支分布
少海	前肢肘关节内侧横纹与肱骨髁间凹陷中	皮下有肘肌和尺侧上动、静脉及尺神经分布
尺泽	在肘弯横纹偏外的凹陷中	皮下有肱二头肌长头和臂动、静脉桡支及桡神经、肌皮神经分布
膻中	两乳之间，前正中线上，平第4、第5肋间	在胸骨正中线上，有肋间动、静脉及第4肋间神经前皮支分布
承浆	下唇毛际下1mm	皮下有口轮匝肌和下唇动、静脉及下颌神经分布

附录四　常用国内外医学文献检索平台介绍

一、中文网络资源

1. 中国学术文献网络出版总库（http：//www. cnki. net）

这是中国知网的核心资源，收录了1912年至今我国产出的各类文献，且每日更新。包括中国学术期刊网络出版总库、中国博士学位论文数据库、中国优秀硕士学位论文数据库、中国会议论文数据库、中国重要报纸全文数据库等多种类型的数据库。其中中国学术期刊网络出版总库是世界上最大的连续动态更新的中国学术期刊全文数据库，共收录国内8200多种重要学术类期刊，以学术、技术、政策指导、高等科普及教育类期刊为主，内容覆盖自然科学、工程技术、农业、哲学、医学、人文社会科学、经济与管理科学等各个领域。

2. 中文科技期刊数据库（http：//www. cavip. com）

该数据库是一个功能强大的中文科技期刊检索系统，涵盖自然科学、工程技术、农业、医药卫生、经济、教育和图书情报等学科的8000余种中文期刊数据资源，包含了1989年至今的8000余种期刊刊载的1370余万篇文献，并以每年150万篇的速度递增。

3. 万方数据库（http：//www. wanfangdata. com. cn/）

该数据库是涵盖期刊、会议纪要、论文、学术成果、学术会议论文的大型网络数据库；也是和中国知网齐名的中国专业的学术数据库。该数据库集纳了理、工、农、医、人文5大类70多个类目共7600种科技类期刊全文。而其特色的《中国学术会议论文全文数据库》是国内唯一的学术会议文献全文数据库，主要收录1998年以来国家级学会、协会、研究会组织召开的全国性学术会议论文，数据范围覆盖自然科学、工程技术、农林、医学等领域，是了解国内学术动态必不可少的帮手。

4. 中国生物医学文献服务系统（www. sinomed. ac. cn）

由中国科学院医学信息所/图书馆开发研制。其涵盖资源丰富，能全面、快速反应国内外生物医学领域研究的新进展，功能强大，是集检索、统计分析、免费获取、全文传递服务于一体的生物医学中外整合文献服务系统。

二、英文网络数据库

1. PubMed（http：//www. nchi. nlm. nih. gov/pubmed）

PubMed 是美国国立卫生研究所（NIH）下属美国国立医学图书馆（NLM）开发的因特网检索系统，建立在国立生物医学信息中心（NCBI）平台上。PubMed 主要提供基于 WEB 的 MEDLINE 数据库检索服务，其中包括医学文献的定购、全文在线阅读的链接、专家信息的查询、期刊检索以及相关书籍的链接等。收录了 1953 年以来的 70 多个国家、40 多个语种、近 4600 种生物医学期刊的文献。

2. EMbase（http：//www. embase. com）

EMbase 是由全球领先的科技与医学信息产品出版商 Elsevier 出版的生物医学数据库。该公司与世界各大科学与健康团体合作，每年各出版 2000 种左右的刊物、图书，此外还包括电子产品、书目数据库及在线参考书。在线 EMbase 综合了 EMbase 和 MEDLINE 数据库，是目前最大的综合性生物医学数据库。收录累计来自 70 多个国家的 7000 多种生物医学及相关期刊。其中 EMbase 和 MEDLINE 的独家收刊各近 2000 种。时滞短，更新快，平均收刊 10 个工作日内记录入库。

3. The Cochrane Library（http：//www. cochranelibrary. com）

The Cochrane Library 是 the Cochrane Collaboration 的主要产品，目前由 John Wiley & Sons 国际出版社出版。The Cochrane Library 汇集了关于医疗保健治疗和干预有效性的研究。它是循证医学的黄金标准，并且提供有关最新医疗的最客观信息。它包括了 6 个高质量、独立证据数据库和 1 个介绍 the Cochrane Collaboration 的数据库。被对循证医疗保健感兴趣的人群广泛使用，包括消费者、临床医师、决策者、研究人员、教育家、学生和其他人士。Cochrane Reviews 作为高质量和可靠的健康信息源已经享誉国际。

4. HighWire（htlp：//highwire. stanford. edu）

HighWire Press 是全球最大的提供免费全文的学术文献出版商，于 1995 年由美国斯坦福大学图书馆创立。HighWire Press 收录的期刊覆盖以下学科：生命科学、医学、物理学、社会科学。日前已收录电子期刊 340 多种，文章总数已达 130 多万篇，其中超过 44 万篇文章可免费获得全文；这些数据仍在不断增加。通过该界面还可以检索 Medline 收录的 4500 种期刊中的 1200 多万篇文章，可看到文摘题录。

5. ScienceDirect（http：//www. sciencedirect. com）

ScienceDirect 是世界著名的学术期刊出版商 Elsevier 公司开发的互联网上最全面的一个全文文献数据库，内容涵盖数学、物理、生命科学、化学、计算机、临床医学、环境科学、材料科学、航空航天、工程与能源技术、地球科学、天文学及经济、商业管理、社会科学等几乎所有学科领域，提供 Elsevier 公司出版的 1800 多种学术期刊的检索和全文，以及其他著名组织和 STM 出版商的期刊。

6. Springer（http：//www. springer. com）

Springer Link 系统是德国斯普林格出版社发行的电子全文期刊检索系统，该系统目前包括 490 多种期刊的电子全文，其中 390 多种为英文期刊。根据期刊涉及的学科范围，LINK 将这些电子全文期刊划分成 11 个出色的在线图书馆，分别是：化学、计算机科学、经济学、工程学、环境科学、地理学、法学、生命科学、数学、医学、物理学和天文学。

主要参考书目

1. 俞大方. 推拿作用原理—推拿学［M］. 上海：上海科学技术出版社，2001.
2. 丛德毓. 实验推拿学［M］. 北京：中国中医药出版社，2012.
3. 王之虹. 推拿学［M］. 北京：高等教育出版社，2013.
4. 赵毅，季远. 推拿手法学［M］. 北京：中国中医药出版社，2016.
5. 刘明军，王金贵. 小儿推拿学［M］. 北京：中国中医药出版社，2016.
6. 郭义. 实验针灸学［M］. 北京：中国中医药出版社，2016.
7. 吕立江. 推拿功法学［M］. 北京：中国中医药出版社，2016.
8. 刘平. 中医药科研思路与方法［M］. 北京：人民卫生出版社，2012.